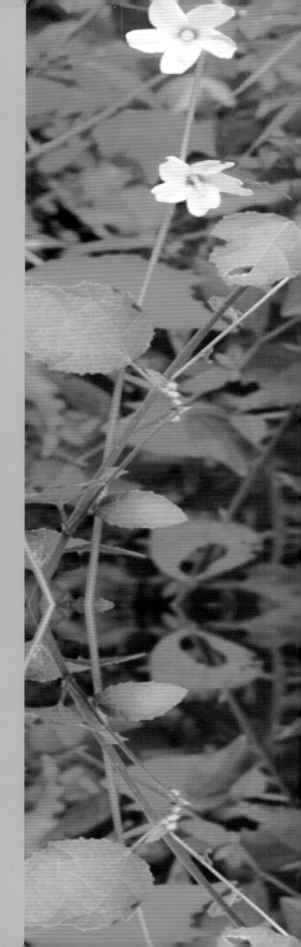

# 精编解毒壮药

主编　庞宇舟　方　刚

编委　（按姓氏笔画排序）

　　　韦　威　韦露秋　邢沙沙　李仁锋

　　　张青槐　陈延强　陈秋霞　黄　安

　　　梁明坤　蒋伟哲　蒋祖玲　曾振东

主审　韦松基

资助出版项目：

广西壮瑶医药与医养结合人才小高地
（编号：厅发〔2017〕44号）

广西卫生健康委员会重点培育实验室：
壮医应用基础研究重点实验室（广西中医
药大学）（桂卫科教发〔2020〕17号）

广西医学高层次骨干人才培养"139"
计划：壮西医结合临床学科带头人（桂卫
科教发〔2020〕15号）

广西中医药大学岐黄工程高层次人才
团队培育项目（编号：2021003）

中医学广西一流学科建设项目（编号：
桂教科研〔2018〕12）

全国百佳图书出版单位
中国中医药出版社
·北　京·

**图书在版编目（CIP）数据**

精编解毒壮药 / 庞宇舟，方刚主编 . —北京：中国中医药出版社，2021.5
ISBN 978 – 7 – 5132 – 6397 – 9

Ⅰ . ①精… Ⅱ . ①庞… ②方… Ⅲ . ①壮族—民族医学—解毒药

Ⅳ . ① R291.8

中国版本图书馆 CIP 数据核字（2020）第 159423 号

**中国中医药出版社出版**

北京经济技术开发区科创十三街 31 号院二区 8 号楼
邮政编码　100176
传真　010-64405721
廊坊市祥丰印刷有限公司印刷
各地新华书店经销

开本 787×1092　1/16　印张 27　字数 393 千字
2021 年 5 月第 1 版　2021 年 5 月第 1 次印刷
书号　ISBN 978 – 7 – 5132 – 6397 – 9

定价　368.00 元
网址　www.cptcm.com

**社 长 热 线　010-64405720**
**购 书 热 线　010-89535836**
**维 权 打 假　010-64405753**

微信服务号　**zgzyycbs**
微商城网址　**https://kdt.im/LIdUGr**
官 方 微 博　**http://e.weibo.com/cptcm**
天猫旗舰店网址　**https://zgzyycbs.tmall.com**

如有印装质量问题请与本社出版部联系（010-64405510）

# 主编简介

庞宇舟，教授，博士研究生导师。现任广西中医药大学党委副书记，享受国务院特殊津贴专家，第六批全国老中医药专家学术经验继承工作指导老师，广西壮瑶医药与医养结合人才小高地首席专家，广西名中医，国家中医药管理局重点学科（壮医学）带头人，广西壮瑶药工程技术研究中心主任；兼任世界中医药学会联合会药膳食疗专业委员会副会长，中国民族医药学会副会长，广西民族医药协会执行会长；国家自然科学基金项目评审专家和终评专家。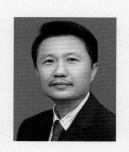

庞宇舟教授主要从事壮医理论、临床，壮药基础与应用，壮医药文化，壮医药高等教育研究；率先阐述了壮医毒论核心理论和壮医毒论"从毒求因、以毒论病、辨毒设法、解毒施治"四位一体应用理论；临床上善于运用中医临床思维和壮医特色理论从"气、血、痰、瘀、毒"论治疑难杂症和内科常见病、多发病。

庞宇舟教授主持包括国家自然科学基金课题、国家重点研发计划课题及省部级科研项目12项，发表论文90余篇，主编出版专著4部，主编国家级"十三五"壮医学规划教材3部；获广西科技进步奖一、二、三等奖各1项，首届民族医药科学技术奖一等奖1项，中华中医药学会科学技术奖三等奖1项，国家级教学成果奖二等奖1项，广西高等教育自治区级优秀教学成果一等奖1项、二等奖2项；2017年被授予全国民族医药工作表现突出个人称号。

方刚，医学博士，教授，广西十百千人才工程第二层次人选；现任广西中医药大学壮医药学院科学实验中心主任。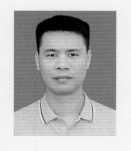

方刚教授长期从事壮医药研究与开发、妇产科疾病的综合防治、中药民族药药理学、生物新材料、医药知识产权与标准化等方面研究，积极开展中医药、民族医药交叉学科研究，同时致力于壮医药高等教育研究；临床擅长运用壮医外治法治疗各类痛证、妇科疾病、弱精、脾胃病等疾病，对养生养颜、抗衰老、亚健康调理有丰富经验。

方刚教授作为主持人承担国家级课题2项、省级课题4项、厅级课题7项、省级教改课题1项；完成2项科研成果（均达到国内领先水平）；获得广西科技进步奖三等奖1项、南宁市科技进步奖三等奖1项、中国民族医药学会科学技术奖（科技进步奖）三等奖1项；第一作者或通讯作者发表SCI论文10篇；作为第一发明人发明专利获得授权8项，成果转化3项。

# 序

　　壮医药是我国南方壮族地区特有的民族医药，其历史悠久，源远流长。广西壮族自治区气候和地理环境独特，孕育了丰富的药物资源，自古以来就出产大量的药物。春秋战国时期的《山海经》就有关于壮药的文字记载，包括许多动物药、植物药及矿物药。随着壮汉文化交流的深入，有些壮药因疗效确切而被传入中原，成为今天的中药。在长期的医疗实践过程中，壮族先民及历代壮医积累了大量的壮药知识，并逐步形成了对壮药分类、形态、性味、功效、采集、加工与贮藏、配伍与禁忌，以及毒药和解毒药应用等方面的认识。

　　广西壮族自治区气候炎热、潮湿多雨、草密林茂，野生有毒的动植物和其他毒物尤多，素有"岭南多毒"之说。壮族先民在长期的生活和医疗实践中，逐渐对毒和解毒药有所认识，并积累了相当丰富的经验。宋代《桂海虞衡志》和《岭外代答》是介绍广西壮族自治区风土人情的书籍，其中就记载了不少解毒药物，如宜州鹅抱解箭毒、山豆根解诸药毒、甘蔗根解金石毒、橄榄解河豚中毒、豆蔻解酒毒等。黄汉儒教授的《壮族医学史》也记载了广西壮族自治区普遍使用的"解箭毒""解药毒""解食物中毒"等50多种解毒药物，如用独脚莲、草鞋青等解蛇毒、虫毒，用橄榄、白萝卜等解酒毒，用黄脉九节解木薯、断肠草等中毒。壮医对毒药和解毒药的认识丰富，也佐证了壮医解毒治疗原则的形成是有实践依据的。

由于壮族先民对毒有着特别直接和深刻的感受，形成了壮医"毒虚致百病"的独特认识，解毒药也因此得以广泛应用而成为壮医的重要用药特色和突出贡献。为了实现壮医药的传承、振兴与发展，庞宇舟教授致力于壮医药文化、壮医药理论与临床的研究，率先阐述了壮医毒论核心理论和壮医毒论应用理论，充实、发展了"毒虚致百病"的壮医病因病机学说，构建了"毒论－毒病－解毒法－解毒药"的壮医学术思想体系，突出了壮医学的特色和优势。特别是近年来积极开展解毒壮药的研究，其中"抗乙型肝炎病毒壮药材筛选及应用"荣获广西科学技术进步奖一等奖。针对临床上解毒壮药使用不规范的问题，为了提高解毒壮药的临床疗效及用药安全性，庞宇舟教授及其团队编写了《精编解毒壮药》一书。该书收录了199种解毒壮药，阐述详细，图文并茂，是目前第一本专门系统介绍解毒壮药临床应用的工具书。本书突出了广西壮族自治区的民族用药经验，彰显了地方特色和民族特色，拜读之后，余心甚悦，欣然为序。

韦贵康

2020 年 8 月 20 日

# 前言

　　壮医方药是祖国医药宝库的重要组成部分。壮族人民在长期同疾病做斗争的过程中积累了丰富的医药经验与知识。壮医方药不仅具有悠久的历史，还具有独特的民族性、地域性、传统性。由于特殊的气候、地理环境和各种"毒"病的治疗需要，壮族先民在医疗实践中逐渐认识和掌握了本地区解痧、瘴、蛊、毒、湿等"毒"病的常用要药。自古以来，壮族民间对毒药和解毒药的应用积累了极其丰富的经验。

　　壮族聚居于亚热带地区，气候炎热、多雨潮湿、山高林密、草木茂盛，盛产毒药、毒虫、毒蛇、毒矿等。宋代周去非在《岭外代答》中曰："广西妖淫之地，多产恶草。"明代张介宾《景岳全书》载："岭南人取毒蛇杀之，以草覆之，以水洒之，数日菌生，取菌为末，酒调以毒人。"清代吴九龄《梧州府志·毒物》曰："苦刿、羊角扭、断肠草，食之立死。"王锦《柳州府志·毒物篇》云："蛇其类甚多毒性。"正是因为壮族先民生活在这样一个"一日而遇七十毒"亦不足为奇的多毒环境中，才不断促使他们在探索和实践中与"毒"做斗争，以求生存，并积极地去思考、去总结、去实践，找出哪些动物、植物、矿物是有毒的，哪些是无毒的，哪些可以解毒，解什么毒，解毒药如何配制等。正如《本草拾遗》所云："岭南多毒物，亦多解物，岂天资乎？"

　　由于社会、历史、地理环境、风情民俗等原因，壮族人民对毒药和解毒药有较为深刻的认识，对其使用也积累了相当丰富的经验。据文献记载和实地调查，壮医认识和使用的毒药和解毒药有百种之多。从晋代开始就出现了岭南俚人使用毒药和解毒药的文献记载，如晋代嵇含的《南方草木状》中亦有岭南人使用毒药和解毒药的记载；晋代葛洪《肘后备急方》专门列出解岭南俚人毒箭的方药。到了唐宋时期，其品种大量增加，使用范围进一步扩大，出现了诸多著名的解毒药，如唐代陈藏器《本草拾遗》收载了著名的壮医解毒药陈家白药和甘家白药等，标志着壮族先民使用毒药和解毒药进入了飞跃时期。明清时期，本草书籍继续收载广西壮族自治区的毒药和解毒药，如李时珍《本草纲目》曰："马兜铃，岭南人用治蛊……"又曰："黄藤，俚人常服此藤，纵食物有毒，亦自然不发。"而且一些地方志，尤其广西地方志亦大量介绍了壮族使用毒药和解毒药的经验。这一时期是发展时期。到了现代，壮族使用毒药和解毒药已达到了相当高的水平。善用毒药和解毒药成为壮族医药的优势和特点之一，不仅充实了祖国医学中毒学的内容，而且为保障壮族人民的健康和繁衍作出了巨大贡献。

近年来，随着国家对民族医药扶持力度的不断加大，壮药临床应用日益广泛。为了给壮药临床用药提供指导帮助，特别是提高解毒壮药的临床疗效及用药安全性，我们以临床实用为原则编写了本书。本书共收录常用解毒壮药199种，根据功用，按解痧毒药、解瘴毒药、祛风毒药、除湿毒药、清热毒药、祛寒毒药、解瘀毒药、解其他毒药对临床解毒壮药进行归类，每一味药除介绍别名、来源、植物形态、分布、采集加工及药材性状以外，还介绍其性味功用及用法用量，并附上精选验方举例，每种药物下均有植物形态图、药材形态彩图，图文并茂，方便读者在临床使用。

本书的编写出版得到中国中医药出版社的大力支持，国医大师韦贵康教授在百忙之中为本书作序，韦松基教授对本书的编写给予了悉心指导，在此一并深表谢意。

由于编写时间仓促及水平有限，书中疏漏在所难免，恳请各位专家、同道不吝指正，以便再版时修订提高。

编　者
2020 年 8 月

# 凡例

1. 本书收录解毒壮药 199 种，按功用归类为解痧毒药、解瘴毒药、祛风毒药、除湿毒药、清热毒药、祛寒毒药、解瘀毒药、解其他毒药等。

2. 书中每种药材按中文名、汉语拼音、药材拉丁名、壮名、别名、来源、植物形态、分布、采集加工、药材性状、性味功用、用法用量、精选验方依次编写。

3. 别名：选收常用植物、动物、矿物和药材的别名，壮族民间习惯名称或地区用名。

4. 来源：记述该药材所属的科名、植物种名（附拉丁名）及药用部位。

5. 植物形态：描述原植物各器官的主要特征，并附植物形态彩色照片。

6. 分布：记述该药材在广西壮族自治区内的主要分布点，以县级为单位列出，如为栽培亦加注明。

7. 采集加工：介绍科学、合理的采集加工方法。

8. 药材性状：记述该药材药用部位的形态特征，并附药材形态彩图。

9. 性味功用：介绍该药用部位的性味、功效与主治，主治与功效相对应。

10. 用法用量：一般指单味药煎剂的成人一日常用量。外用无具体剂量时，均表示适量。

11. 精选验方：选录能印证和补充药物功效主治及临证应用的古今良方和单方、验方。

# 目录

## 第五章　清热毒药

第六章 祛寒毒药

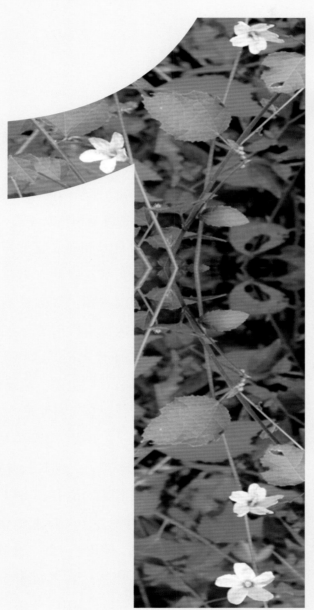

# 第一章

# 解痧毒药

# 地胆草

Didancao
Herba Elephantopi Scaberis

【壮名】Nyanetdeih

【别名】苦龙胆草，天芥菜，草鞋底，
牛插鼻，披地挂，地枇杷，
土蒲公英

【来源】为菊科植物地胆草 *Elephantopus scaber* L. 的全草。

【植物形态】草本。根状茎平卧或斜升；茎二歧分枝，茎枝被白色粗硬毛。单叶，大都为基生；叶片匙形、长圆状匙形或长圆状披针形，长 5～18cm，宽达 2～4cm，先端钝圆，基部渐狭，边缘有圆齿状锯齿，两面被白色长粗毛；茎生叶少而小。头状花序约有小花 4 个；总苞片 8 枚；多数头状花序密集成复头状花序，花被常 3 枚，卵形至长圆状卵形，被叶状苞片所包围；花冠筒状，淡紫色；全为两性花，先端 4 裂，一边开裂。瘦果有棱，被白色柔毛，先端具长硬刺毛；冠毛 1 层，污白色（图 1-1）。

【分布】广西主要分布于富川、蒙山、苍梧、藤县、平南、桂平、容县、南宁、武鸣、那坡、凤山、岑溪。

【采集加工】夏末采收，洗净，鲜用或晒干。

◆ 图 1-1 地胆草原植物图

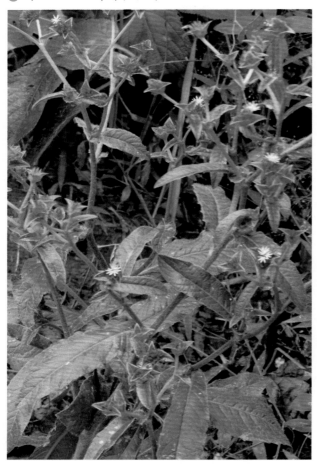

【药材性状】根茎具环节，密被紧贴的灰白色茸毛，质坚，不易折断，断面黄白色，根茎下簇生多数皱缩须根，棕褐色，具不规则的纵皱纹。茎圆柱形，常二歧分枝，密被紧贴的灰白色粗毛。叶多基生，展平后完整叶呈匙形或倒披针形，长 5～15cm，宽 1～4cm，黄绿色至绿褐色，具较多腺点，先端钝或急尖，基部渐狭，边缘稍具钝齿；两面均被紧贴的灰白色粗毛，幼叶尤甚；叶柄短，稍呈鞘状，抱茎；茎生叶少而小（图 1-2）。气微，味微苦。

【性味功用】味苦，性凉。解痧毒，清热毒，调水道，消肿。主治痧病，咽痛，痢疾，泄泻，肝炎，水肿，肠痈，淋证，月经不调，带下，腰痛，乳痈，痈肿，蛇虫咬伤。

【用法用量】内服：煎汤，25～50g。外用：全草适量，捣烂外敷伤口周围。

【精选验方】

1. 痢疾：地胆草、稔子叶（桃金娘）、石榴皮、白头翁各 10g，凤尾草、算盘子根各 15g，马齿苋、椿芽树二层皮各 30g，水煎服。

2. 淋证：地胆草、玉米须、土金钱草、牛膝各 15g，车前草 30g，荠菜 10g，水煎服。

3. 腰痛：地胆草、牛大力、杜仲、马尾蕨、土牛膝各 10g，千斤拔 15g，水煎服。

4. 子宫脱垂：地胆草、五指毛桃各适量，配鸡肉炖煮，早晚温服。

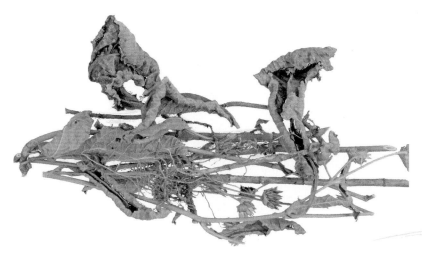

△ 图 1-2　地胆草药材图

# 狗肝菜

Gougancai
Herba Diclipterae Chinensis

【壮名】Gobahcim

【别名】猪肝菜，羊肝菜，土羚羊，
假米针，紫燕草，假红蓝

【来源】为爵床科植物狗肝菜 *Dicliptera chinensis*（L.）Nees 的全草。

【植物形态】草本。节常膨大呈膝状，被疏毛。叶对生；叶片纸质，卵状椭圆形，长 2.5～6cm，宽 1.5～3.5cm，先端短渐尖，基部阔楔形或稍下延。聚伞花序；总苞片阔倒卵形或近圆形，大小不等，被柔毛；小苞片线状披针形；花萼5裂，钻形；花冠淡紫红色，被柔毛，二唇形，上唇阔卵状，近圆形，全缘，有紫红色斑点，下唇长圆形，3浅裂；雄蕊2，着生于花冠喉部；子房2室。蒴果，被柔毛（图1-3）。

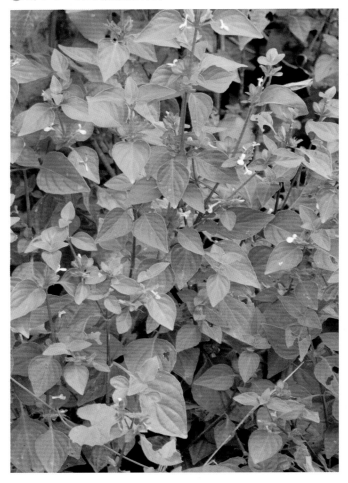

▼ 图 1-3　狗肝菜原植物图

【分布】广西主要分布于河池、凤山、百色、马山、南宁、龙州、凭祥、陆川、北流、容县、平南、岑溪、贺州、昭平、柳州。

【采集加工】夏、秋季采收，洗净，鲜用或晒干备用。

【药材性状】根须状，

淡黄色。茎多分枝，折曲状，具棱。节膨大呈膝状。叶对生，暗绿色或灰绿色，多皱缩，完整叶片卵形或卵状披针形，纸质，长2～6cm，宽1～3cm，先端急尖或渐尖，基部楔形，下延，全缘；叶柄长，上面有短柔毛。有的带花，由数个头状花序组成的聚伞花序生于叶腋，叶状苞片一大一小，倒卵状椭圆形；花二唇形。蒴果卵形（图1-4）。气微，味淡、微甘。

【性味功用】味甘、淡，微苦，性寒。解痧毒，清热毒，除湿毒。主治痧病，斑疹，咳嗽，头痛，咽痛，火眼，小儿惊风，淋证，带下，各种血证，带状疱疹，痈疮，蛇犬咬伤。

【用法用量】内服：煎汤，30～60g；或鲜品捣汁。外用：鲜品捣烂敷，或煎汤洗。

【精选验方】

1. 感冒高热：狗肝菜、蟛蜞菊、甘蔗头各等份，共100g；石膏30g；糙米1撮。水数碗煎至2～3碗，分3次服，服时加适量黄糖。如体弱，除去药渣，共250g，再加乌豆同煮服。

2. 斑疹：狗肝菜60g，豆豉6g，青壳鸭蛋1个（后下）。水3碗，煎至1碗，1次服完。

3. 带状疱疹：鲜狗肝菜90g，食盐少许，加米泔水，捣烂绞汁，或调雄黄末涂患处。

4. 目赤肿痛：狗肝菜、野菊花各30g，狗尾巴草15g。酌加水煎，日服2次。

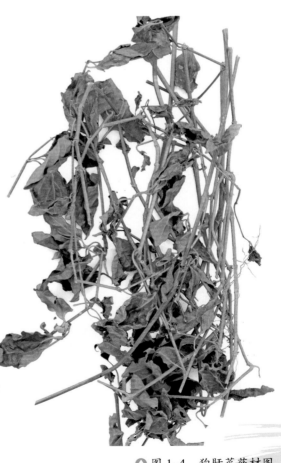

▲ 图1-4 狗肝菜药材图

# 狗脚迹

Goujiaoji
Herba Urenae Procumbentis

【壮名】Baetmaenzsaeq

【别名】铁包金，乌云盖雪，小痴头婆

【来源】为锦葵科植物梵天花 *Urena procumbens* L. 的全草。

【植物形态】小灌木。小枝被星状茸毛。叶互生；托叶钻形，早落；下部叶掌状，3 ～ 5 深裂，圆形而狭，长 1.5 ～ 6cm，宽 1 ～ 4cm，裂片菱形或倒卵形，先端钝，基部圆形至近心形，具锯齿，两面均被星状短硬毛，上部的叶通常 3 深裂。花单生或近簇生，小苞片基部合生，疏被星状毛；萼片卵形，尖头，被星状毛；花冠淡红色；雄蕊柱与花瓣等长。果球形，具刺和长硬毛，刺端有倒钩（图 1–5）。

【分布】广西主要分布于南宁、邕宁、武鸣、博白、陆川、平南、富川。

【采集加工】秋、冬季采收，洗净，切段晒干。

【药材性状】茎圆柱形，棕黑色，幼枝暗绿色至灰青色；质坚硬，纤维性，木部白色，中心有髓。叶通常 3 ～ 5 深裂，裂片倒卵形或菱形，灰褐色至

◆ 图 1–5　狗脚迹原植物图

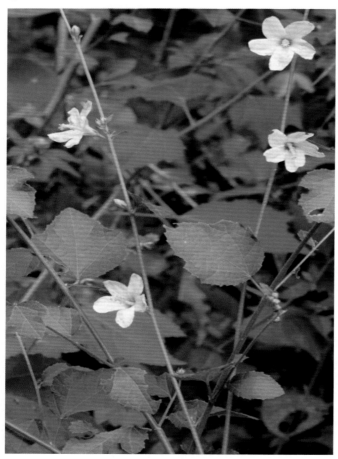

暗绿色，微被毛；幼叶卵圆形。蒴果腋生，扁球形，副萼宿存，被毛茸和倒钩刺，果皮干燥厚膜质（图1-6）。

【性味功用】味甘、苦，性凉。解痧毒，清热毒，祛风毒，除湿毒，散瘀消肿，止痛。主治痧病，痢疾，痛经，风湿痹痛，跌打损伤。

【用法用量】内服：煎汤，15～30g；或炖肉服。外用：捣敷患处。

【精选验方】

1. 风毒流注：鲜狗脚迹90g，羊肉180g。酌加酒水各半，炖3个小时服，每日1次。

2. 毒蛇咬伤：狗脚迹鲜叶捣烂，浸米泔水洗之，以渣敷伤口。

3. 痛经：狗脚迹干根30g，益母草干全草15g，香附、川芎各10g。酌加水煎，日服2次。

4. 风湿性关节炎：鲜狗脚迹根90g，猪胶500g，穿云箭50g，黄酒1碗，炖服。

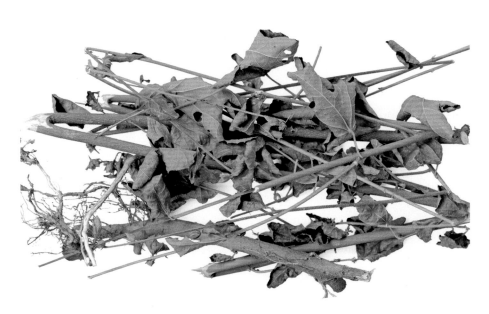

▲ 图1-6 狗脚迹药材图

# 狗仔花

Gouzaihua
Herba Vernoniae Patulae

【壮名】Vagoujcaij

【别名】万重花，展叶斑鸠菊，狗籽菜，
鲫鱼草

【来源】为菊科植物咸虾花 *Vernonia patula*（Dryand.）Merr. 的全草。

【植物形态】草本。茎枝圆柱形，具明显条纹，被灰色短柔毛。叶互生；叶片卵状椭圆形，长 2～9cm，宽 1～5cm，先端钝或短尖，基部宽楔状狭成叶柄，边缘波状或有浅齿，下面有灰色密柔毛，具腺点。头状花序较大；总苞扁球形，总苞片 4～5 层，绿色，卵状披针形，锐尖，外面有短柔毛；花淡红紫色，花冠管状，裂片线状披针形。瘦果近圆柱形，具 4～5 棱，有腺点；冠毛白色，1 层，糙毛状，近等长，易脱落（图 1-7）。

▼ 图 1-7　狗仔花原植物图

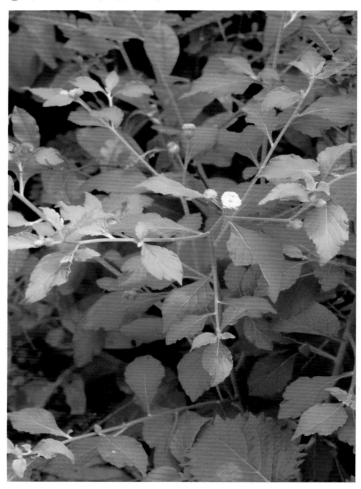

【分布】广西主要分布于田阳、大新、龙州、扶绥、马山、上林、玉林、昭平。

【采集加工】　秋、冬季采收，洗净，切段

晒干。

【药材性状】主茎粗4～8mm，茎枝均呈灰棕色或黄绿色，有明显的纵条纹及灰色短柔毛，质坚而脆，断面中心有髓。叶互生，多破碎，灰绿色至黄棕色，被灰色短柔毛。小枝通常带果序，瘦果圆柱形，有4～5棱，无毛，有腺点，冠毛白色，易脱落（图1-8）。气微，味微苦。

【性味功用】味苦、辛，性平。解痧毒，祛风毒，清热毒，除湿毒，散瘀消肿。主治痧病，瘴病，头痛，高血压，泄泻，痢疾，风湿痹痛，湿疹，荨麻疹，疮疖，乳痈，瘰疬，跌打损伤。

【用法用量】内服：煎汤，15～30g，鲜品30～60g。外用：煎水洗，或捣敷。

【精选验方】

1.热泻：鲜狗仔花60g，地胆草30g，水煎服。

2肝阳头痛：鲜狗仔花90g，水煎服。

3.风热感冒：狗仔花、山芝麻各30g，水煎服。

4.湿疹：狗仔花100g，水煎洗患处。

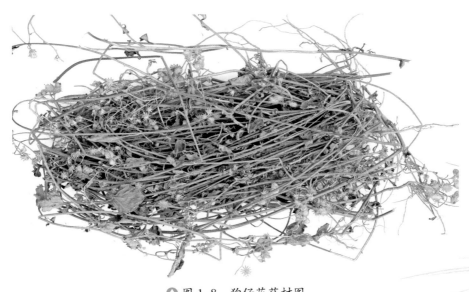

⚠ 图1-8　狗仔花药材图

# 磨盘草

Mopancao
Herba Abutili Indici

【壮名】Rummuhbuenz

【别名】磨仔草，假茶仔，累子草，半截磨，磨盘花，金花草

【来源】为锦葵科植物磨盘草 *Abutilon indicum*（L.）Sweet 的全草。

【植物形态】亚灌木状草本。全株均被灰色短柔毛。叶互生；叶柄被灰色短柔毛和丝状长柔毛；托叶钻形，外弯；叶卵圆形或近圆形，长 3～9cm，宽 2.5～7cm，先端短尖，基部心形，两面均被星状柔毛；边缘具不规则锯齿。花单生于叶腋，花梗近顶端具节；花萼盘状，裂片 5，宽卵形；花黄色，花瓣 5；雄蕊柱被星状硬毛；心皮 15～20，呈轮状，花柱 5，柱头头状。果为倒圆形似磨盘，黑色，分果 15～20，先端截形，具短芒，被星状长硬毛（图 1-9）。

▼ 图 1-9 磨盘草原植物图

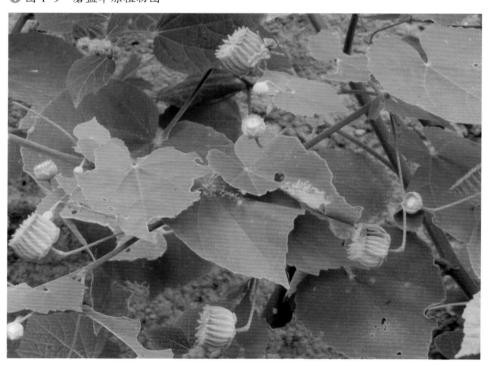

【分布】广西主要分布于东兰、凌云、龙州、隆安、上林、桂平、博白、岑溪。

【采集加工】夏、秋季采收，切碎晒干。

【药材性状】主干粗，有分枝，外皮有网格状皱纹，淡灰褐色如被粉状，触之有柔滑感。叶皱缩，浅灰绿色，背面色淡，少数呈浅棕色，被短柔毛，手捻之较柔韧而不易碎，有时叶腋有花或果（图1-10）。气微。

【性味功用】味甘、淡，性凉。解痧毒，祛风毒，清热毒，通气道，消肿。主治痧病，发热，风疹，咳嗽，泄泻，中耳炎，咽炎，疟腮，乳痈，淋证，痔疮，跌打损伤。

【用法用量】内服：煎汤，30～60g；或炖肉。外用：捣敷，或煎水熏洗。

【精选验方】

1.痧病、发热、疟腮：磨盘草50g，绞股蓝30g，水煎服。

2.百日咳：磨盘草20g，鱼腥草10g，枇杷叶15g，甘蔗500g，水煎服。

3.中耳炎：磨盘草50g，猪耳朵100g，炖服。

4.风疹：磨盘草50g，猪瘦肉100g，炖服。

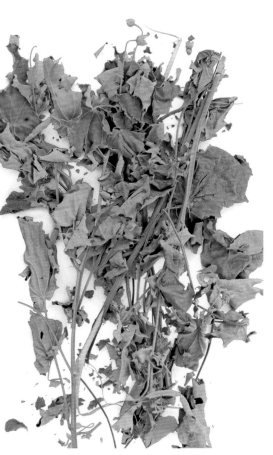

▲ 图1-10 磨盘草药材图

# 木蝴蝶

Muhudie
Oroxyli Semen

【壮名】Cocienciengceij

【别名】玉蝴蝶，千层纸，千张纸，
白故子，破布子

【来源】为紫葳科植物木蝴蝶 *Oroxylum indicum*（L.）Vent. 的种子。

【植物形态】乔木。叶对生，二至三回羽状复叶，小叶椭圆形至卵形，长
5.5 ～ 13cm，宽 3 ～ 6.5cm，先端短尖或渐尖，基部圆形或稍不对称，全缘，有
小叶柄。总状花序顶生，花大；花萼肉质，钟状，萼齿平截；花冠肉质，钟形而
一侧膨胀，紫色或白色并带紫色条斑，先端 5 裂，裂片近相等，边缘波状，皱
缩，具锯齿；雄蕊 5，花丝基部被毛，有 1 枚雄蕊较短；花盘大，肉质；柱头 2
片裂。蒴果扁平，带状，稍内弯，果瓣木质。种子多数，薄盘状，除基部外三边
有膜质阔翅（图 1-11）。

◆ 图 1-11　木蝴蝶原植物图

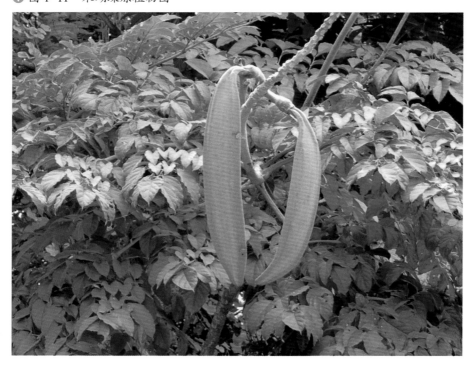

【分布】广西主要分布于柳州、玉林、钦州、南宁、百色、宜州。

【采集加工】秋、冬二季采收成熟果实，晒干或烘干至果实裂开，取出种子晒干。

【药材性状】种子类椭圆形，扁平而薄，外缘种皮除基部外，三边延长成宽大菲薄的翅，形如蝴蝶，翅类白色，半透明，具绢样光泽，有淡棕色放射状纹理，边缘易破裂；中部略厚，淡棕白色，椭圆形，质较韧；中央略呈蝶形隆起，基部有一棕色细脊纹（图1-12）。气微，味微苦。

【性味功用】味微苦、甘，性凉。解痧毒，清热毒，通气道、谷道，止痛。主治痧病，咽痛，咳嗽，胃痛，痈疮。

【用法用量】内服：煎汤，6～9g；研末，1.5～3g。外用：敷贴，或研末撒患处。

【精选验方】

1. 咳嗽：木蝴蝶、龙葵根、枇杷叶、下山虎、磨盘根、土地骨皮、桑白皮各9g，鸡屎藤6g，水煎服。

2. 咽痛：木蝴蝶、金果榄各6g，山豆根3g，射干、贯众、马鞭草各10g，水煎服。

3. 痈疮：木蝴蝶树皮，焙干碾末撒患处；另用苦丁茶水煎洗患处。

4. 胃痛：木蝴蝶10g，铜锅上焙燥碾末，每次3g，米酒调服。

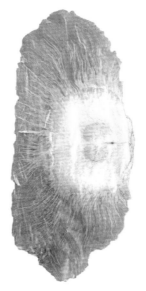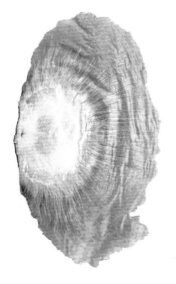

▲ 图1-12 木蝴蝶药材图

# 山芝麻
## Shanzhima
### Radix Helicteris Angustifoliae

【壮名】Lwgrazbya

【别名】野芝麻，假芝麻，山油麻，白头公，苦麻

【来源】为梧桐科植物山芝麻 *Helicteres angustifolia* L. 的根。

【植物形态】小灌木。小枝被灰绿色短柔毛。叶互生；叶柄被星状短柔毛；叶片狭长圆形或条状披针形，长 3.5～5cm，宽 1.5～2.5cm，先端钝或急尖，基部圆形，下面被灰白色或淡黄色星状茸毛，间或混生刚毛，全缘。聚伞花序腋生；花梗通常有小苞片 4枚；花萼管状，被星状短柔毛，5 裂，裂片三角形；花瓣 5，不等大，淡红色或紫红色，比萼略长，基部有 2 个耳状附属体；雄蕊 10，退化雄蕊 5；子房5 室，被毛。蒴果卵状长圆形，密被星状毛及混生长茸毛（图 1-13）。

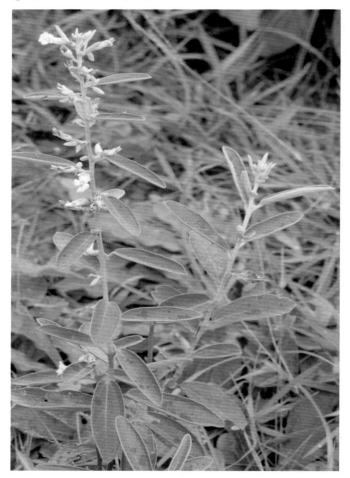
图 1-13　山芝麻原植物图

【分布】广西各地均有分布。

【采集加工】全年均可采收，洗净，切段，晒干。

【药材性状】根呈圆柱形，略扭曲，头部常带有

结节状的茎枝残基；表面灰黄色至灰褐色，间有坚韧的侧根或侧根痕，栓皮粗糙，有纵斜裂纹，老根栓皮易片状剥落。质坚硬，断面皮部较厚，暗棕色或灰黄色，强纤维性，易与木部剥离并撕裂；木部黄白色，具微密放射状纹理（图1-14）。气微香，味苦、微涩。

【性味功用】味苦，性凉，小毒。解痧毒，清热毒，除湿毒，祛风毒，调气道谷道。主治痧病，发热，咳嗽，咽痛，麻疹，疟腮，肠炎，痢疾，瘰疬，风湿痹痛，痈肿，痔疮，毒蛇咬伤。

【用法用量】内服：煎汤，9～15g，鲜品30～60g。外用：鲜品捣敷。

【精选验方】

1. 外感风痧气、黄疸（阳黄）、热疟：山芝麻、古羊藤根、两面针各等份，共磨粉，每服3g，开水送下，日服2～3次。

2. 风湿痛：鲜山芝麻60g，鲜狗脚迹根30g，黄酒120g，酌加水煎服。

3. 痈疽肿毒：鲜山芝麻、大青叶适量，捣敷患处。

4. 疟腮：鲜山芝麻60g，仙人掌50g，捣敷患处。

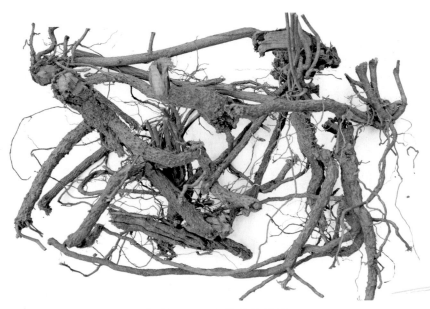

▲ 图1-14　山芝麻药材图

# 蜈蚣草

Wugongcao
Herba Pteridis Vittatae

【壮名】Nyacijsaep

【别名】百叶尖，蜈蚣蕨，小贯众，
牛肋巴，蜈蚣连，梳子草，
黑舒筋草

【来源】为凤尾蕨科植物蜈蚣草 *Pteris vittata* Linn. 的全草。

【植物形态】陆生中型蕨类植物。根茎短，斜生或横卧，密生黄棕色条形鳞片。叶薄革质，一型，密生；叶柄禾秆色，有时带紫色，基部被线形黄棕色鳞片；叶片阔倒披针形或狭椭圆形，长 20 ～ 94cm，宽 5 ～ 25cm，基部渐狭，先端尾状，单数一回羽状；羽片 30 ～ 50 对，对生或互生，无柄，线形或线状披针形，基部宽楔形或浅心形，先端渐尖，边缘不育处有钝齿，中部羽片较大，长2.5 ～ 16cm，宽 2 ～ 10mm，背面疏生黄棕色鳞片和节状毛；叶脉羽状，侧脉二叉状或不分叉。孢子囊群线形，生于羽片边缘的边脉上，连续分布；囊群盖同形，膜质，全缘，灰白色（图 1–15）。

◆ 图 1–15　蜈蚣草原植物图

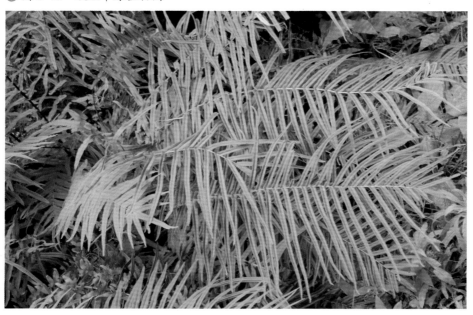

【分布】广西主要分布于南宁、武鸣、邕宁、大新、阳朔、临桂。

【采集加工】全年均可采收，洗净，切段，晒干。

【药材性状】根茎短，密生黄棕色条形鳞片。叶对生或互生，无柄，叶片皱缩，展平后呈阔倒披针形或狭椭圆形，长 20～94cm，宽 5～25cm，基部渐狭，一回羽状分裂，裂片 30～50 对；孢子囊群线形，生于羽片边缘的边脉上，连续分布（图 1–16）。气微，味淡。

【性味功用】味淡、苦，性凉。解痧毒，祛风毒，除湿毒，通龙路。主治风湿痹痛，腰痛，半身不遂，跌打损伤，痢疾，乳痈。

【用法用量】内服：煎汤,6～12g。外用：捣敷，或煎水熏洗。

【精选验方】

1. 风湿痹痛：蜈蚣草 12g，血藤、追风伞、大钻、小钻各 9g，泡酒服。

2. 痢疾：蜈蚣草 30g，桃金娘、马齿苋各 20g，酌加水煎服，日服 2 次。

3. 跌打损伤：蜈蚣草、酢浆草各适量，捣敷患处。

4. 痈疮：蜈蚣草 12g，铧头草、蒲公英各 15g，土茯苓 9g，水煎服。

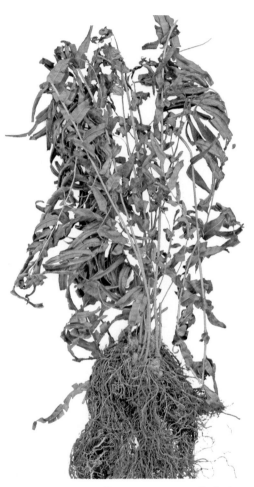

▼ 图 1–16 蜈蚣草药材图

# 鸭跖草

Yazhicao
Herba Commelinae Communis

【壮名】Gorumngaujbit

【别名】鸡舌草，鼻斫草，碧竹子，青耳环花，碧蟾蜍，竹叶草，鸭脚草，耳环草

【来源】为鸭跖草科植物鸭跖草 *Commelina communis* Linn. 的全草。

【植物形态】草本。茎具纵棱，基部匍匐，上部直立，仅叶鞘及茎上部被短毛。单叶互生；叶片卵圆状披针形或披针形，长 4～10cm，宽 1～3cm，先端渐尖，基部下延成膜质鞘，抱茎，有白色缘毛，全缘。总苞片佛焰苞状，与叶对生，心形，稍镰刀状弯曲，先端短急尖，边缘常有硬毛。聚伞花序生于枝上部者，花3～4朵，具短梗，生于枝最下部者，有花1朵；萼片3，卵形，膜质；花瓣3，深蓝色，较小的1片卵形，较大的2片近圆形，有长爪；雄蕊6，能育者3枚，先端蝴蝶状；雌蕊1，子房上位，卵形。蒴果椭圆形（图1-17）。

【分布】广西主要分布于三江、钟山、贺州。

【采集加工】6～7月 花

◆ 图 1-17 鸭跖草原植物图

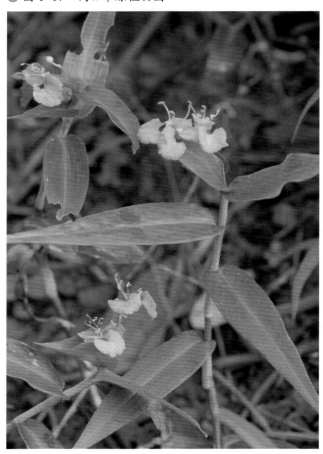

期采收全草，鲜用或阴干。

【药材性状】全草黄绿色，老茎略呈方形，表面光滑，具数条纵棱，节膨大，基部节上常有须根；断面坚实，中部有髓。叶互生，皱缩成团，质薄脆，易碎；完整叶片展平后呈卵状披针形或披针形，长 3 ～ 9cm，宽 1 ～ 3cm，先端尖，全缘，基部下延成膜质鞘，抱茎，叶脉平行。聚伞花序，总苞心状卵形，折合状，边缘不相连；花多脱落，萼片膜质，花瓣蓝黑色（图 1-18）。气微，味甘、淡。

【性味功用】味甘、淡，性寒。解痧毒，清热毒，调水道，消肿。主治痧病，瘰病，咽喉肿痛，痄腮，水肿，高血压，黄疸，痈疮，淋证。

【用法用量】内服：煎汤，15 ～ 30g，鲜品 60 ～ 90g；或捣汁。外用：适量捣敷。

【精选验方】

1. 流行性感冒：鸭跖草 30g，紫苏、马兰根、绞股蓝、麦冬各 9g，豆豉 15g，酌加水煎服，日服 2 次。

2. 咽喉肿痛：鸭跖草 30g，柴胡、黄芩各 12g，银花藤、千里光各 25g，木蝴蝶、甘草 6g，水煎服。

3. 喉痹肿痛：鲜鸭跖草 60g，洗净捣汁，频频含服。

4. 流行性腮腺炎：鲜鸭跖草 60g，板蓝根 15g，紫金牛 6g，水煎服；另用仙人掌适量，捣烂外敷。

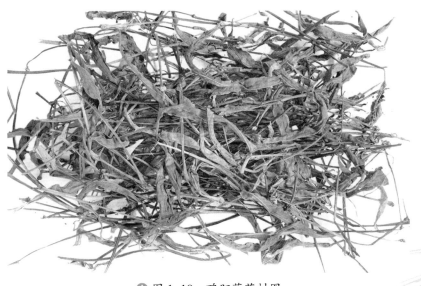

▲ 图 1-18　鸭跖草药材图

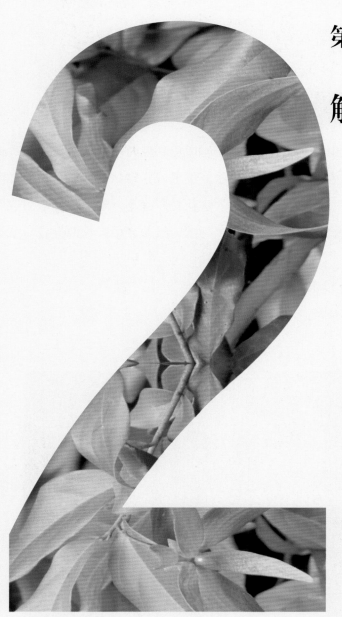

第二章

解瘴毒药

# 黄花蒿

Huanghuahao
Herba Artemisiae Annuae

【壮名】Gocinghhauh

【别名】臭青蒿，香丝草，酒饼草，
青蒿，苦蒿，细叶蒿

【来源】为菊科植物黄花蒿 *Artemisiae annua* L. 的地上部分。

【植物形态】草本。全株具较强挥发油气味。茎具纵条纹，光滑无毛。基生叶平铺地面，开花时凋谢；茎生叶互生，幼时绿色，老时变为黄褐色；叶片通常为三回羽状全裂，裂片短细，有极小粉末状短柔毛或粉末状腺状斑点；叶轴两侧具窄翅；茎上部的叶向上逐渐细小呈条形。头状花序细小，球形，多数组成圆锥状；总苞小，球状，花全为管状花，黄色，外围为雄花，中央为两性花。瘦果椭圆形（图 2-1）。

【分布】广西主要分布于阳朔、钟山、贺州、岑溪、桂平、贵港、博白、合浦、南宁、南丹。

🔻 图 2-1　黄花蒿原植物图

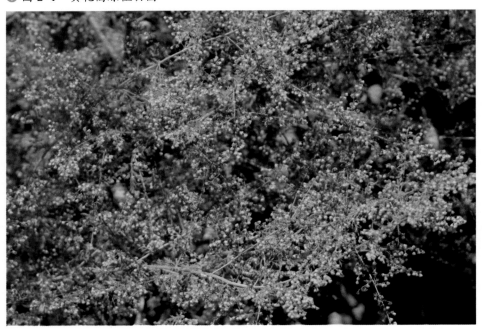

【采集加工】花蕾期采收，切碎，晒干。

【药材性状】茎圆柱形，上部多分枝；表面黄绿色或棕黄色，具纵棱线；质略硬，易折断，断面中部有髓。叶互生，暗绿色或棕绿色，卷缩，易碎，完整者展平后为三回羽状深裂，裂片及小裂片矩圆形或长椭圆形，两面被短毛（图2-2）。气味特异，味微苦。

【性味功用】味苦、微辛，性寒。清热毒，补阴虚，除瘴（截疟）。主治中暑，发热，疟疾，黄疸，淋巴管炎。

【用法用量】内服：煎汤，6～15g，治疟疾可用20～40g，不宜久煎；鲜品用量加倍，水浸绞汁饮；或入丸、散剂。外用：研末调敷，或鲜品调敷，或煎水洗。

【精选验方】

1. 瘴病：黄花蒿15g，土常山各10g，水煎服。

2. 黄疸：黄花蒿15g，田基黄、叶下珠各20g，水煎服。

3. 小儿热泻：黄花蒿、凤尾草、马齿苋各15g，水煎服。

4. 淋巴管炎：黄花蒿、牡荆叶各15g，威灵仙30g，水煎服。

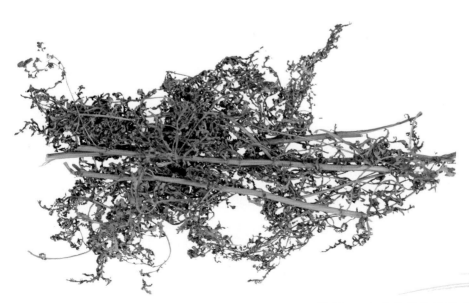

# 假鹰爪

Jiayingzhua
Folium Desmi Chinensis

【壮名】Funghdaiqgaeq
【别名】山桔叶，串珠酒饼叶，假酒饼叶

【来源】为番荔枝科植物假鹰爪 *Desmos chinensis* Lour. 的叶。

【植物形态】直立或攀援灌木。枝粗糙，有纵条纹或灰白色凸起的皮孔。单叶互生；叶片长圆形或椭圆形，长 4 ～ 13cm，宽 2 ～ 5cm，上面绿色，有光泽，下面粉绿色。花单朵与叶互生或对生，黄绿色，下垂；萼片 3，卵圆形；花瓣 6，2 轮，外轮比内轮大，长圆形或长圆状披针形；雄蕊多数；心皮多数。果实伸长，在种子间缢缩成念珠状，聚生于果梗上，子房柄明显（图 2-3）。

【分布】广西主要分布于南宁、邕宁、武鸣、龙州、大新、靖西。

【采集加工】夏、秋季采收，洗净，晒干或鲜用。

🔻 图 2-3　假鹰爪原植物图

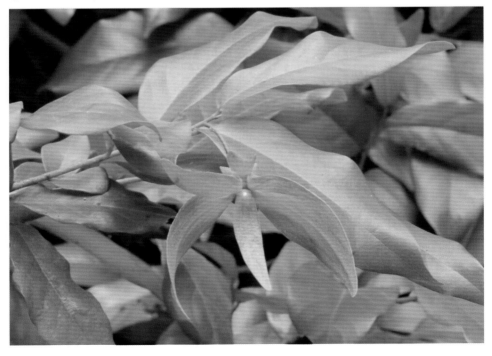

【药材性状】叶稍卷曲或破碎，灰绿色至灰黄色。完整叶片长圆形至椭圆形，长4～13cm，宽2～5cm，先端短渐尖，基部阔楔形，全缘；叶柄长约5mm。薄革质而脆（图2-4）。气微，味苦。

【性味功用】味辛，性温，有小毒。祛风毒，除瘴毒，通龙路，调谷道，止痛，杀虫止痒。主治瘴病，纳呆，胃痛，腹胀，产后腹痛，风湿痹痛，跌打损伤，疥癣。

【用法用量】内服：煎汤，3～15g；或浸酒。外用：煎水洗，或捣敷。

【精选验方】

1. 瘴病：假鹰爪30g，水煎服。

2. 产后腹痛：假鹰爪9g，益母草15g，当归10g，水煎服。

3. 跌打损伤：鲜假鹰爪120g，捣烂炒至将焦，即入米酒煮沸取酒服，药渣敷伤处。

4. 下肢溃疡：假鹰爪、徐长卿各60g，水煎连渣，每晚临睡前泡双足。

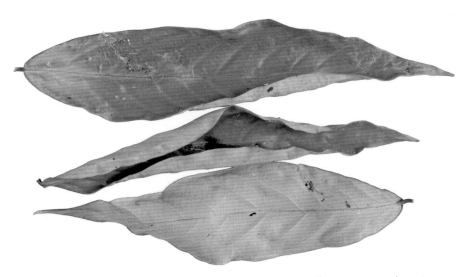

▲ 图2-4　假鹰爪药材图

# 萝芙木

Luofumu
Radix Rauvolfiae Verticillatae

【壮名】Meizlanxbaeg

【别名】毒狗药，万药归宗，低郎伞，
三叉虎，十八爪，山辣椒

【来源】为夹竹桃科植物萝芙木 *Rauvolfia verticillata*（Lour.）Baill. 的根。

【植物形态】灌木。小枝淡灰褐色，疏生圆点状皮孔。叶 3 ～ 4 片轮生，稀对生；叶片质薄而柔，长椭圆状披针形，长 4 ～ 14cm，宽 1 ～ 4cm，先端渐尖或急尖，基部楔形或渐尖，全缘或略带波状。聚伞花序三叉状分歧；总苞片针状或三角形；花萼 5 深裂，裂片卵状披针形，绿色；花冠白色，呈高脚蝶状，上部 5 裂，卵形，冠管细长，近中部稍膨大；雄蕊 5；花盘环状；心皮 2，离生，花柱基部有一环状薄膜。果实核果状，熟后紫黑色（图 2-5）。

🔻 图 2-5 萝芙木原植物图

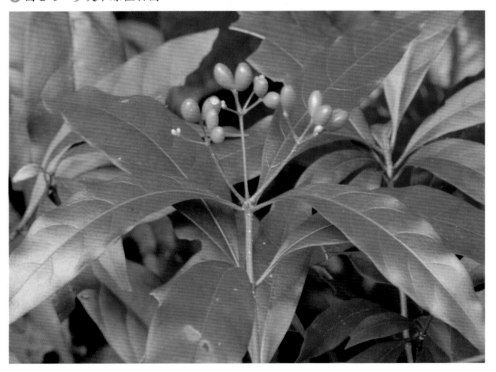

【分布】广西全区均有分布。

【采集加工】全年均可采挖，洗净，晒干。

【药材性状】根呈圆柱形，略弯曲，长短不一，主根下常有分枝。表面灰棕色至灰棕黄色，有不规则纵沟和棱线，栓皮松软，极易脱落露出暗棕色皮部或灰黄色木部。质坚硬，不易折断，切断面皮部很窄，淡棕色。木部占极大部分，黄白色，具明显的年轮和细密的放射状纹理（图2-6）。气微，皮部极苦，木部微苦。

【性味功用】味苦、微辛，性凉。清热毒，降血压，宁神。主治痧病，瘴病，发热，头痛，咽痛，高血压，眩晕，失眠。

【用法用量】内服：煎汤，10～30g。外用：鲜品适量，捣敷。

【精选验方】

1. 感冒头痛、身骨疼：萝芙木、土茯苓、白点秤（又名天星藤）各30g，水煎服，日服3次。

2. 腰痛：萝芙木30g，杜仲、牛大力、千斤拔各15g，泡酒服。

3. 咽痛：萝芙木适量，切细，含嚼。

4. 高血压、失眠、高热、胆囊炎、跌打损伤、毒蛇咬伤：萝芙木30g，酌加水煎，日服2次。

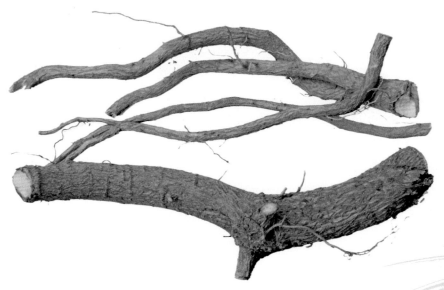

▲ 图2-6 萝芙木药材图

# 马鞭草

Mabiancao
Herba Verbenae Officinalis

【壮名】Rumbienmax

【别名】马鞭，龙芽草，紫顶龙芽，铁马鞭，白马鞭，铁扫帚

【来源】为马鞭草科植物马鞭草 *Verbena officinalis* L. 的全草。

【植物形态】草本。茎四方形，节及枝上有硬毛。叶对生；叶片卵圆形、倒卵形至长圆状披针形，长 2 ～ 8cm，宽 1 ～ 5cm，基生叶的边缘通常有粗锯齿及缺刻；茎生叶多为 3 深裂，裂片边缘有不整齐锯齿，两面均被硬毛。穗状花序；花小，初密集，结果时疏离；每花具 1 片苞片，有粗毛；花萼管状，膜质，有 5 棱，具 5 齿；花冠淡紫色至蓝色，花冠先端 5 裂，裂片长圆形；雄蕊 4，着生于花冠管的中部，花丝短。果长圆形，包于宿萼内，成熟后 4 瓣裂（图 2-7）。

❤ 图 2-7 马鞭草原植物图

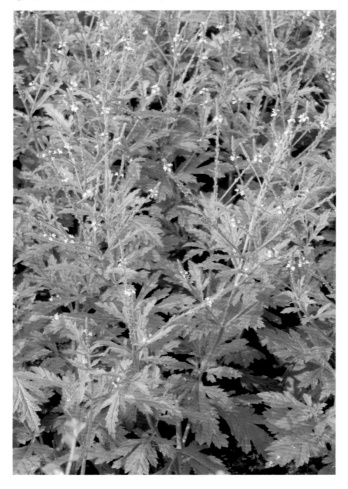

【分布】广西全区各地均有分布。

【采集加工】春、夏季采收，洗净，鲜用或晒干。

【药材性状】根茎圆柱形。茎方柱形，表面灰绿色至黄绿色，粗糙，有纵

沟；质硬，易折断，断面纤维状，中央有白色的髓或已成空洞。叶对生，灰绿色或棕黄色，多皱缩破碎，具毛；完整叶片卵形至长圆形，羽状分裂或3深裂。穗状花序细长，小花排列紧密，有的可见黄棕色花瓣，有的已成果穗。果实包于灰绿色宿萼内，小坚果灰黄色（图2-8）。气微，味微苦。

【性味功用】味苦、辛，微寒。除瘴毒，清热毒，除湿毒，通龙路、水路。主治痧病，瘴病，发热，咽痛，牙龈肿痛，黄疸，痢疾，闭经，痛经，癥瘕，乳痈，水肿，痈疮，跌打损伤。

【用法用量】内服：煎汤，15～30g，鲜品30～60g；或入丸、散。外用：捣敷，或煎水洗。

【精选验方】

1. 瘴病：马鞭草、土常山各10g，黄皮叶、旱莲草、假鹰爪叶各15g，水煎服。

2. 咽痛：鲜马鞭草茎叶、鲜鸭跖草适量，捣汁含咽。

3. 乳痈：马鞭草30g，生姜3g，捣烂绞汁米酒调服，药渣敷患处。

4. 痢疾：马鞭草30g，土牛膝15g，马齿苋10g，水煎服。

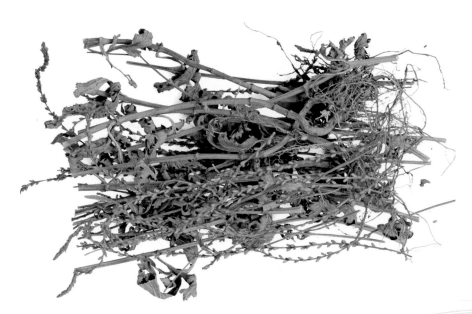

# 牡蒿

Muhao
Herba Artemisiae Japonicae

【壮名】Ceakcea

【别名】齐头蒿，水辣菜，布菜，土柴胡，猴掌草，流尿蒿，臭艾，碗头青

【来源】为菊科植物牡蒿 *Artemisia japonica* Thunb. 的全草。

【植物形态】草本。茎上部有开展和直立的分枝，被微柔毛或近无毛。下部叶倒卵形或宽匙形，花期萎谢，长 3 ～ 8cm，宽 1 ～ 2.5cm，下部渐狭，有条形假托叶，上部有齿或浅裂；中部叶匙形，长 2.5 ～ 4.5cm，宽 0.5 ～ 2cm，上端有 3 ～ 5 枚浅裂片或深裂片；上部叶近条形，三裂或不裂。头状花序排成复总状，有短梗及条形苞叶；总苞球形或长圆形；总苞片 3 ～ 4 层，背面多少叶质，边缘宽膜质；雌花 3 ～ 8 朵，能孕；内层为两性花 5 ～ 10 朵，不孕育。瘦果小，倒卵形（图 2-9）。

【分布】广西分布于各地。

【采集加工】夏、秋间采收全草，晒干或鲜用。

【药材性状】茎圆柱形，表面黑棕色或棕色；质坚硬，折断面纤维状，黄白

◆ 图 2-9　牡蒿原植物图

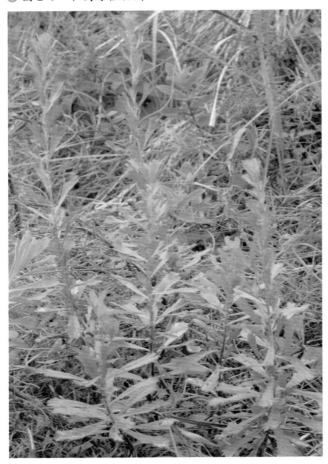

色，中央有白色疏松的髓。残留的叶片黄绿色至棕黑色，多破碎不全，皱缩卷曲，质脆易脱。花序黄绿色，可见长椭圆形褐色种子数枚（图2-10）。气香，味微苦。

【性味功用】味苦、微甘，性凉。除瘴毒，清热毒，调龙路。主治痧病，瘴病，缺乳，咯血，衄血，便血，崩漏，疳积，带下，肝炎，毒蛇咬伤，疔疮。

【用法用量】内服：煎汤，10～15g，鲜品加倍。外用：煎水洗，或鲜品捣烂敷。

【精选验方】

1. 缺乳：牡蒿、王不留行、穿山甲、路路通各10g，土人参、枫树果各15g，五指牛奶10g，母猪蹄1只，炖服。

2. 瘴病：牡蒿根15g，马鞭草、土常山各10g，水煎服。

3. 崩漏：牡蒿15g，母鸡1只，炖服。

4. 疔疮、湿疹：牡蒿100g，水煎洗患处。

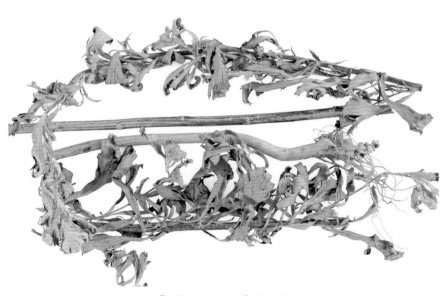

▲ 图2-10 牡蒿药材图

# 香茅

Xiangmao
Herba Cymbopogonis Citratis

【壮名】Razsoh

【别名】茅香，香麻，大风茅，
柠檬茅，茅草茶，姜巴茅，
香巴茅

【来源】为禾本科植物香茅 *Cymbopogon citratus*（DC.）Stapf 的全草。

【植物形态】草本。秆粗壮。具有柠檬香味。叶片长达 1m，宽约 15mm，两面均呈灰白色而粗糙。佛焰苞披针形，狭窄，红色或淡黄褐色；圆锥花序线形至长圆形，疏散，具三回分枝，基部间断，其分枝细弱而下倾或稍弯曲以至弓形弯曲；第一回分枝具 5 至 7 节，第二回或第三回分枝具 2 至 3 节。总状花序孪生，具 4 节；无柄小穗两性，线形或披针状线形，无芒，锐尖；第 1 颖先端具 2 微齿，脊上具狭翼，背面微凹而在下部凹陷；脊间无脉，第 2 外稃先端浅裂，具短尖头，无芒，有柄小穗暗紫色（图 2-11）。

【分布】广西各地有

▼ 图 2-11　香茅原植物图

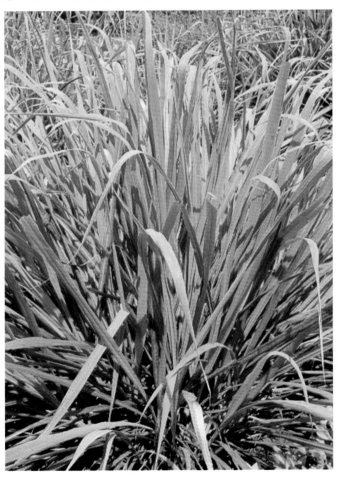

栽培。

【采集加工】全年均可采收，鲜用或晒干。

【药材性状】秆粗壮，节处常被蜡粉。叶片条形，宽约15mm，长可达1m，基部抱茎；两面粗糙，均呈灰白色；叶鞘光滑；叶舌厚，鳞片状（图2-12）。全体具柠檬香气。

【性味功用】味甘、辛，性温。除瘴毒，祛风毒，通龙路，通谷道，止痛。主治瘴病，痧病，咳嗽，头痛，腹痛，胃痛，泄泻，风湿痹痛，跌打损伤。

【用法用量】内服：煎汤,6～15g。外用：水煎洗，或研末敷。

【精选验方】

1. 虚弱咳嗽：香茅30g，五指牛奶15g，煎水代茶服。

2. 胃病：香茅15g，猪肚半个，炖服。

3. 骨节疼痛：香茅、石错（辣子膏药）、土荆芥各30g，捣碎加酒少许，炒热包痛处。

4. 风寒湿全身疼痛：香茅500g，水煎洗浴。

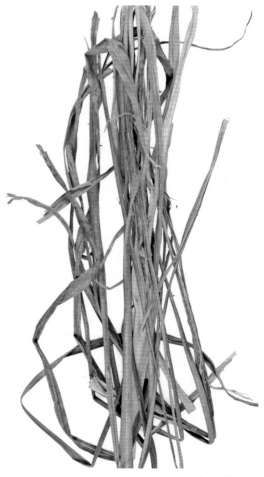

▲ 图2-12 香茅药材图

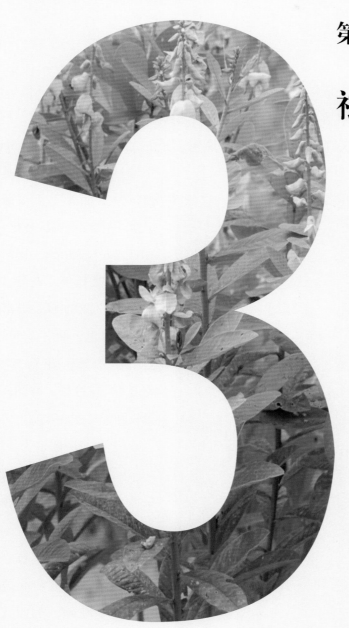

第三章

祛风毒药

# 大猪屎豆

Dazhushidou
Herba Crotalariae Assamicae

【壮名】Longzlingznaemq
【别名】自消融，通心草，大金不换，
通心容，猪铃豆，野靛叶

【来源】为豆科植物大猪屎豆 *Crotalaria assamica* Benth. 的茎叶。

【植物形态】灌木状草本。茎和枝均有丝光质短柔毛。单叶互生，膜质；托叶小，钻状，宿存；叶片长圆形或倒披针状长圆形，长 5～12cm，宽 2～2.5cm，先端钝，有小尖头，基部楔形，上面无毛，下面有绢质短柔毛。总状花序，有花 20～30 朵；小苞片 2，线状披针形；花萼 5 深裂，裂片披针形；蝶形花冠，金黄色，伸出萼外；雄蕊 10，单体，花药异型；雌蕊 1，花柱长，弯曲。荚果长圆形（图 3-1）。

【分布】广西多为栽培。

【采集加工】夏、秋季采收，去净杂质，洗净鲜用或晒干。

【药材性状】茎枝直径 4～8mm，有稍凸起之纵棱。叶多破碎，上面灰褐色或灰绿色，背面灰色。枝上尚可见到宿存的小托

◆ 图 3-1 大猪屎豆原植物图

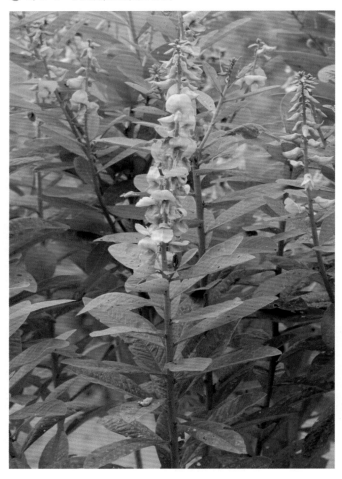

叶，色黄，贴伏于叶柄下两旁（图3-2）。气微，味淡。

【性味功用】味淡，性微凉，有毒。祛风毒，清热毒，通水道，凉血止血，消肿。主治牙痛，高血压，咳嗽，咯血，水肿，肾结石，乳腺炎，小儿头疮、口疮，风湿痹痛，外伤出血，跌打损伤。

【用法用量】内服：煎汤，15～30g。外用：煎水洗，或研末调敷，或捣烂敷。

【精选验方】

1. 牙痛：大猪屎豆15g，水煎含服。

2. 高血压、吐血：大猪屎豆15g，水煎服，或与猪瘦肉炖服。

3. 痈疮：大猪屎豆鲜叶适量，捣烂敷患处。

4. 乳腺炎：大猪屎豆30g，海金沙30g，珍珠草15g，加少量红糖、米酒煎服，每日2次。

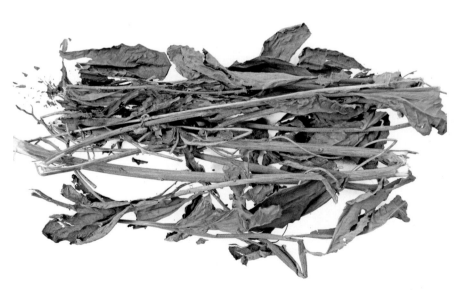

▲ 图 3-2　大猪屎豆药材图

# 独脚莲

Dujiaolian
Rhizoma Curculiginis Capitulatae

【壮名】Lienzbetgak

【别名】大地棕，猴子背巾，竹灵芝，撑船草，野棕

【来源】为仙茅科植物大叶仙茅 *Curculigo capitulata*（Lour.）O. Kuntze. 的根茎。

【植物形态】草本。根茎粗厚，具细长的走茎。叶基生，通常 4～7 片；叶柄上面有槽，侧背面均被短柔毛；叶片长圆状披针形或近长圆形，长 40～90cm，宽 5～14cm，纸质，全缘，先端长渐尖，具折扇状脉。花葶从叶腋发出，常短于叶，密被褐色长柔毛；总状花序缩短成头状，球形或近卵形，俯垂；苞片卵状披针形至披针形，被毛；花黄色；花被裂片 6，卵状长圆形，先端钝；雄蕊 6；花柱比雄蕊长，子房长圆形或近球形，被毛。浆果近球形，白色（图 3-3）。

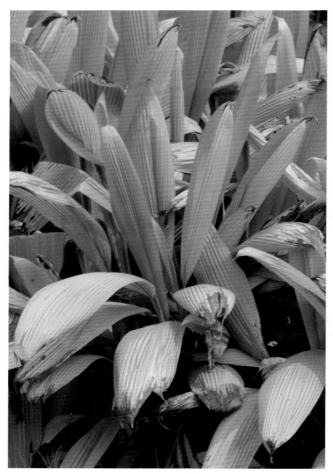

◯ 图 3-3　独脚莲原植物图

【分布】广西主要分布于那坡、隆安、上林、武鸣、龙州、防城、桂平、金秀、三江。

【采集加工】夏、秋季采挖，除去叶，洗净，切片晒干。

【药材性状】根茎粗厚，块状，表面黑褐色，粗糙，留有叶基及多数须根痕。具细长的走茎，走茎节间较长，表面黑色，皱缩，节处多有须根。根茎质脆，易折断，断面黑色（图3-4）。气微，味微苦。

【性味功用】味辛、微苦，性温。祛风毒，除湿毒，补肾壮阳，活血调经。主治感冒，咳喘，腰膝酸软，阳痿遗精，风湿痹痛，白浊带下，宫冷不孕，月经不调，崩漏，子宫脱垂，瘰疬，跌打损伤。

【用法用量】内服：煎汤，6～15g。

【精选验方】

1. 流行性感冒：独脚莲30g，水煎服。

2. 风湿痹痛：独脚莲、九龙藤、追风散各15g，水煎服。

3. 慢性支气管炎：独脚莲鲜品适量，根茎去皮、捣碎、磨粉压片，每日3次，每次2片，饭后服。

4. 瘰疬：独脚莲鲜根30g，夏枯草15g，酌加黄酒和水各半，煎取半碗，饭后服，每日2次。

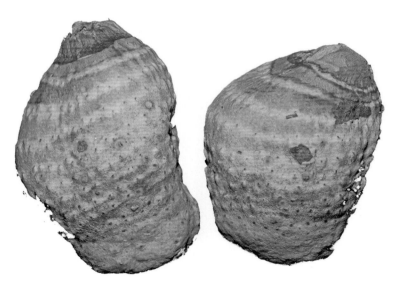

△ 图3-4　独脚莲药材图

# 防风草

Fangfengcao
Herba Epimeredis indicae

【壮名】Lwglazbyaj
【别名】落马衣，马衣叶，假紫苏，
　　　　土防风，秽草，野苏

【来源】为唇形科植物广防风 *Epimeredi indica*（L.）Rothm. 的全草。

【植物形态】草本。茎四棱形，密被白色贴生短柔毛。叶对生，苞片叶状，叶片阔卵圆形，长 4～9cm，宽 2.5～6.5cm，先端急尖，基部截状阔楔形，边缘具不规则的牙齿，两面均被毛。轮伞花序多花，密集，排列成密集的或间断的长穗状花序；苞片线形；花萼钟形，外面被长硬毛及腺柔毛和腺点，萼齿5，三角状披针形，边缘具纤毛，果时增大；花冠淡紫色，内面中部有毛环，上唇直伸，长圆形，全缘，下唇平展，3裂，中裂片倒心形，边缘微波状，内面中部具髯毛，侧裂片较小，卵圆形；雄蕊4，二强；子房无毛，柱头2浅裂。小坚果近圆球形，黑色，有光泽（图3-5）。

◆ 图 3-5　防风草原植物图

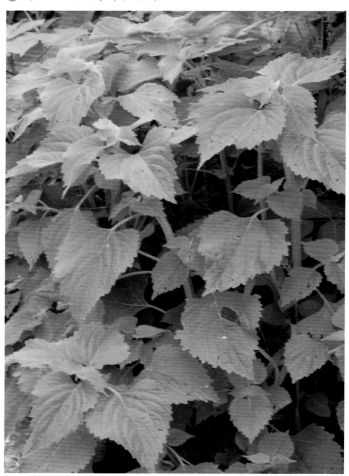

【分布】广西主要分布于百色、武鸣、邕宁、桂平、平南。

【采集加工】夏、秋季割取全草，洗净，晒干或鲜用。

【药材性状】茎呈四方柱形，有分枝，表面棕色或棕红色，被黄色向下卷曲的细柔毛，尤以棱角处较多；质硬，断面纤维性，中央有白色髓。叶多皱缩，展平后呈阔卵形，长4～9cm，宽2～5cm，边缘有锯齿，表面灰棕色，背面灰绿色，两面均密被淡黄色细柔毛；质脆，易破碎。有时可见密被毛茸的顶生假穗状花序，花多脱落，残留灰绿色花萼，往往包有1～4枚小坚果（图3-6）。气微，味微苦。

【性味功用】味辛、苦，性平。祛风毒，除湿毒，清热毒，消痈肿。主治痧病，风湿痹痛，痈肿，湿疹，高血压，虫蛇咬伤。

【用法用量】内服：煎汤，9～15g。外用：煎水洗，或鲜品捣敷。

【精选验方】

1.痈疮：防风草、白背叶各15g，水煎服。

2.神经性皮炎：防风草、生半夏、生天南星各9g，薄荷脑1.5g，浸酒外涂患处。

3.高血压：防风草、牛膝、牡蛎各12g，蓝花柴胡、栀子、野菊花、大叶青各10g，钩藤、桑寄生各15g，水煎服。

4.湿疹：防风草100g，水煎洗患处。

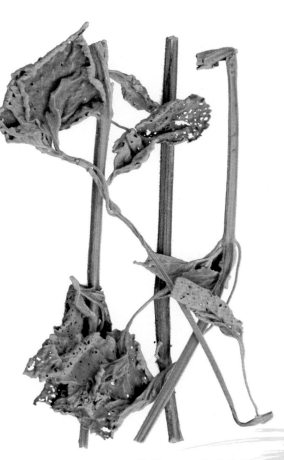

▲图3-6 防风草药材图

# 粉葛

Fenge
Radix Puerariae Thomsonii

【壮名】Gatmba

【别名】葛麻藤，甘葛根

【来源】为豆科植物粉葛 *Pueraria thomsonii* Benth. 的块根。

【植物形态】藤本。根肥大。茎枝被黄褐色短毛或杂有长硬毛。三出复叶，具长柄；托叶披针状长椭圆形，有毛；小叶片菱状卵形至宽卵形，长 9～21cm，宽 8～18cm，有时 3 裂，先端短渐尖，基部圆形。总状花序腋生；小苞片卵形；花萼钟状，萼齿 5，披针形，较萼筒长，被黄色长硬毛；花冠紫色。荚果长椭圆形，扁平，密被黄褐色长硬毛（图 3-7）。

【分布】广西主要分布于龙州、邕宁、南宁、武鸣、金秀、全州等地。

【采集加工】秋、冬季采收，洗净，切片晒干。

【药材性状】呈圆柱形、类纺锤形或半圆柱形，有的为纵切或斜切的厚片，大小不一。除去外皮的表面黄白色或淡黄色，未去外皮的呈灰棕色。质坚硬而重，纤维性较弱，有的呈绵毛状，富粉性。

▼ 图 3-7　粉葛原植物图

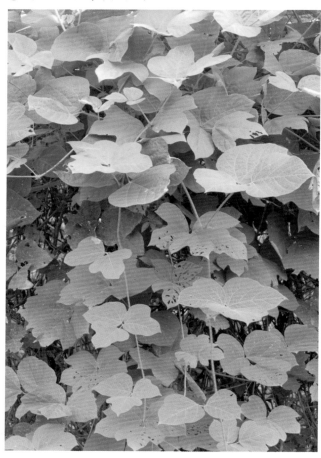

【性味功用】味甘、辛，性平。祛风毒，清热毒，除湿毒。主治瘰病，头痛，麻疹，糖尿病，泄泻，痢疾，高血压，冠心病。

【用法用量】内服：煎汤，6～12g。外用：捣敷，或煎水熏洗。

【精选验方】

1.疖子初起：粉葛适量烧灰，水调敷涂患处。

2.烦躁热渴：粉葛120g，拌入泡过粟米一夜的水中，煮熟，加米汤同服，每日1次。

3.斑疹初发，壮热，点粒未透：粉葛、升麻、桔梗、前胡、防风各3g，石膏20g，甘草6g，水煎服。

4.伤寒（初觉头痛、内热脉洪）：粉葛120g，加水1000mL，豆豉250g，生姜汁适量，同煮至250mL服用。

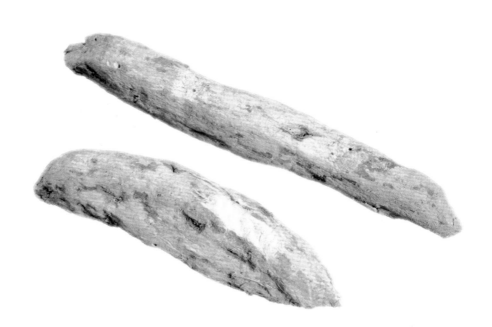

△ 图 3-8　粉葛药材图

# 葛根

Gegen
Radix Puerariae Lobatae

【壮名】Gaeugat
【别名】葛，鹿藿，黄斤，
葛藤，野扁葛

【来源】为豆科植物野葛 *Pueraria lobata*（Willd.）Ohwi 的块根。

【植物形态】藤本。全株被黄褐色粗毛。块根圆柱状，肥厚，外皮灰黄色，内部粉质，纤维性很强。茎基上部多分枝。三出复叶；顶生小叶柄较长；叶片菱状圆形，长 5.5～19cm，宽 4.5～18cm，先端渐尖，基部圆形，有时浅裂，侧生小叶较小，斜卵形，两边不等，背面苍白色，有粉霜，两面均被白色伏生短柔毛；托叶盾状着生，卵状长椭圆形，小托叶针状。总状花序，花冠蓝紫色或紫色；苞片狭线形，早落，小苞片卵形或披针形；萼钟状，萼齿 5，披针形，上面 2 齿合生，下面 1 齿较长；旗瓣先端微凹，基部有两短耳，翼瓣常一边的基部有耳，龙骨瓣较翼瓣稍长；雄 10，二体；子房线形，花柱弯曲。荚果线形，密被黄褐色长硬毛（图 3-9）。

图 3-9 葛根原植物图

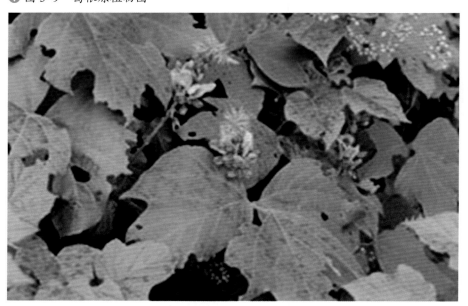

【分布】广西主要分布于南丹、隆林、龙州、防城、钦州、富川、全州等地。

【采集加工】秋、冬二季均可采挖，趁鲜时切厚片或切成小块，干燥。

【药材性状】完整的多呈圆柱形，商品常为斜切、纵切、横切的片块，大小不等，表面褐色。具纵皱纹，可见横向皮孔和不规则的须根痕；质坚实，断面粗糙，黄白色，隐约可见1～3层心环层，纤维性强，略具粉性（图3-10）。气微，味微甜。

【性味功用】味甘、辛，性平。祛风毒，清热毒，调谷道，透疹。主治痧病，头痛，麻疹初起、疹出不畅，消渴，泄泻，痢疾，高血压，冠心病。

【用法用量】内服：煎汤，6～12g。外用：捣敷，或煎水熏洗。解表、透疹、生津宜生用；止泻多煨用。

【精选验方】

1. 痧病：葛根6g，贯众9g，白僵蚕、甘草各3g，黑豆10粒，水煎服。

2. 发热：葛根、假蓝靛、石膏各20g，知母、柴胡、黄芩、连翘各10g，金银花15g，车前草12g，水煎服。

3. 头痛：葛根、野荞麦根各30g，藁本20g，元胡10g，水煎服。

4. 热病津伤口渴：葛根、天花粉、知母各15g，水煎服。

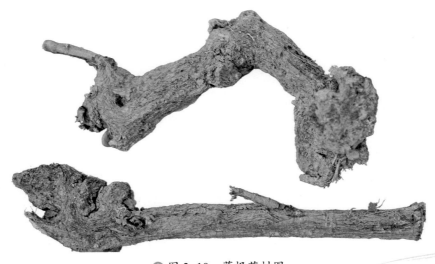

⚠ 图3-10 葛根药材图

# 金钱白花蛇

Jinqianbaihuashe
Bungarus Parvus

【壮名】Ngwzngoh

【别名】钱蛇，小白花蛇，四十八节，
毛巾蛇，寸白蛇，百节蛇

【来源】为眼镜蛇科动物银环蛇 *Bungarus multicinctus* Blyth 幼蛇或成蛇除去内脏的全体。

【动物形态】成蛇全长 1m 左右。头椭圆形，与颈略可区分。体较细长，尾末端尖细。头部黑色或黑褐色，躯干及尾背面黑色或黑褐色，有白色横纹 30 ～ 60，腹面乳白色或缀以黑褐色细斑。无颊鳞，眶前鳞 1，眶后鳞 2；颞鳞 1+2；上唇鳞 2-2-3 式。背鳞平滑，通身 15 行，脊鳞呈六角形；腹鳞 200 ～ 218；肛鳞完整，尾下鳞单行（图 3-11）。

【分布】广西各地普遍有分布。

【采集加工】夏、秋季捕捉，剖腹去内脏，抹净血，用乙醇浸泡处理后，以

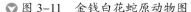 图 3-11　金钱白花蛇原动物图

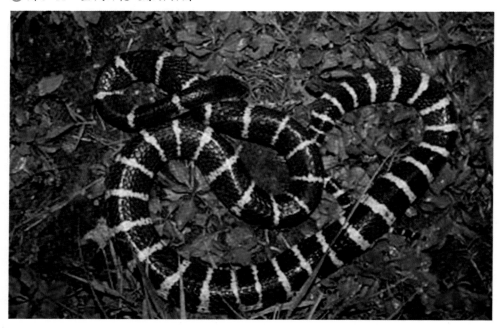

头为中心，盘成盘形，用竹签撑开后烘干。

【药材性状】本品呈圆盘状，盘径 3～15cm，蛇体直径 0.2～0.4cm。头盘在中间，尾细，常纳口内。背部黑色或灰黑色，微有光泽；有 48 个以上宽 1～2 鳞的白色环纹；黑白相间，并有 1 条显著突起的脊棱；脊鳞片较大，呈六角形，脊鳞细密，通身 1.5 行。腹部黄白色鳞片稍大；尾部鳞片单行（图 3-12）。气微腥，味微咸。

【性味功用】味甘、咸，性温，有毒。祛风毒，通龙路，定惊止痉。主治风湿痹痛，筋脉拘急，中风口眼歪斜、半身不遂，小儿惊风，破伤风，肿瘤，麻风，疥癣，梅毒，恶疮。

【用法用量】内服：煎汤，3～4.5g；或研末，0.5～1g；或浸酒，3～9g。

【精选验方】

1. 风湿痹痛：金钱白花蛇 1 条，牙皂（炮）12g，荆芥炭、当归、生川乌、生草乌、甘草各 9g，上药用白酒 1500mL 泡 1 个星期，每晚睡前服 10mL，直至服完为 1 个疗程。

2. 小儿麻痹恢复期：金钱白花蛇研粉，每次服 3g，每日服 2 次，黄酒送服。

3. 破伤风：金钱白花蛇 1 条，蜈蚣、地龙 10g，共研为细末。每次服 1g，每日服 2 次，黄酒送下。

4. 食管癌、胃癌、肝癌：金钱白花蛇 3 条，全蝎 90g，蜈蚣 30 条，蟾酥 1.5g，天南星 20g，斑蝥 10 个。共研细末，炼蜜为丸，似梧桐子大。每日服 2 次，分 30 次服完。

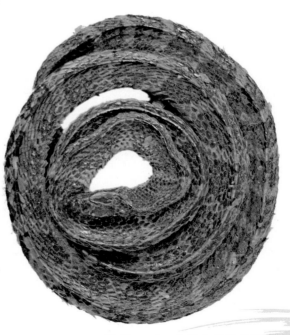

▲ 图 3-12　金钱白花蛇药材图

# 牛白藤

Niubaiteng
Herba Hedyotidis Hedyotideae

【壮名】Gaeumoxgauj
【别名】有毛鸡屎藤，脓见消，癍痧藤，
凉茶藤，白藤草

【来源】为茜草科植物牛白藤 *Hedyotis hedyotidea* DC. 的茎叶。

【植物形态】藤状灌木，触之粗糙。幼枝四棱形，密被粉末状柔毛。叶对生；
托叶有 4～6 条刺毛；叶片卵形或卵状披针形，长 4～10cm，宽 2.5～4cm，先
端渐尖，基部阔楔形，上面粗糙，下面被柔毛，全缘，膜质。花序球形；花白
色，具短梗；萼筒陀螺状，裂片 4，线状披针形；花冠裂片披针形，外反；雄蕊
二型。蒴果近球形，先端极隆起，有宿存萼裂片，熟时开裂（图 3-13）。

【分布】广西各地均有分布。

【采集加工】全年均可采收，鲜用或切段晒干。

图 3-13　牛白藤原植物图

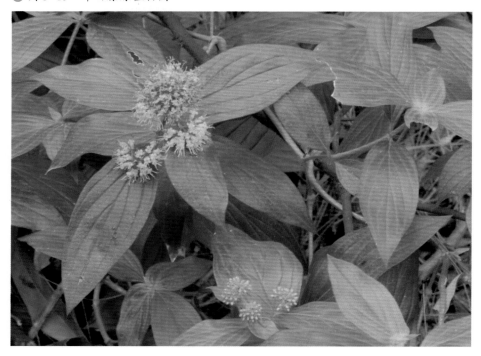

【药材性状】藤茎外皮淡黄色或灰褐色，粗糙，有稍扭曲的浅沟槽及细纵纹；皮孔点状突起，常纵向排列呈棱线；质坚硬，不易折断，断面皮部暗灰色，较窄，木部宽广，黄白色，有不规则菊花纹，中心有髓。叶多皱缩，完整叶片展平后呈卵形或卵状矩圆形，全缘，上面粗糙，下面叶脉有粉末状柔毛；托叶截头状，先端有刺毛4～6条（图3-14）。气微，味微甘。

【性味功用】味甘、淡，性凉。祛风毒，清热毒，通气道。主治痧病，发热，咳嗽，中暑，泄泻，湿疹，带状疱疹，痈疮。

【用法用量】内服：煎汤，10～30g。外用：捣烂外敷，或水煎洗。

【精选验方】

1. 痧病：牛白藤、六月雪各20g，水煎服，每日2次。

2. 泄泻：牛白藤30g，桃金娘、石榴皮各10g，水煎服。

3. 湿疹、瘙痒、带状疱疹：鲜牛白藤叶、五色梅、杠板归、路边青各适量，水煎外洗。

4. 痈疮、乳痈：鲜牛白藤叶适量，捣烂外敷患处。

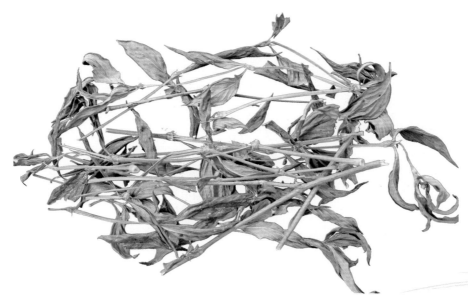

▲ 图3-14　牛白藤药材图

# 爬山虎

Pashanhu
Caulis Parthenocissi Tricuspidatae

【壮名】Cijsaepgwnzmei

【别名】三皮风，小叶红藤，三爪虎，
红葡萄藤，上木蛇，三叉虎，
大叶爬山虎

【来源】为葡萄科植物异叶爬山虎 *Parthenocissus heterophylla*（Bl.）Merr. 的
茎或叶。

【植物形态】木质藤本。枝无毛；卷须纤细，短而分枝，顶端有吸盘。叶异
型，营养枝上的常为单叶，心形，较小，长 2 ～ 4cm，边缘有稀疏小锯齿；花枝
上的叶为具长柄的三出复叶；中间小叶长卵形至长卵状披针形，长 5 ～ 9cm，宽
2 ～ 5cm，先端渐尖，基部宽楔形或近圆形，侧生小叶斜卵形，厚纸质，边缘有
不明显的小齿，或近于全缘，下面淡绿或带苍白色，两面均无毛。花两性，聚伞
花序常生于短枝顶端叶腋，多分枝，较叶柄短；花萼杯状，全缘；花瓣 5，有时
为 4，淡绿色；雄蕊与花瓣同数且对生；花盘不明显；子房 2 室，花柱粗短，圆
锥状。浆果球形，成熟时紫黑色，被白粉（图 3–15）。

▼ 图 3–15　爬山虎原植物图

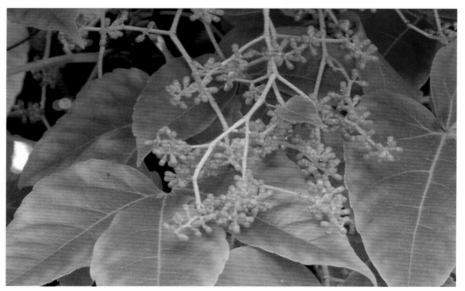

【分布】广西主要分布于乐业、天峨、南丹、罗城、平南。

【采集加工】全年均可采收，洗净，切段，晒干。

【药材性状】常弯曲，茎扁圆柱形，光滑无毛；老茎灰褐色，有纵皱纹，皮孔稀疏而明显；嫩茎浅黄至黄褐色；质轻而韧，不易折断，断面灰白色至浅黄色，中心中空。三出复叶皱缩、质脆，叶背灰黄色至灰绿色，叶面灰色至灰褐色，展平后卵形，先端急尖或渐尖，基部楔形，两面无毛，粗锯齿，叶脉明显（图3-16）。味淡。

【性味功用】味微辛、涩，性温。祛风毒，除湿毒，散瘀消肿，止痛。主治风湿痹痛，胃痛，头痛，产后腹痛，跌打损伤，痈疮。

【用法用量】内服：煎汤，15～30g。外用：煎水洗，或捣敷，或研末撒。

【精选验方】

1. 风湿痹痛：爬山虎、石吊兰各30g，牛白藤10g，炖猪脚服。

2. 头痛：爬山虎30g，防风9g，川芎、藁本各6g，水煎服。

3. 骨折：爬山虎、白泡刺根、白蜡树根皮、酒糟各适量，捣烂炒热外敷。

4. 痈疮：爬山虎、苦参、牛白藤各适量，捣烂调黄酒热敷患处。

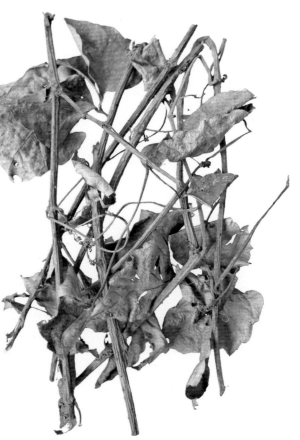

▲ 图3-16 爬山虎药材图

# 排钱草

Paiqiancao
Ramulus et Folium Phyllodii Pulchelli

【壮名】Rumbaizcienz

【别名】龙鳞草，午时合，金钱草，午时灵，叠钱草，钱排草

【来源】为豆科植物排钱树 *Phyllodium pulchellum*（L.）Desv. 的地上部分。

【植物形态】亚灌木。枝圆柱形，被柔毛。叶为三出复叶；叶片革质，顶端小叶长圆形，长 6 ~ 12cm，侧生小叶比顶生小叶小约 2 倍，先端钝或近尖，基部近圆形，边缘略波状。总状花序由多数伞形花序组成，每一伞形花序隐藏于 2 个圆形的叶状苞片内，形成排成串的铜钱；萼裂齿披针形，有柔毛；花冠蝶形，白色，旗瓣椭圆形，翼瓣贴生于龙骨瓣；雄蕊 10，二体；雌蕊 1，花柱内弯。荚果长圆形，边缘具睫毛，通常有 2 节，先端有喙（图 3–17）。

【分布】广西主要分布于靖西、南宁、贵港、北流、平南、苍梧、梧州、昭

🔻 图 3–17 排钱草原植物图

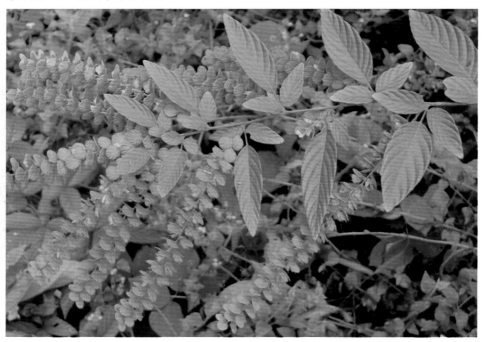

平、贺州、钟山、富川。

【采集加工】夏、秋季采收，鲜用或切片晒干。

【药材性状】茎枝圆柱形，直径0.5～2cm；外皮黄绿色，被柔毛；三出复叶，叶革质，长圆形，顶生小叶长6～12cm，比侧生小叶长约2倍，被柔毛；花序成排，形似成串的铜钱，被柔毛（图3-18）。气微。

【性味功用】味淡、苦，性平，小毒。祛风毒，清热毒，通龙路、火路。用于痧病，发热，咽痛，水肿，肝脾肿大，牙疳，风湿痹痛，跌打肿痛，毒虫咬伤。

【用法用量】内服：煎汤，6～15g，鲜品60～120g；或浸酒。外用：适量捣敷。

【精选验方】

1. 感冒、发热：排钱草叶15g，防风、葛根、黄芩各10g，水煎服。

2. 腹水：鲜排钱草90g，水煎服。

3. 小儿急性喉炎、牙痛：鲜排钱草60g，枳实、厚朴各10g，水煎服。

4. 治跌打损伤：鲜排钱草100g，水煎调酒服。

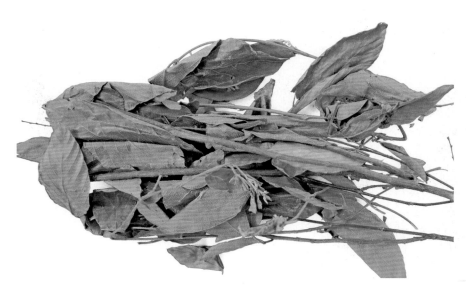

▲ 图3-18 排钱草药材图

# 桑寄生

Sangjisheng
Herba Taxilli

【壮名】Gogeiqseng

【别名】茑，寓木，宛童，桑上寄生，
寄屑，寄生树，寄生草，茑木

【来源】为桑寄生科植物桑寄生 *Taxillus chinensis*（DC.）Danser 的枝叶。

【植物形态】常绿寄生小灌木。嫩枝、叶密被锈色星状毛，有时具疏生叠生星状毛，后变无毛；小枝灰褐色，具细小皮孔。叶对生或近对生；叶片厚纸质，卵形至长卵形，长 2.5～6cm，宽 1.5～4cm，先端圆钝，基部楔形或阔楔形；侧脉 3～4 对，略明显。伞形花序，1～2 个腋生或生于小枝已落叶腋部，具花 1～4 朵，通常 2 朵，花序和花被星状毛，苞片鳞片状；花褐色；花托椭圆形或卵球形；副萼环状；花冠花蕾时管状，稍弯，下半部膨胀，顶端卵球形，裂片 4，匙形，反折；花丝比花药短 2/3，药室具横隔；花盘杯状；花柱线形，柱头头状。浆果椭圆状或近球形，果皮密生小瘤体，被疏毛，成熟果浅黄色，果皮变光滑（图 3-19）。

🔻 图 3-19　桑寄生原植物图

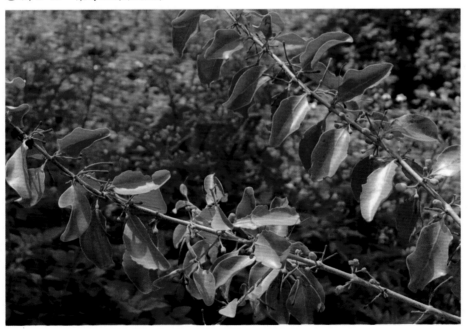

【分布】广西主要分布于梧州、苍梧、平南、北流、陆川、邕宁、武鸣、崇左、大新。

【采集加工】冬季至次春采收，除去粗茎，切段，干燥，或蒸后干燥。

【药材性状】茎枝圆柱形，表面粗糙，嫩枝顶端被锈色毛茸，有多数圆点状皮孔和纵向细皱纹，粗枝表面灰褐色，有突起的枝痕和叶痕。质坚脆，易折断，断面皮部薄，易与木部分离；木部宽，几乎占茎的大部，淡红棕色；髓部小。叶易脱落，仅少数残留茎上，叶片常卷缩、破碎，完整者卵圆形至长圆形，长 2.5～6cm，宽 1.5～4cm，先端钝圆，基部圆形或宽楔形，茶褐色或黄褐色，全缘，幼叶有锈色茸毛，近革质而脆，易碎（图 3-20）。气微，味淡、微涩。

【性味功用】味辛、苦、甘，性平。祛风毒，通龙路，除湿毒，补虚，安胎。主治胃痛，风湿痹痛，腰膝酸痛，眩晕，胎动不安，崩漏，缺乳，跌打损伤，痈疮。

【用法用量】内服：煎汤，30～60g。外用：嫩枝叶适量，捣敷。

【精选验方】

1. 体虚、头晕眼花：桑寄生、淫羊藿各 10g，钩藤 6g，菊花 3g，水煎服，每日 1 剂。

2. 风湿痹痛：桑寄生、川芎、独活、杜仲各 10g，鸡血藤 15g，甘草 3g，水煎服，每日 1 剂。

3. 阳痿、遗精：桑寄生、金樱子、杜仲、菟丝子、续断各 10g，水煎服，每日 1 剂。

4. 崩漏：桑寄生、山茱萸、山药、鹿角胶、牛膝各 10g，水煎服，每日 1 剂。

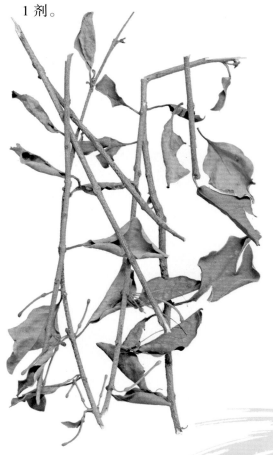

▲ 图 3-20 桑寄生药材图

# 沙姜

Shajiang
Rhizoma Kaempferiae

【壮名】Hinggaeq

【别名】三奈子，三赖，山辣，三蒛

【来源】为姜科植物山奈 *Kaempferia galangal* L. 的根茎。

【植物形态】草本。根茎块状，单个或数个相连，绿白色，芳香。叶 2 ～ 4，贴地生长，近无柄；叶片近圆形或宽卵形，长 7 ～ 20cm，宽 4 ～ 12cm，先端急尖或近钝形，基部宽楔形或圆形，上面绿色，有时叶缘及先端紫色，幼叶被短柔毛，后变无毛或背面被长柔毛；叶基部具苞状退化叶，膜质，长圆形。穗状花序自叶鞘中抽出；小苞片披针形，白色；侧生退化雄蕊花瓣状，倒卵形，白色，喉部紫红色；能育雄蕊 1，无花丝，药隔附属体正方形，2 裂；子房下位，3 室，花柱基部具 2 个细长棒状物，柱头盘状，具缘毛。蒴果（图 3-21）。

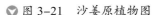 图 3-21　沙姜原植物图

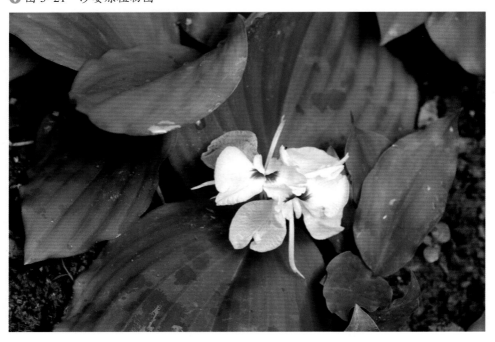

【分布】广西全区均有栽培。

【采集加工】冬季采挖，洗净，去须根，切片干燥。

【药材性状】根茎横切片圆形或近圆形，直径1～2cm，厚2～5mm，有时2～3个相连。外皮皱缩，浅褐色或黄褐色，有的有根痕及残存须根。切面类白色，富粉性，常略凸起。质坚脆，易折断（图3-22）。气芳香，味辛辣。

【性味功用】味辛，性温。祛风毒，散寒毒，化食滞，消瘀肿，止疼痛。主治牙痛，腹胀，腹痛，纳呆，泄泻，霍乱，风湿痹痛。

【用法用量】内服：煎汤，6～9g；或入丸、散。外用：捣敷，或研末调敷，或研末含漱。

【精选验方】

1.腹胀、腹痛、泄泻：沙姜、山苍子根各6g，南五味子根9g，乌药5g，研末，每次15g，开水泡或煎煮沸后取汁服。

2.呕吐：沙姜9g，白胡椒5g，研末，每次1g，调粥服，呕吐止即停药。

3.牙痛：沙姜3份，麝香1份，研末，置少许于口中含漱。

4.风湿痹痛：沙姜、独活、川乌、草乌、桑寄生各10g，水煎服。

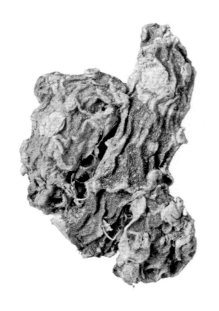
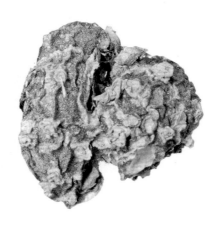

▲ 图3-22　沙姜药材图

# 四方木皮

Sifangmupi
Cortex Saracae Divis

【壮名】Meizlangmax
【别名】火焰木，火焰花，黄莺树

【来源】为豆科植物中国无忧花 *Saraca dives* pierre 的树皮。

【植物形态】常绿乔木。树干直立，树皮灰褐色。偶数羽状复叶；小叶 5 ～ 6 对，近革质，长椭圆形或长倒卵形，长 20 ～ 30cm，宽约 10cm，基部 1 对常较小，先端渐尖，基部楔形，全缘，两边均无毛或有时有细毛。大型圆锥花序顶生，两性或单性；花总苞大，阔卵形，早落；苞片卵形，披针形，橙红色；萼裂片 4，花瓣状，黄色，后部分变红色，花冠缺；雄蕊 8 ～ 10，其中 1 ～ 2 枚退化呈钻状，花丝突出；子房沿背缝线、腹缝线密被短柔毛。狭果扁平，熟时开裂，革质至木质，果荚极卷曲。种子 5 ～ 9 颗，形状不一，两面中央有浅槽（图 3-23）。

【分布】广西主要分布于防城、扶绥、宁明、龙州、大新、隆安、那坡、百色等地。

【采集加工】全年均可采收，鲜用或晒干。

【药材性状】树皮呈槽

◆ 图 3-23　四方木皮原植物图

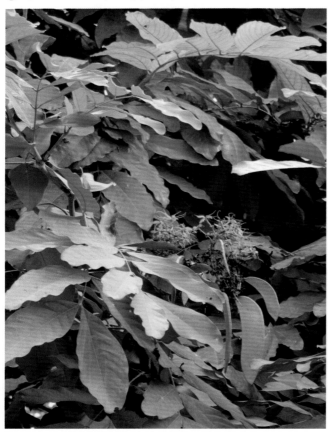

状或卷曲筒状，外表面粗糙。红棕色或棕褐色，老皮常有不规则黄褐色斑块，疏生类圆形或椭圆形皮孔，内表面红棕色，有细纵纹。质稍韧，可折断，断面内层纤维性较强（图3-24）。气微，味微苦涩。

【性味功用】味苦、涩，性平。祛风毒，通龙路、火路，通气道，化痰。主治胃痛，风湿痹痛，跌打损伤，痛经，咳嗽。

【用法用量】内服：煎汤，15～30g，或浸酒。外用：研末调酒，或炒热敷，或鲜品捣敷。

【精选验方】

1.风湿痹痛：四方木皮、汉桃叶、过岗龙各50g，山乌龟30g，黑吹风40g，苏木、大驳骨、千斤拔、桂枝、小驳骨、牛大力、九里香各5g，加酒5kg浸泡1个星期，每日饮50mL。

2.骨质增生：四方木皮、战骨各500g，红花100g，加入60%～70%乙醇300mL，浸泡15天，药液经过滤去渣即为"治骨酊"。使用时，用纱布2～3层浸湿治骨酊后，平敷于患处并盖厚皮纸1张，叩打至纱布药液干为合适。

3.跌打损伤：四方木皮鲜品适量，捣烂敷患处。

4.咳嗽：四方木皮、枇杷叶、防风、桔梗各15g，煎水服。

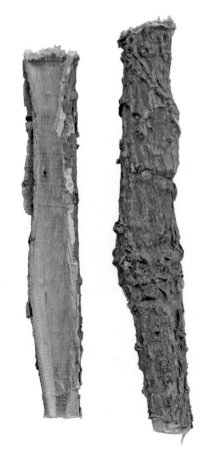

图3-24 四方木皮药材图

# 威灵仙

Weilingxian
Radix et Rhizoma Clematidis

【壮名】Goveihlingzsenh

【别名】铁脚威灵仙，百条根，老虎须，
铁扫帚

【来源】为毛茛科植物威灵仙 *Clematis chinensis* Osbeck 的根及根茎。

【植物形态】木质藤本。干后全株变黑色。叶对生，一回羽状复叶，小叶5，有时 3 或 7；小叶片纸质，窄卵形、卵形或卵状披针形，长 1.5 ~ 10cm，宽1 ~ 7cm，先端锐尖或渐尖，基部圆形、宽楔形或浅心形，全缘，两面近无毛，或下面疏生短柔毛。圆锥聚伞花序；花两性；萼片 4，长圆形或圆状倒卵形，开展，白色，先端常凸尖，外面边缘密生细茸毛；无花瓣；雄蕊多数，不等长；心皮多数，有柔毛。瘦果扁、卵形，疏生紧贴的柔毛。宿存花柱羽毛状（图 3-25）。

▼ 图 3-25　威灵仙原植物图

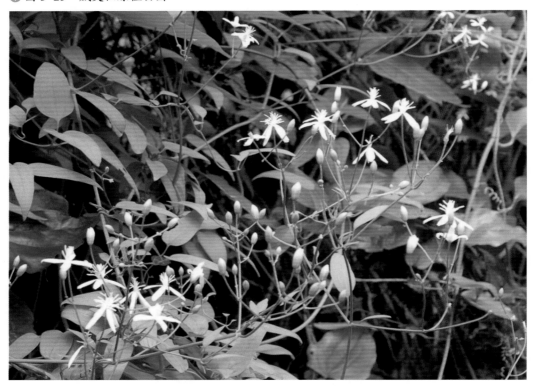

【分布】广西各地均有分布。

【采集加工】挖取根部，除去茎叶及泥土，晒干。

【药材性状】根茎呈柱状；表面淡棕黄色；顶端残留茎基；质较坚韧，断面纤维性；下侧着生多数细根。根呈细长圆柱形，稍弯曲；表面黑褐色，有细纵纹，有的皮部脱落，露出黄白色木部；质硬脆，易折断，断面皮部较宽，木部淡黄色，略呈方形，皮部与木部间常有裂隙（图3-26）。气微，味淡。

【性味功用】味辛、咸、微苦，性温，小毒。祛风毒，除湿毒，通龙路，止痛。主治风湿痹痛，肢体麻木，筋脉拘挛，骨鲠咽喉，牙痛，尿路结石。

【用法用量】内服：煎汤，10～15g；或入丸、散；或浸酒。外用：捣敷，或煎水熏洗。

【精选验方】

1. 肾脏风壅，腰膝沉重：威灵仙500g，制成蜜丸，绿豆大，温酒服80丸。平时微利恶物如青脓胶，即是风毒积滞，如未利，再服100丸，取下，后食粥补之1个月，仍常服温补药。

2. 腰腿疼痛久不瘥：威灵仙150g，捣细为散。每于食前以温酒调下3g，逐日以微利为度。

3. 鸡鹅骨鲠：威灵仙15g，水煎服，每日2次。

4. 牙痛：威灵仙、毛茛各等量。捣烂取汁，1000mL药汁加75%酒精10mL，用以防腐。用法：用棉签蘸药水擦痛牙处，注意不可多用，以免起疱。

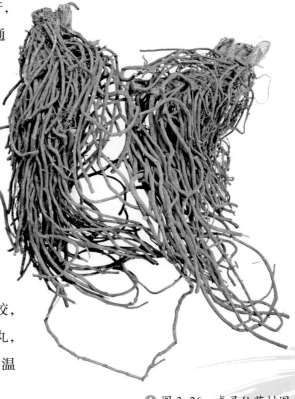

▲ 图3-26 威灵仙药材图

# 走马胎

Zoumatai
Radix Ardisiae Gigantifoliae

【壮名】Gofunghlwed

【别名】大发药，走马风，山鼠，
血枫，九丝马，马胎，
山猪药

【来源】为紫金牛科植物走马胎 *Ardisia gigantifolia* Stapf 的根。

【植物形态】大灌木。具粗厚的匍匐根茎；茎粗壮，通常无分枝，幼嫩部分被微柔毛。叶通常簇生于茎顶端；叶柄具波状狭翅；叶片膜质，椭圆形至倒卵状披针形，长 25～48cm，宽 9～17cm，先端钝急尖或近渐尖，基部楔形，下延至叶柄，边缘具密啮蚀状细齿，齿具小尖头，背面叶脉上被细微柔毛，具疏腺点。由多个亚伞形花序组成的大型总状圆锥花序，每个亚伞形花序有花 9～15 朵；萼片狭三角状卵形或披针形，被疏微柔毛，具腺点；花瓣白色或粉红色，卵形，具疏腺点；雄蕊为花瓣长的 2/3；雌蕊与花瓣几等长，子房被微柔毛。果球形，红色，具纵肋，多少具腺点（图 3-27）。

⬇ 图 3-27 走马胎原植物图

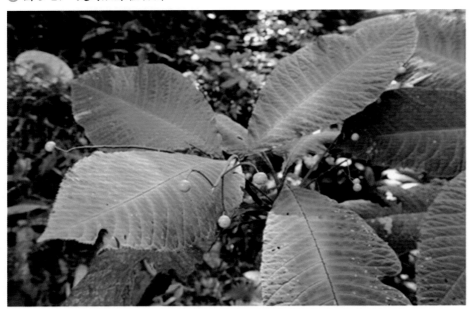

【分布】广西主要分布于上思、上林、天等、那坡、凌云、隆林、罗城、金秀。

【采集加工】秋季采挖，洗净，鲜用，或切片晒干。

【药材性状】根呈不规则圆柱形，略呈串珠状膨大，长短不一，直径2.5～4cm。表面灰褐色或带暗紫色，具纵沟纹，皮部易剥落。质坚硬，不易折断。断面皮部淡红色，有紫红色小点，木部黄白色，可见细密放射状"菊花纹"（图3-28）。气微，味淡，略辛。

【性味功用】味苦、微辛，性温。祛风毒，除湿毒，通龙路，止痛。主治风湿痹痛，跌打损伤，产后血瘀，痈疽溃疡。

【用法用量】内服：煎汤，9～15g，鲜品30～60g。外用：浸酒，或研末调敷。

【精选验方】

1. 风湿性关节炎：走马胎、金缕半枫荷、五加皮各15g，酒水各半煎服，每日1次。

2. 关节痛：走马胎、土牛膝根、五加皮各15g，酒水各半煎服，每日1次。

3. 跌打损伤、风湿骨痛：鲜走马胎60g，大罗伞、小罗伞各90g，五指牛奶、土牛膝各120g，浸好酒1500mL，3日可用，每日早晚各服60g，兼用药酒外擦患处。

4. 产后血瘀：走马胎30g，煎水服，每日1次。

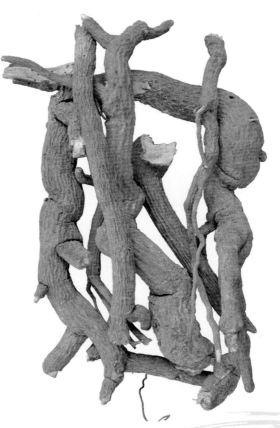

△ 图3-28 走马胎药材图

# 扁担藤

Biandanteng
Tetrastigmae Planicaulis Caulis

【壮名】Gaeubanz

【别名】腰带藤，扁骨风，铁带藤，
大芦藤，过江扁龙，脚白藤，
大血藤

【来源】为葡萄科植物扁担藤 *Tetrastigma planicaule*（Hook.f.）Gagnep. 的藤茎。

【植物形态】攀援木质大藤本。茎深褐色，阔而扁，基部宽，分枝圆柱形，常有肿大的节，有条纹；卷须粗壮，不分枝。掌状复叶互生；总叶柄粗壮，基部常扁而宽；小叶5，革质，中间叶片长圆状披针形或倒披针状长圆形，长8～13cm，宽3～6cm，先端渐尖，基部钝或楔形，边缘有浅钝齿；侧生小叶较狭窄或稍短。复伞形聚伞花序腋生；总花梗近基部具苞片；花萼杯状，先端截平，有乳凸状小点；花瓣4，绿白色，卵状三角形，先端兜状；花盘在雄花中明显，浅4裂，在雌花中不明显，雄蕊较子房短；子房宽圆锥形。浆果较大，近球形，肉质，具2颗种子。种子倒卵状椭圆形（图3-29）。

▼ 图3-29　扁担藤原植物图

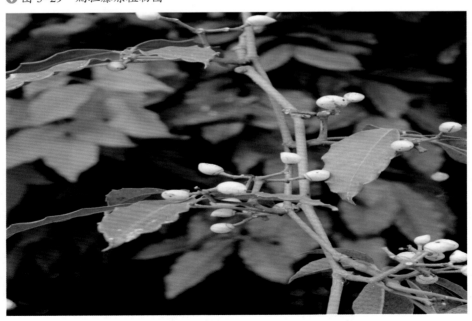

【分布】广西主要分布于百色、那坡、隆安、上林、武鸣、邕宁、上思、防城。

【采集加工】全年均可采收，切片晒干备用。

【药材性状】藤茎深褐色，阔而扁，宽 3～6cm，厚 0.5～1.2cm，表面可见多数纵向凹槽及横向细裂隙。质硬且韧，不易折断，断面呈纤维性，褐色（图 3-30）。气微，味酸。

【性味功用】味辛、酸，性平。祛风毒，除湿毒，通龙路、火路。主治风湿骨痛，腰肌劳损，半身不遂，跌打损伤，惊风抽搐，荨麻疹。

【用法用量】内服：煎汤，15～30g；或浸酒。外用：捣敷，或煎水洗。

【精选验方】

1. 风湿性关节炎：扁担藤、竹节蓼、鸡屎藤、宽筋藤各 20g，麻骨风、防风草、牛白藤、骨碎补、芸香草、白花丹各 10g，水煎服。

2. 游走性风湿痛：扁担藤 30g，盐肤木 15g，狮子尾 6g，水煎服，早晚温服。

3. 半身不遂：扁担藤 30g，猪蹄 200g，炖服。

4. 荨麻疹：扁担藤鲜藤适量，水煎外洗。

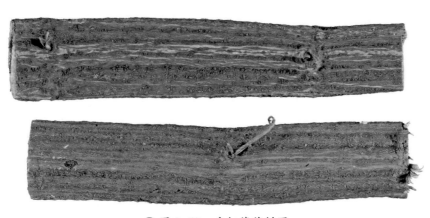

▲ 图 3-30　扁担藤药材图

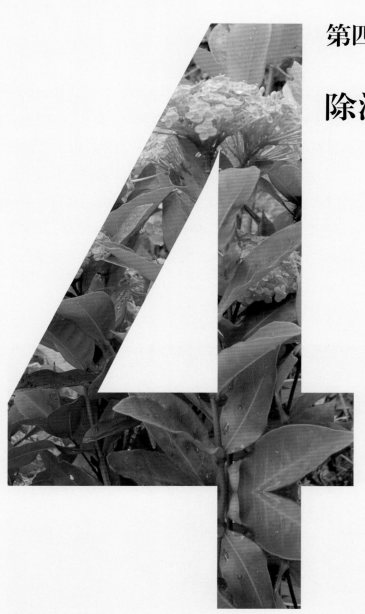

第四章

除湿毒药

# 八角枫
Bajiaofeng
Radix Alangii Faberi

【壮名】Gogingz
【别名】猴疳药，鸡肾棱木，五代同堂，白金条，白龙须

【来源】为八角枫科植物阔叶八角枫 *Alangium chinense*（Lour.）Harms 的根。

【植物形态】灌木。茎枝黄褐色，被柔毛，被疏散的白色皮孔。单叶互生；叶形多样，长圆形或椭圆状卵形，基部不对称，截形或近心形，长 9～18cm，宽 3～8cm，全缘或 2～3 裂，叶两面疏生黄色柔毛，沿脉上较密，叶背密生小瘤点。聚伞花序腋生，被淡黄色粗伏毛，有花 5～10 朵；苞片三角形，早落；花萼近钟形，裂片 7，被粗伏毛；花瓣 5～6，线形，开花时向外反卷；雄蕊 5～6，与花瓣近等长，花丝微扁，下部与花瓣合生。核果近卵圆形，熟时淡紫色，萼齿宿存（图 4-1）。

◆ 图 4-1　八角枫原植物图

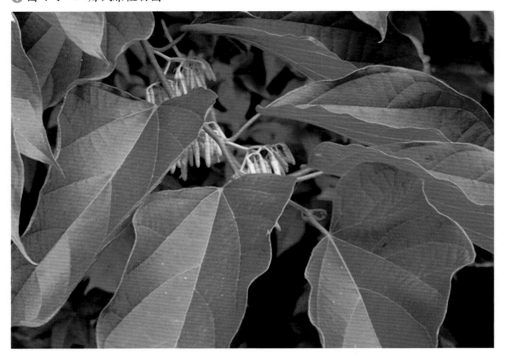

【分布】广西主要分布于横县、上林、宜山、罗城、昭平、贺州、天峨、富川、平乐、龙州、恭城。

【采集加工】全年均可采，鲜用或晒干。

【药材性状】细根呈圆柱形，略成波状弯曲，长短不一，长者可至1m以上，直径2～8mm，有分枝及众多纤细须状根或其残基。表面灰黄色至棕黄色，栓皮纵裂，有时剥离。质坚脆，折断面不平坦，黄白色，粉性（图4-2）。气微，味淡。

【性味功用】味辛、苦，性微温，有毒。除湿毒，祛风毒，通龙路，止痛。主治风湿痹痛，四肢麻木，跌打损伤。

【用法用量】内服：煎汤，须根1～3g，根3～9g；或浸酒。外用：捣敷，或煎汤洗。

【精选验方】

1.半身不遂：八角枫3g，蒸鸡食用。

2.筋骨疼痛：八角枫1.5g，白牛膝9g，牛大力10g，炖猪脚食用。

3.精神分裂症：八角枫研粉，每次服1.5～3g，开水送服。

4.过敏性皮炎：八角枫适量，煎水外洗。

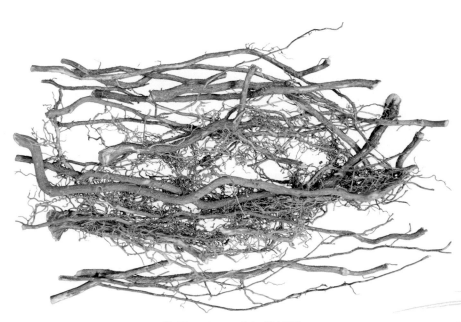

▲ 图4-2　八角枫药材图

# 白饭树

Baifanshu
Herba Fluggeae Virosae

【壮名】Maezmakdengh
【别名】白鱼眼，鱼眼木，鹊饭树

【来源】为大戟科植物白饭树 *Fluggea virosa*（Willd.）Baill. 的茎叶。

【植物形态】灌木，全株无毛。茎皮红褐色，嫩枝有棱。单叶互生；叶片近革质，长圆状倒卵形至椭圆形，先端钝圆，有小尖头，基部稍狭或楔形，长 1～5cm，宽 1～3.5cm，边缘全缘，上面绿色，下面苍白色。花小，无花瓣，淡黄色，单性异株，腋生，雄花多数，簇生，萼片 5，近花瓣状；雄蕊 3～5，与花盘的腺体互生；退化雄蕊大；雌花萼片与雄花同；花盘杯状，有齿缺。蒴果浆果状，球形，具肉质的外果皮，成熟时白色（图 4-3）。

【分布】广西各地有分布。

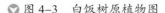 图 4-3　白饭树原植物图

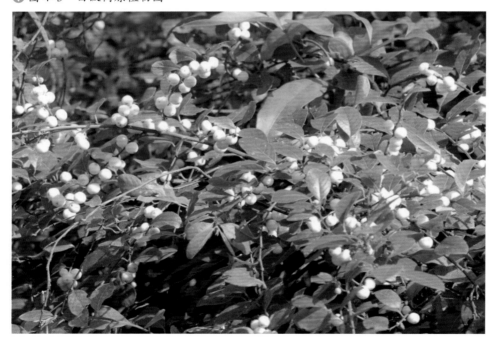

【采集加工】随时可采，洗净，鲜用或晒干。

【药材性状】干燥茎表面棕黄色，具纵棱，断面皮部窄，木部占大部，黄白色。叶片皱缩，近革质，长圆状，倒卵形至椭圆形，长 1～5cm，宽 1～3.5cm，先端钝圆而有极小的凸尖，基部楔形，边缘全缘，上面绿色，下面苍白色，叶柄长 3～6mm（图4-4）。

【性味功用】味苦，性凉。祛风毒，除湿毒，清热毒，化瘀止痛。主治风湿痹痛，湿热带下，湿疹，跌打损伤。

【用法用量】内服：煎汤，15～30g；或入酒剂。外用：煎水洗。

【精选验方】

1. 湿热带下：白饭树30g，黄柏、芡实、山药各10g，水煎服。

2. 跌打损伤：白饭树30g，浸酒内服。

3. 风湿痹痛：白饭树、牛大力、千斤拔、杜仲、牛膝各20g，水煎服。

4. 湿疹：白饭树适量，煎水外洗患处。

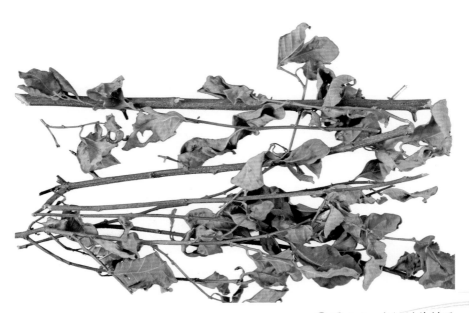

▲图4-4　白饭树药材图

# 草果

Caoguo
Fructus Tsaoko

【壮名】Caujgoj

【别名】广西草果，草果仁，草果子，
红草果，桂西草果

【来源】为姜科植物草果 *Amomum tsaoko* Crevost et Lemarie 的果实。

【植物形态】草本。全株有辛辣气味。茎基部膨大。叶2列，无叶柄，或上部有短柄；叶舌带紫色膜质，被疏茸毛；叶鞘具条纹，叶舌及叶鞘边缘近革质；叶片长圆状披针形至卵形，长20～83cm，宽5～19cm，先端长渐尖，基部楔形，全缘，两面无毛。花葶从基部抽出；苞片淡红色，长圆形，外面疏被短柔毛；小苞片管状，2浅裂，外被疏短柔毛；花浅橙色；花萼3齿裂，花冠管被短柔毛，裂片长圆形，后方一枚兜状；唇瓣长圆状倒卵形，边缘多皱，中脉两侧各有一个红色条纹；雄蕊的药隔附属体具啮蚀状牙齿；花柱被疏短毛，柱头漏斗状；子房无毛。蒴果成熟时暗紫色，近球形，黑褐色，先端具残存的花被管，基部有短柄（图4-5）。

◆ 图4-5 草果原植物图

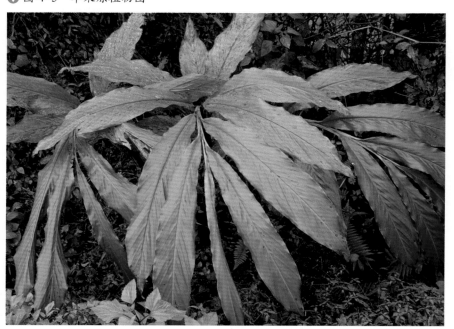

【分布】广西主要分布于那坡、都安、融水。

【采集加工】当果实红褐色时采收，晒干或烘干，或用沸水烫2～3分钟后，晒干或烘干。

【药材性状】果实椭圆形，长2～4.5cm，直径1～2.5cm，表面棕色或红棕色，具3钝棱及明显的纵沟和棱线，先端有圆形突起的柱基，基部有果柄或果柄痕。果皮坚韧，内分3室，种子集结成团（图4-6）。气芳香，味辛、辣。

【性味功用】味辛，性温。通调谷道，除湿毒，除瘴毒，通气道。主治瘴病，谷道湿热，腹痛，恶心呕吐，胸膈痞满，泄泻，痢疾。

【用法用量】内服：煎汤，3～9g；或入丸、散。

【精选验方】

1.瘴病、疟疾：草果、常山、知母、乌梅、槟榔各9g，穿山甲片、甘草各6g，水煎服，每日2次。

2.胸膈痞满：草果9g，厚朴、枳实各6g，水煎调酒服。

3.痢疾、泄泻：草果、甘草、地榆、枳壳各等份，研为粗末，每次3g，开水冲服。

4.腹痛：草果、白芍、甘草各10g，水煎服。

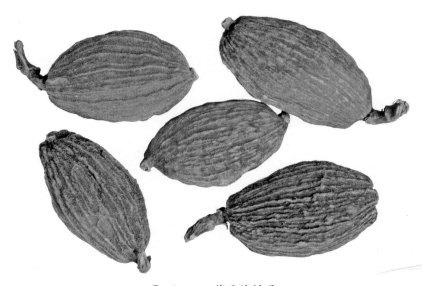

△ 图4-6　草果药材图

# 翠云草

Cuiyuncao
Herba Selaginellae Uncinatae

【壮名】Go'gveihgih

【别名】金鸡独立草，翠翔草，龙须，
拦路枝，白鸡爪，细风藤，
生址拢

【来源】为卷柏科植物翠云草 *Selaginella uncinata*（Desv.）Spring 的全草。

【植物形态】草本。主茎伏地蔓生，有细纵沟，分枝处常生不定根。叶二型，在枝两侧及中间各 2 行；侧叶卵形，长 2 ～ 2.5mm，宽 1 ～ 1.2mm，基部偏斜心形，先端尖，边缘全缘，或有小齿；中叶质薄，斜卵状披针形，长 1.5 ～ 1.8mm，宽 0.6 ～ 0.8mm，基部偏斜心形，淡绿色，先端渐尖，边缘全缘，或有小齿。嫩叶上面呈翠绿色。孢子囊穗四棱形，单生于小枝顶端；孢子叶卵圆状三角形，先端长渐尖，龙骨状，4 列覆瓦状排列。孢子囊圆肾形，大孢子囊极少，生在囊穗基部，小孢子囊生在囊穗基部以上（图 4-7）。

图 4-7 翠云草原植物图

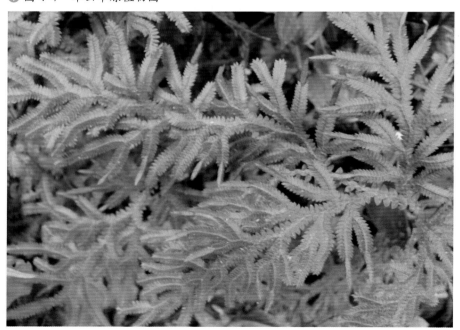

【分布】广西主要分布于龙州、凤山、南丹、柳江、金秀、藤县、贺州、钟山。

【采集加工】全年均可采收，除去泥沙杂质，切段晒干。

【药材性状】茎有细纵沟，表面黄绿色，可见须状根。侧枝疏生并多次分叉，分枝处常生不定根。叶质薄，黄绿色。全草质脆，易碎（图4-8）。味淡，微苦。

【性味功用】味淡、微苦，性凉。除湿毒，清热毒，止血。主治黄疸，泄泻，水肿，淋证，痢疾，火烫伤，蛇咬伤，咳血，吐血，便血，痔漏，外伤出血。

【用法用量】内服：煎汤，10～30g，鲜品可用至60g。外用：晒干或炒炭存性，研末调敷，或鲜品捣敷。

【精选验方】

1. 小儿发热：翠云草、鸭跖草、车前草、白茅根、一点红、旱莲草、苦蒿各适量，水煎洗浴。

2. 黄疸：翠云草30g，大半边莲10g，茵陈6g，水煎服，每日2次。

3. 烧烫伤：翠云草适量，晒干碾末，加油桐花（或叶），捣烂敷患处。

4. 淋证：翠云草30g，车前草、金钱草各10g，水煎服，每日2次。

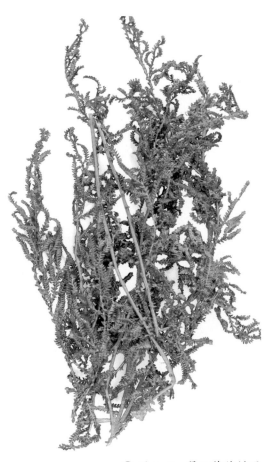

▲ 图4-8 翠云草药材图

# 大风艾

Dafeng' ai
Herba Blumeae Balsamiferae

【壮名】Go' ngaihlaux

【别名】艾纳香，大骨风，牛耳艾，
冰片艾，山大艾

【来源】为菊科植物大风艾 *Blumea balsamifera*（L.）DC. 的地上部分。

【植物形态】草本或亚灌木。茎皮灰褐色，有纵条棱，被黄褐色密柔毛。下部
叶宽椭圆形或长圆状披针形，长 22 ～ 25cm，宽 8 ～ 10cm，先端短尖或锐，基
部渐狭，具柄，柄两侧有 3 ～ 5 对狭线形的附属物，边缘有细锯齿，上面被柔毛，
下面被淡褐色或黄白色密绢状绵毛；上部叶长圆状披针形或卵状披针形，全缘或
具细锯齿及羽状齿裂。头状花序排成开展具叶的大圆锥花序；花序梗被黄色密柔
毛；总苞钟形，总苞片 6 层，外层长圆形，背面被密柔毛，中层线形，内层长于
外层 4 倍；花黄色，雄花多数，花冠檐部 2 ～ 4 齿裂；两性花花冠檐部 5 齿裂，
被短柔毛。瘦果圆柱形，具棱 5 条，被密柔毛；冠毛红褐色，糙毛状（图 4-9）。

◆ 图 4-9　大风艾原植物图

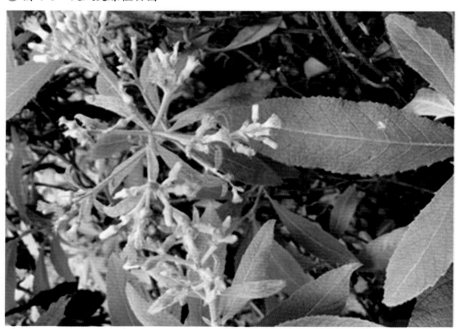

【分布】广西主要分布于龙州、那坡、百色、田林、凌云、天峨。

【采集加工】于12月采收，先把落叶集中，再把带叶的地上茎割下，鲜用或晒干；或运到加工厂用蒸馏法蒸得艾粉。

【药材性状】茎圆柱形，表面灰褐色或棕褐色，有纵条棱，密生黄褐色柔毛，木部松软，黄白色，中央有白色的髓。干燥叶略皱缩或破碎，边缘具细锯齿，上表面灰绿色或黄绿色，略粗糙，被短毛，下表面密被白色长茸毛，下表面突出较明显；叶柄两侧有2～4对狭线形的小裂片，密被短毛；叶质脆，易碎（图4-10）。气清凉，香，味辛。

【性味功用】味辛、微苦，性温。祛风毒，除湿毒，止泻，活血。主治痧病，头痛，风湿痹痛，泄泻，痢疾，绦虫病，毒蛇咬伤，跌打损伤，痈疮。

【用法用量】内服：煎汤，10～15g，鲜品加倍。外用：煎水洗，或捣敷。

【精选验方】

1. 头痛：大风艾鲜叶30g，鸡蛋2个，加酒盐同煎服。

2. 风湿痹痛：大风艾、蓖麻叶、石菖蒲适量，煮水洗患处。

3. 跌打损伤、痈疮、皮肤瘙痒：大风艾鲜叶捣烂外敷，或煎水洗患处。

4. 痢疾：大风艾、鸭跖草、马齿苋、白头翁各15g，水煎服。

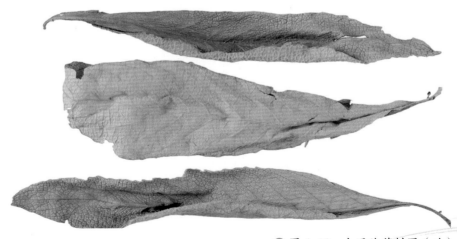

▲ 图4-10 大风艾药材图（叶）

# 大叶千斤拔

Dayeqianjinba
Radix Flemingiae Macrophyllae

【壮名】Saebndengx

【别名】大猪尾，千斤力，千金红，
红药头，白马屎

【来源】为豆科植物大叶千斤拔 *Flemingia macrophylla*（Wall.）Merr. 的根。

【植物形态】半灌木。嫩枝密生黄色短柔毛。叶柄有狭翅，被短柔毛；三出复叶，顶生小叶宽披针形，长 6 ～ 20cm，宽 2.5 ～ 9cm，先端渐尖，具短尖，基部圆楔形，上面几无毛，下面沿叶脉有黄色柔毛，基出脉 3 条，侧生小叶较小，偏斜，基出脉 2 条。总状花序腋生，花多而密，花序轴及花梗均密生淡黄色短柔毛；花萼钟状，萼齿 5，披针形，最下面一齿较长，外面有毛；花冠紫红色；雄蕊10，二体；子房有丝状毛。荚果椭圆形，褐色，有短柔毛（图 4-10）。

【分布】广西各地均有分布。

【采集加工】秋季采根，抖净泥土，晒干。

【药材性状】根较粗壮，多有分枝，表面深红

▼ 图 4-11　大叶千斤拔原植物图

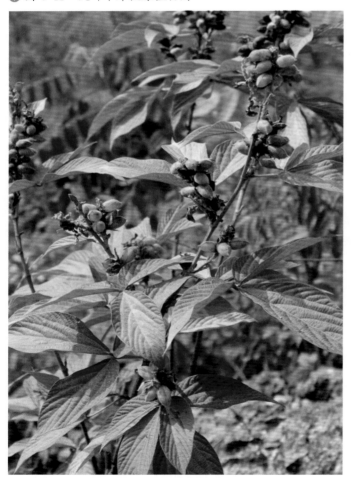

棕色，香气较浓厚，有稍突起的横长皮孔及细皱纹，近顶部常成圆肩膀状，下半部间见须根痕；质坚韧，不易折断；横切面皮部棕红色，木部宽广，有细微的放射状纹理（图4-12）。香气较浓厚，味微甘、涩。

【性味功用】味甘、淡，性平。除湿毒，通龙路，强筋骨，补气血。主治风湿痹痛，腰肌劳损，四肢萎软，纳呆，腹胀，阳痿，咳嗽，气血虚，月经不调。

【用法用量】内服：煎汤，10～30g；或浸酒。外用：研末撒，或捣烂外敷，或泡酒外擦。

【精选验方】

1. 风湿痹痛、腰肌劳损：大叶千斤拔、杜仲、牛膝、桑寄生各30g，续断15g，淫羊藿10g，泡酒分次服。

2. 偏瘫：大叶千斤拔30g，巴戟天、杜仲各10g，水煎服，每日2次。

3. 骨质增生：大叶千斤拔、杉木寄生各20g，战骨、川芎各10g，制草乌、樟脑各6g，八角枫15g，九龙川3g，泡酒外擦。

4. 遗精：大叶千斤拔、金樱子各30g，毛杜仲、灯心草、车前草、土党参各25g，猪脊骨100g，炖服。

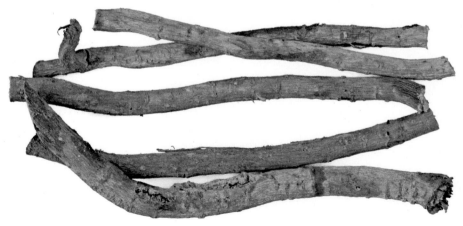

▲图4-12　大叶千斤拔药材图

# 地枫皮

Difengpi
Cortex Illicii Difengpi

【壮名】Makgakbya

【别名】枫榔，矮丁香，钻地枫，追地枫

【来源】为木兰科植物地枫皮 *Illicium difengpi* K.I.B.et K.I.M. 的茎皮。

【植物形态】灌木。全株具芳香气味。嫩枝棕色，老枝灰色，树皮灰棕色。叶常3～5片聚生，叶片革质至厚革质，有光泽，倒披针形或长椭圆形，长7～14cm，宽2～5cm，顶端短渐尖，基部楔形或宽楔形，全缘，两面无毛。花红色，腋生或近顶生；花被片常15～20片，三角形；中间两轮较大，宽椭圆形或近圆形，肉质；雄蕊常21～23枚，心皮常为13枚，离生，轮列。聚合果由9～11蓇葖组成，顶端常有向内弯曲的尖头（图4-13）。

▼ 图4-13 地枫皮原植物图

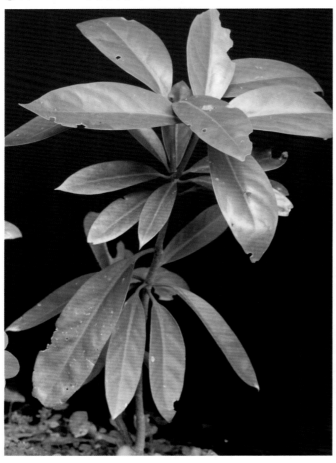

【分布】广西主要分布于田东、那坡、德保、龙州、马山、都安、巴马。

【采集加工】春秋季采收，选10年以上老株，在树的一侧锯树皮的上下两端，用刀直划，将树皮剥下，其余树皮保留不剥，将树皮置通风处阴干。

【药材性状】树皮呈卷筒状或槽状，长 5 ～ 15cm，厚 0.2 ～ 0.3cm，外面灰棕色至深棕色，有明显交错的纵向沟纹，有的可见灰白色斑纹，栓皮易脱落，脱落处呈棕红色，皮孔不明显，内表面棕色或棕红色，有明显的纵向沟纹。质脆，易折断，断面颗粒性（图 4-14）。气芳香，味微涩。

【性味功用】味辛、涩，性温，小毒。除湿毒，祛风毒，通龙路、火路，止痛。主治风湿痹痛，腰肌劳损，腹痛，毒虫咬伤。

【用法用量】内服：煎汤，6 ～ 9g。

外用：研粉酒调敷，或捣敷。

【精选验方】

1. 风湿痹痛：地枫皮 100g，50 度米酒 2000mL，密封浸泡 15 日。每日服 2 ～ 3 次，每次 10 ～ 20mL。

2. 腰肌劳损：地枫皮 6g，牛膝、杜仲、桑寄生、大叶千斤拔各 30g，水煎服。

3. 毒虫咬伤：地枫皮适量，捣烂敷患处。

4. 气滞腹痛：地枫皮 10g，切碎，水煎，去渣取汁，温服。每日 1 剂，1 个月为 1 个疗程。

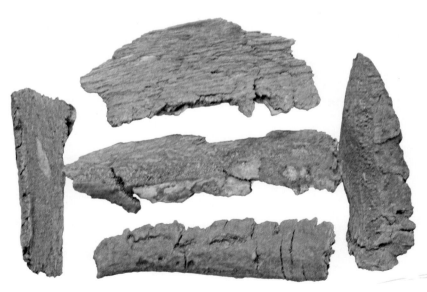

▲ 图 4-14 地枫皮药材图

# 石上柏

Shishangbai
Selaginellae Herba

【壮名】Fouxndoengz

【别名】大叶菜，虾麻叶，锅巴草，
　　　　岩扁柏，大凤尾草，地柏草

【来源】为卷柏科植物深绿卷柏 *Selaginella doederleinii* Hieron 的全草。

【植物形态】草本。主茎具棱，禾秆色。叶二型；侧叶和中叶各 2 行；侧叶在小枝上呈覆瓦状排列，向枝的两侧紧靠斜展，卵状长圆形，长 3 ～ 5mm，宽 1.5 ～ 2mm，钝头，基部心形；两侧上方均有疏锯齿；中叶 2 行，彼此以覆瓦状交互排列直向枝端，卵状长圆形，先端渐尖具短刺头，基部心形，边缘有锯齿，中脉龙骨状向上隆起，孢子叶 4 列，交互覆瓦状排列，卵状三角形，先端长渐尖，边缘有锯齿，龙骨状。孢子囊近球形，大孢子囊生于囊穗下部，小孢子囊生于中部以上，或有的囊穗全为小孢子囊（图 4-15）。

▼ 图 4-15　石上柏原植物图

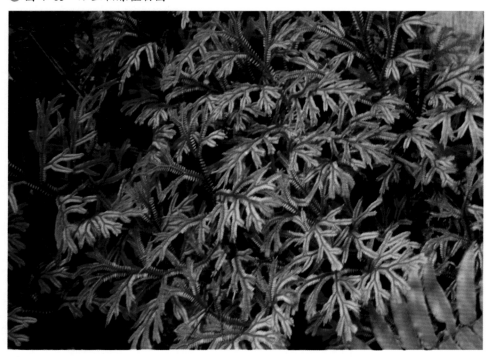

【分布】广西主要分布于昭平、北流、防城、上思、南宁、马山、隆安、隆林、凤山。

【采集加工】全年均可采收，洗净，鲜用或晒干。

【药材性状】全体长可达70cm，枝多有分枝，茎上有纵凹槽，直径约1mm，表面黄绿色，光滑，叶浅绿色，卵形。主枝上叶较稀疏，长宽约3mm，先端尖，中脉偏斜。孢子叶稍小，成羽状排列（图4-16）。气微，味淡。

【性味功用】味甘，性平。清热解毒，祛风除湿。主治目赤肿痛，肺热咳嗽，咽喉肿痛，乳腺炎，湿热黄疸，风湿痹痛。

【用法用量】内服：煎汤，10～30g，鲜品倍量。外用：研末敷，或鲜品捣敷。

【精选验方】

1.急性扁桃体炎：石上柏30g，加猪瘦肉30g，水煎服。

2.宫颈糜烂：石上柏、白背叶各9g，功劳木、半枝莲、千里光各6g，儿茶3g，按处方比例称取，加乙醇提取，滤过，回收乙醇，浓缩至清膏，干燥，得干膏，加入儿茶粗粉，粉碎。阴道给药，每日2次。

3.目赤肿痛：石上柏、千里光各30g，蒲公英15g，水煎服。

4.刀伤、创伤出血：石上柏适量，研细末，外敷患处。

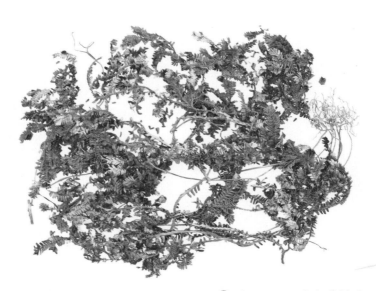

▲ 图4-16 石上柏药材图

# 一匹绸

Yipichou
Argyreiae Acutae Herba

【壮名】Gaeudahau

【别名】白面水鸡，白背丝绸，绸缎藤，白底丝绸，银背藤，白背绸，白背藤

【来源】为旋花科植物白鹤藤 *Argyreia acuta* Lour. 的茎叶。

【植物形态】攀援灌木。小枝圆柱形，被银白色绢毛，老枝黄褐色，无毛。单叶互生；叶片椭圆形或卵形，长 5 ～ 11cm，宽 3 ～ 8cm，先端锐尖或钝，基部圆形或微心形，叶面无毛，背面密被银色绢毛，全缘；侧脉多至 8 对。聚伞花序，总花梗及花梗均被银色绢毛；苞片椭圆形或卵圆形，外面被银色绢毛；花两性；花萼 5，分内外两轮，萼片卵形，不等大；花冠漏斗状，白色，冠檐 5 深裂，花萼与花冠外面均被银白色绢毛；雄蕊 5，着生于花冠筒基部；子房近球形，柱头头状，2 裂。果实球形，红色，为增大的萼片包围，萼片凸起，内面红色。种子 2 ～ 4 颗，卵状三角形，褐色（图 4-17）。

◆ 图 4-17 一匹绸原植物图

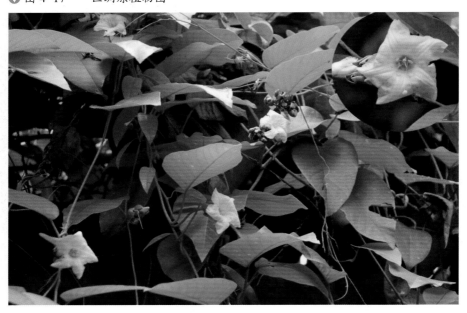

【分布】广西主要分布于桂东、桂东南至桂西南。

【采集加工】全年或夏、秋季采收，鲜用或晒干。

【药材性状】茎细圆柱形，常扭曲，长短不一，直径 0.5～1.5cm，表面暗灰棕色，有纵沟纹，断面淡棕色，木部可见针眼状小孔。叶卷曲或破碎，完整者展平后呈卵形至椭圆形，长 5～11cm，宽 3～8cm，先端锐尖或钝圆，基部圆形或微心形，上面暗棕色至紫色，下面浅灰绿色，贴生丝光毛，触之柔软。有时可见花序，花冠漏斗状，密被丝光毛。质脆易碎（图 4-18）。气微，味苦。

【性味功用】味辛、微苦，性凉。祛除风湿，通水道、气道，调龙路。主治风湿痹痛，跌打损伤。

【用法用量】内服：煎汤，9～15g；或浸酒。外用：煎水洗。

【精选验方】

1. 白带：一匹绸 30g，小榕树须 15g，鸡冠花 30g，水煎服。

2. 崩漏：一匹绸叶、走马胎叶、龙芽草各 30g，捣烂，水煎服。

3. 寻常型银屑病：一匹绸、鬼针草、苦参、蛇床子、白及、黄皮叶各 10g，侧柏叶 15g，木鳖子、白鲜皮各 20g，煎水外洗，早晚各 1 次。

4. 跌打损伤：一匹绸 30g，水煎冲酒服。

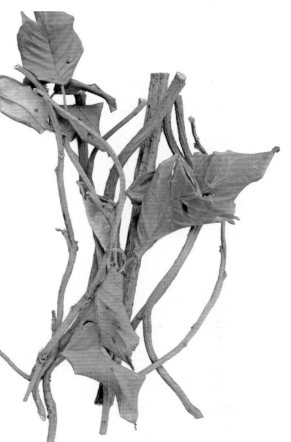

△ 图 4-18　一匹绸药材图

# 地桃花
Ditaohua
Radix Urenae Lobatae

【壮名】Featmaenq

【别名】野桃花，虱麻头，刀伤药，
三角风，桃子草，刺头婆

【来源】为锦葵科植物肖梵天花 *Urena lobata* Linn. 的全草。

【植物形态】亚灌木状草本。小枝被星状茸毛。叶互生；叶柄被灰白色星状毛；托叶线形，早落；茎下部的叶近圆形，长 4 ～ 5cm，宽 5 ～ 6cm，先端浅 3 裂，基部圆形或近心形，边缘具锯齿；中部的叶卵形；上部的叶长圆形至披针形；叶上面被柔毛，下面被灰白色星状茸毛。花腋生，淡红色；花梗被绵毛；小苞片 5，基部合生；花萼杯状，裂片 5，较小苞片略短，两者均被星状柔毛；花瓣 5，倒卵形，外面被星状柔毛；雄蕊柱无毛；花柱分枝 10。果扁球形，分果片被星状短柔毛和锚状刺（图 4-19）。

◆ 图 4-19　地桃花原植物图

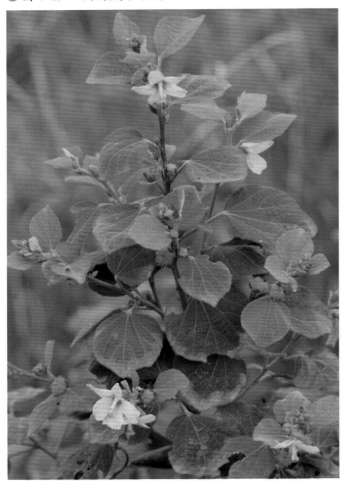

【分布】广西主要分布于百色、南宁、玉林、梧州。

【采集加工】全年均可采收，洗净，切段，

晒干。

【药材性状】根圆柱形，栓皮粗糙，棕褐色；茎暗绿色，密被星状茸毛；叶片多卷曲，上表面深绿色，下表面粉绿色，两面被毛。（图4-20）。气微，味淡。

【性味功用】味甘、辛，性凉。除湿毒，祛风毒，解热毒。主治痧病，蛊病，风湿痹痛，痢疾，泄泻，淋证，带下，月经不调，跌打肿痛，喉痹，乳痈，疮疖，毒蛇咬伤。

【用法用量】内服：煎汤，20～60g；或捣汁。外用：适量捣敷。

【精选验方】

1.腰脊酸痛：地桃花20g，马缨丹鲜根30g，酒水炖，加食盐少许服。

2.风湿性关节炎：地桃花鲜根15～30g，猪脚1只，酒水各半，炖3小时服。

3.肺出血：地桃花鲜根15～30g，洗净切碎，猪赤肉（数量不拘）和水适量炖服，每日1次。

4.毒蛇伤、急惊风、破伤风：地桃花30g，捣烂，糯米泔水（如无糯米，普通米亦可）200mL和匀，滤取汁，内服。蛇伤须用渣敷伤口周围。

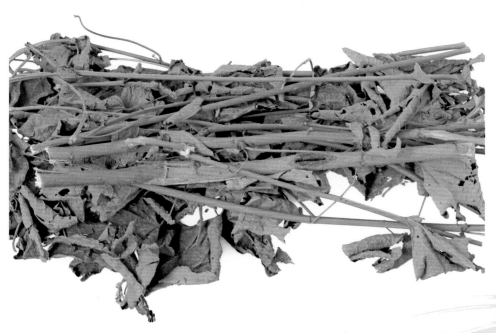

▲ 图4-20 地桃花药材图

# 蛤壳

Geke
Concha Meretricis seu Cyclinae

【壮名】Gyapbangh
【别名】花蛤，黄蛤，圆蛤，白利壳

【来源】为帘蛤科动物文蛤 *Meretrix meretrix* Linnaeus 的贝壳。

【动物形态】贝壳呈三角卵圆形，质坚硬。两壳顶紧靠，壳顶突出，位于背面稍靠前方，略呈三角形。小月面矛头状，狭长，楯面卵圆形，宽大。韧带黑褐色，粗短，突出表面。壳表膨胀，光滑，壳皮黄褐色或红褐色，光亮如漆。自壳顶始，常有许多环形的褐色带及呈放射状的齿状花纹，生长线明显，无放射肋，腹缘圆，壳皮有时磨损脱落，显出白色；壳内面白色，前后缘略带紫色。铰合部宽，左壳主齿 3 枚，前 2 枚短；后 1 枚长而宽，齿面具纵沟；前侧齿 1 枚，短凸。右壳主齿 3 枚，前 2 枚短，呈人字排列；后 1 枚斜长而大；前侧齿 2 枚，1 枚稍向腹面弯曲。外套痕明显，外套窦短而宽，顶端圆形。前闭壳肌痕小，略呈半圆形；后闭壳肌痕大，呈卵圆形。足扁平，舌状（图 4-21）。

🔻 图 4-21　蛤壳原动物图

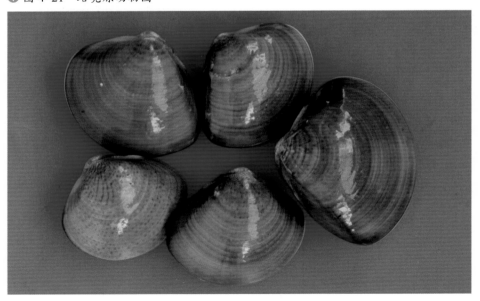

【分布】广西主要分布于北海、钦州、防城等海域。

【采集加工】文蛤全年采收，在浅海底沙中拾取或从网笼中取出，洗净，入沸水煮熟去其肉，晒干即可。

【药材性状】扇形或类圆形，背缘略呈三角形，腹缘呈圆弧形，长3～10cm，宽2～8cm。壳顶突出，位于背面，稍靠前方。壳外面光滑，黄褐色。同心生长纹清晰，通常在背部有锯齿状或波纹状褐色花纹。壳内面白色，边缘无齿纹，前后壳缘有时略带紫色，铰合部较宽，右壳有主齿3枚及前侧齿2枚；左壳有主齿3枚，前侧齿1枚。质坚硬，断面有层纹（图4-22）。无臭，味淡。

【性味功用】味咸，性微寒。除湿毒，通气道、水道，散结消肿，制酸止痛。主治咳嗽，瘿瘤，胁痛，水肿，淋证，带下，胃痛，湿疹。

【用法用量】内服：煎汤,10～15g；或入丸、散。外用：研末撒，或调敷。

【精选验方】

1.咳嗽：蛤壳90g，青黛30g，鱼腥草15g，共研细粉，压成0.5g片剂，每次3～5片，每日3次。

2.外阴炎、外阴湿疹、外阴溃疡：煅蛤壳粉3g，铅丹4g，冰片1g，共研细粉，用液体石蜡调成药膏。用1∶1000新洁尔灭溶液清洗患处后，涂抹药膏，覆盖纱布，每日涂药2次。

3.胃痛：蛤壳、海螵蛸、煅瓦楞子各15g，水煎服。

4.湿疹：蛤壳适量，研细粉，敷患处。

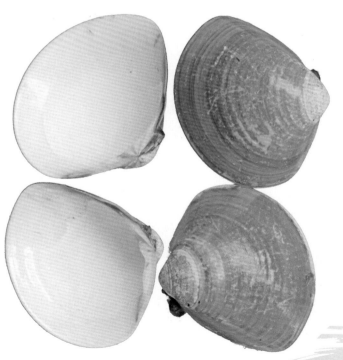

▲ 图4-22 蛤壳药材图

# 广藿香

Guanghuoxiang
Herba Pogostemonis

【壮名】Gohwyangh

【别名】藿香，海藿香，枝香

【来源】为唇形科植物广藿香 *Pogostemon cablin*（Blanco）Benth. 的全草。

【植物形态】草本。茎被毛。叶对生；揉之特异香气；叶片卵圆形或长椭圆形，长 5～10cm，宽 4～7.5cm，先端短尖或钝圆，基部阔而钝或楔形而稍不对称，叶缘具不整齐的粗钝齿，两面皆被毛茸，叶脉于下面凸起，上面稍凹下，有的呈紫红色；叶面不平坦。轮伞花序密集，组成穗状花序式，具总花梗；花萼筒状；花冠筒伸出萼外，冠檐近二唇形，上唇 3 裂，下唇全缘；雄蕊 4，外伸，花丝被染色。小坚果近球形，稍压扁（图 4-23）。

【分布】广西全区均有栽培。

【采集加工】夏、秋、冬季采收，洗净，切段晒干。

【药材性状】茎多分枝，枝条稍曲折。茎钝方柱形，外表皮灰褐色、灰黄色或带红棕色；质脆，易折断，断面中心有髓；基部老茎

◆ 图 4-23　广藿香原植物图

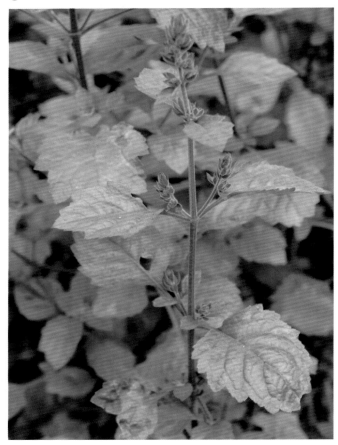

类圆柱形，直径 1 ～ 1.2cm，具褐色栓皮。叶对生，皱缩成团，展平后叶片呈卵形或椭圆形，长 4 ～ 9cm，宽 3 ～ 7cm；两面均被灰白色茸毛；先端短尖或钝圆，基部楔形或钝圆，边缘具大小不规则的钝齿；叶柄被柔毛（图 4-24）。气香特异，叶微苦。

【性味功用】味辛，性微温。除湿毒，祛风毒，通谷道。主治腹胀，纳呆，呕吐，泄泻，头痛，痧病。

【用法用量】内服：煎汤，5 ～ 10g，鲜者加倍，不宜久煎；或入丸、散。外用：煎水含漱，或浸泡患部，或研末调散。

【精选验方】

1. 阴道炎：广藿香 30g，蛇床子、贯众、土茯苓各 20g，加清水 1000mL，煮沸 10 分钟，对患处先熏后洗，每日 2 次，7 日为 1 个疗程，一般用药 1 ～ 2 个疗程显效。

2. 外感发热：广藿香 10g，香薷 6g，野菊花 15g，青蒿 10g，制成冲剂，每次 15g，水冲服。

3. 暑月吐泻：广藿香 12g，滑石 100g（炒），丁香 3g，研为末，每次服 6g，米泔调服。

4. 手足癣：广藿香 30g，黄精、生军、皂矾各 12g。将上药浸入米醋 1000mL 内 7 ～ 8 天，去渣，将患部浸入药液内，每日 1 ～ 3 次，每次 20 ～ 30 分钟。次数越多，时间越长，效果越佳。

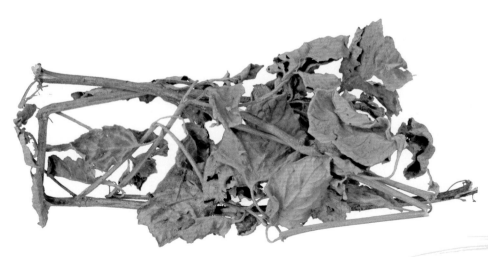

▲图 4-24　广藿香药材图

# 鬼画符

Guihuafu
Ramulus et Folium Breyniae
Fruticosae

【壮名】Go'ndied

【别名】庙公仔，鸡肾叶，乌漆臼，
山桂花，青凡木

【来源】为大戟科植物黑面神 *Breynia fruticosa*（L.）Hank. f. 的嫩枝叶。

【植物形态】灌木，全株无毛。树皮灰褐色，枝上部常呈压扁状，紫红色，表面有细小皮孔，小枝灰绿色。单叶互生；托叶三角状披针形；叶片革质，菱状卵形、卵形或阔卵形，长 3～7cm，宽 1.8～3.5cm，两端钝或急尖，下面粉绿色，具细点。花单性，雌雄同株；雄花位于下部叶腋内，或雌花及雄花生于同一叶腋内，或分别生于不同小枝上；雄花花萼钟状，6 浅裂，果时增大约 1 倍，上部辐射张开呈盘状，雄蕊 3，紧包于花萼内，无退化雌蕊；雌花位于小枝上部，雌花花萼陀螺状或半圆状，6 细齿裂。蒴果球形（图 4-25）。

🔽 图 4-25　鬼画符原植物图

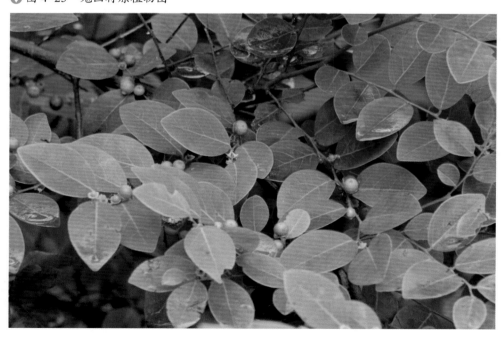

【分布】广西各地有分布。

【采集加工】全年均可采收，晒干或鲜用。

【药材性状】枝常呈紫红色，小枝灰绿色，无毛。叶互生，单叶，其短柄；叶片革质，卵形或宽卵形，长3～6cm，宽1.8～3.5cm，端钝或急尖，全缘，上面有虫蚀斑纹，下面灰白色，具细点，托叶三角状披针形。枝及叶干后变为黑色（图4-26）。气微，味淡、微涩。

【性味功用】味微苦、涩，性凉。除湿毒，清热毒，祛风毒，调谷道。主治胃痛，泄泻，咽痛，风湿痹痛，崩漏，痈疮，跌打损伤，外伤出血，皮肤湿疹。

【用法用量】内服：煎汤，25～50g。外用：鲜叶捣烂外敷，或水煎外洗。

【精选验方】

1. 疔疮：鬼画符叶适量，捣烂敷患处。

2. 乳管不通而乳少：鬼画符叶适量捣烂，和酒糟、蜜糖服，每日2次。

3. 湿疹、过敏性皮炎、皮肤瘙痒：鬼画符叶适量，煎水洗或鲜叶捣汁涂。

4. 烂疮：鬼画符叶30g，半边莲15g，黑墨草6g，捣烂敷患处。

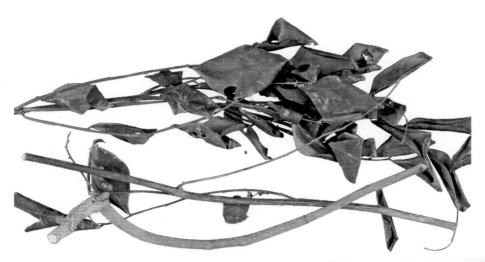

△ 图4-26　鬼画符药材图

# 红鱼眼

Hongyuyan
Radix Phyllanthi Reticulate

【壮名】Meizding
【别名】烂头钵，龙眼睛，白仔

【来源】为大戟科植物红鱼眼 *Phyllanthus reticulatus* Poir. 的茎。

【植物形态】灌木。枝柔弱，秃净或稍被毛。叶互生，托叶褐红色，后期变厚，略呈刺状；叶片纸质，形状和大小变异很大，常卵形或椭圆状长圆形，长 1.5～5cm，宽 0.7～3cm，先端钝或短尖，基部钝、浑圆或心脏形，全缘，背面粉绿。花单性同株，单生或数朵雄花和 1 朵雌花同生于每一叶腋内；雄花萼片 5～6 枚，雄蕊 5，其中 3 枚较长，花丝合生，花盘腺体 5，鳞片状；雌花萼片同雄花，花盘腺体 5～6，子房 4～12 室，花柱与之同数。果扁球形，肉质，平滑，红色；有宿存萼（图 4-27）。

▼ 图 4-27 红鱼眼原植物图

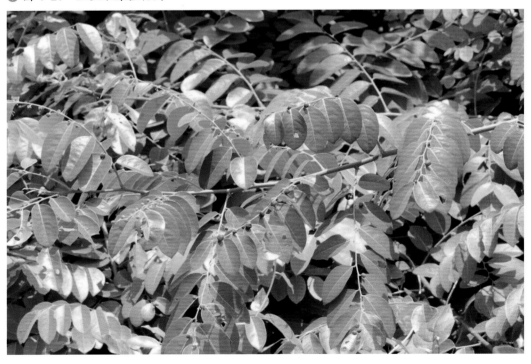

【分布】广西主要分布于南宁、邕宁、武鸣、龙州。

【采集加工】全年均可采收，洗净，切段晒干。

【药材性状】茎圆柱形，直径2～4cm，厚约5mm，外皮浅褐色至棕褐色，有不规则的块状及纵纹；质硬，易折断，断面木部灰褐色（图4-28）。气微，味淡、涩。

【性味功用】味辛、甘，性平。祛风毒，除湿毒，通龙路，消肿止痛。主治风湿痹痛，跌打损伤。

【用法用量】内服：煎汤，9～15g；或浸酒。外用：适量捣敷。

【精选验方】

1. 风湿性关节炎：红鱼眼150g，三叶青藤100g，九层风150g，大风艾100g，土杜仲600g，两面针30g，白酒5000mL。诸药细捣，置容器中，加入白酒，密封10日后去渣滤液，每次服30mL，每日3次。

2. 关节疼痛不利：红鱼眼、九层风各300g，三叶青藤、山风各200g，入白酒，密封。每次服25mL，每日3次。

3. 跌打损伤：红鱼眼鲜品适量，捣烂敷患处。

4. 乳疮：红鱼眼鲜品，酒糟适量，共捣烂外敷（若乳疮已穿破，则酒精改用红糖）。

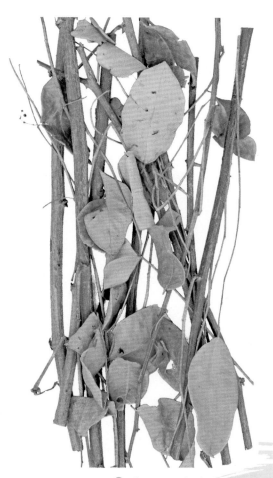

▲ 图4-28　红鱼眼药材图

# 胡枝子

Huzhizi
Folium et Caulis Lespedezae
Formosae

【壮名】Gyajlanzgwnh

【别名】把天门，马胡须，苗长根，
假蓝根

【来源】为豆科植物美丽胡枝子 *Lespedeza formosa*（Vogel）Koehne 的茎叶。

【植物形态】灌木。小枝幼时密被短柔毛。三出复叶，互生；顶生小叶较大，侧生小叶近于无柄；叶片卵形、卵状椭圆形或椭圆状披针形，长 1.5～9cm，宽 1～5cm，先端圆钝，有短尖，基部楔形，全缘，上面绿色，下面密生短柔毛。总状花序腋生，集成圆锥花序，密生短柔毛；花萼钟状，5 齿，密生短柔毛；花冠蝶形，紫红色，翼瓣和旗瓣通常比龙骨瓣短；雄蕊 10，二体；子房有 1 个胚珠。荚果卵形、椭圆形、倒卵形或披针形，稍偏斜，有短尖及锈色短柔毛（图 4-29）。

◆ 图 4-29　胡枝子原植物图

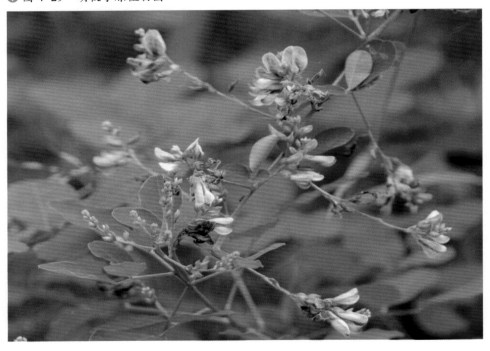

【分布】广西全区均有分布。

【采集加工】全年均可采收，洗净，切段，晒干。

【药材性状】茎呈圆柱形，棕色至棕褐色，小枝常有纵沟，幼枝密被短柔毛。复叶 3 小叶，多皱缩，小叶展平后呈卵形、卵状椭圆形或椭圆状披针形，长 1.5 ～ 9cm，宽 1 ～ 5cm；叶端急尖，圆钝或微凹，有小尖，叶基楔形；上面绿色至棕绿色，下面灰绿色，密生短柔毛。偶见花序，总花梗密生短柔毛，花萼钟状，花冠暗紫红色。荚果近卵形（图 4-30）。气微清香，味淡。

【性味功用】味苦、微辛，性平。除湿毒，祛风毒，清热毒，调水道，止疼痛。主治肺痈，乳痈，疖肿，腹泻，热淋，小便不利，风湿痹痛，跌打损伤，骨折。

【用法用量】内服：煎汤，15 ～ 30g。外用：鲜品捣敷。

【精选验方】

1.肺痈：胡枝子 30g，金银花、鱼腥草、紫花地丁各 15g，水煎服，每日 2 次。

2.腹泻：胡枝子 30g，水煎服，每日 2 次。

3.风湿痹痛：胡枝子、寻骨风、薏苡仁、牛膝、独活各 15g，煎水，服时兑酒少许。

4.小便不利、水肿：胡枝子、金丝草各 20g，水煎服，每日 2 次。

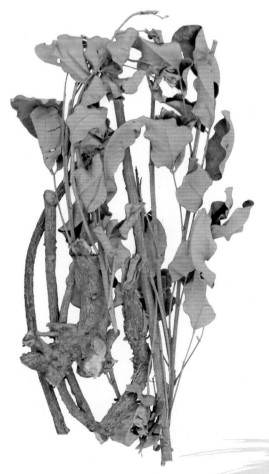

▲ 图 4-30　胡枝子药材图

# 虎杖
Huzhang
Rhizoma Polygoni Cuspidati

【壮名】Godiengangh
【别名】大虫杖，苦杖，酸杖，
斑杖，苦杖根，蛇总管，
土大黄

【来源】为蓼科植物虎杖 *Polygonum cuspidatum* Sieb. et Zucc. 的根茎。

【植物形态】灌木状草本。根茎横卧地下，木质，黄褐色，节明显；茎无毛，中空，散生紫红色斑点。叶互生；托叶鞘膜质，褐色，早落；叶片宽卵形或卵状椭圆形，长 6～12cm，宽 5～9cm，先端急尖，基部圆形或楔形，全缘，无毛。花单性，雌雄异株，成腋生的圆锥花序；中部有关节，上部有翅；花被 5 深裂，裂片 2 轮，外轮 3 片在果时增大，背部生翅；雄花雄蕊 8；雌花花柱 3，柱头头状。瘦果椭圆形，有 3 棱，黑褐色（图 4-31）。

◆ 图 4-31　虎杖原植物图

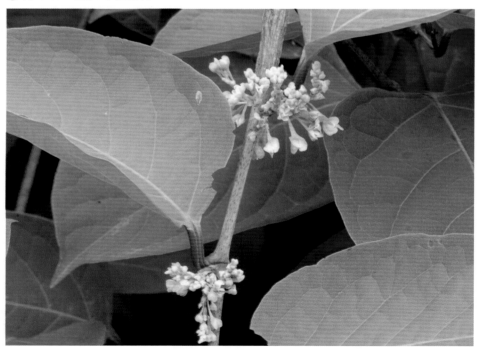

【分布】广西主要分布于罗城、资源、富川、钟山、昭平、岑溪、博白等地。

【采集加工】全年均可采挖，洗净，切片晒干。

【药材性状】根茎圆柱形，有分枝，长短不一，节部略膨大；表面棕褐色至灰棕色，有明显的纵皱纹、须根和点状须根痕，分枝顶端及节上有芽痕及鞘状鳞片；质坚硬，不易折断，折断面棕黄色，纤维性，皮部与木部易分离，皮部较薄，木部占大部分，呈放射状，中央有髓或呈空洞状，纵剖面具横隔（图4-32）。气微，味微苦、涩。

【性味功用】味苦、酸，性微寒。除湿毒，通龙路，清热毒，祛风毒。

主治黄疸，蛊病，跌打损伤，风湿痹痛，带下，痈疮，毒蛇咬伤，水火烫伤。

【用法用量】内服：煎汤，10～15g；或浸酒；或入丸、散。外用：研末调敷，或煎浓汁湿敷，或熬膏涂擦。

【精选验方】

1.毒攻手足肿、疼痛欲断：虎杖适量，煮水，适寒温以浸足。

2.筋骨痰火，手足麻木、战摇、萎软：虎杖30g，川牛膝、川茄皮、防风、桂枝、木瓜各15g，烧酒1500mL泡服。

3.胆囊结石：虎杖30g，煎服，如兼黄疸可配合茵陈、连钱草等煎服。

4.产后瘀血腹痛及坠仆昏闷：虎杖适量研末，酒调服。

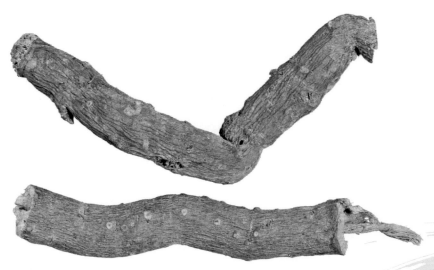

▲ 图4-32　虎杖药材图

# 黄根

Huanggen

Radix Prismatomeridis Tetrandrae

【壮名】Raghenj

【别名】狗骨木，白狗骨，黑根子

【来源】为茜草科植物南山花 *Prismatomeris tetrandra*（Roxb.）K.Schum. 的根。

【植物形态】灌木。全株无毛。小枝四棱柱形。叶对生，薄革质；叶柄上面有槽；托叶三角形，先端急尖；叶片长椭圆形、椭圆状披针形或倒披针形，长7～15cm，宽2～5cm，先端渐尖，两面有光泽。伞形花序近枝顶腋生，有花数朵至多朵；花芳香，花梗柔弱；花萼杯状，檐截平；花冠筒状，裂片5，狭披针形，广展；花药不露出。核果近球形，熟时黑紫色（图4-33）。

【分布】广西主要分布于横县、邕宁、上思、防城、灵山、博白等地。

【采集加工】全年均可采根，洗净，晒干。

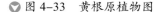 图 4-33　黄根原植物图

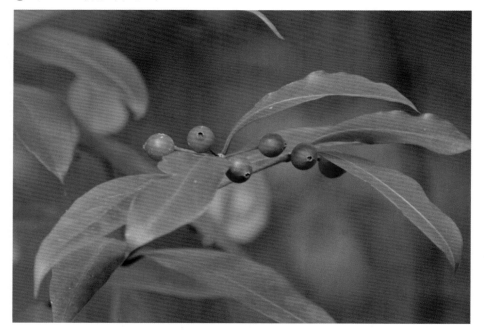

【药材性状】根圆柱形，常呈不规则扭曲，有分枝，长短不一，表面黄棕色，具纵皱纹，有的具纵裂纹；栓皮易脱落，脱落处显赭红色；质坚硬，不易折断；横断面皮部极薄，棕黄色，木部发达，上黄色，具细密的同心环纹及放射状纹理（图4-44）。气微，味淡。

【性味功用】味微苦，性凉。除湿毒，清热毒，通龙路，止血，退黄。主治肝炎，风湿痹痛，跌打损伤，牙龈出血，贫血，淋证。

【用法用量】内服：煎汤，10～30g。

【精选验方】

1. 肿瘤：黄根30g，猪骨200g，鳖甲适量。鳖甲炒黄、研末，每取10g拌白糖粥服，每日3次；黄根与猪骨每日1剂，煲汤分2次服。

2. 地中海贫血、再生障碍性贫血：黄根30g，与猪骨炖汤，不加油盐，每日服2～3次。

3. 风湿性关节炎：黄根30g，牛膝、独活、追风藤各10g，水煎服，每日2次。

4. 淋证：黄根、金钱草、车前草各30g，水煎服，每日2次。

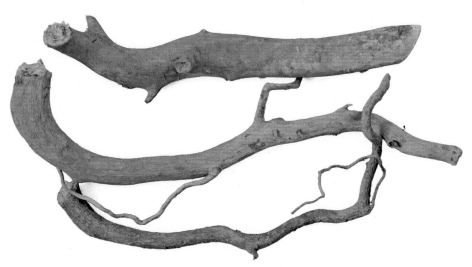

▲图4-34　黄根药材图

# 九节风

Jiujiefeng
Herba Sarcandrae Glabrae

【壮名】Galoemq

【别名】草珊瑚，接骨丹，接骨草，
接骨金粟兰，肿节风，接骨莲，
竹节茶

【来源】为金粟兰科植物草珊瑚 *Sarcandra glabra*（Thunb.）Nakai 的全株。

【植物形态】半灌木。茎数枝丛生，绿色，节部明显膨大。叶柄基部合生成鞘状；托叶钻形，叶革质，椭圆形、卵形至卵状披针形，长 6 ～ 17cm，宽 2 ～ 6cm，先端渐尖，基部楔形，边缘具粗锐锯齿，齿尖有一腺体；两面无毛。穗状花序顶生，苞片三角形；花黄绿色；雄蕊 1，肉质；雌蕊 1；子房球形或卵形，无花柱，柱头近头状。核果球形，熟时亮红色（图 4-45）。

【分布】广西全区均有分布。

【采集加工】全年均可采收，洗净，切段，晒干。

▼ 图 4-45　九节风原植物图

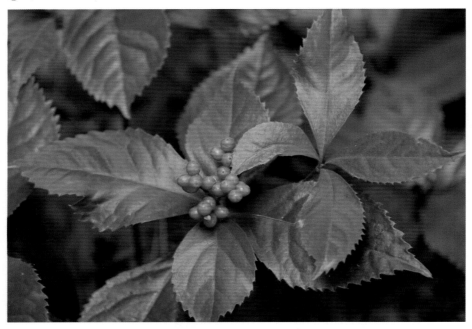

【药材性状】主根粗短，支根甚多，长而坚韧。茎圆柱形，多分枝，节部膨大；表面深绿色或棕褐色，具细纵皱纹，粗茎有稀疏分布的皮孔；质脆，易折断，断面淡棕色，边缘纤维状，中央具棕色疏松的髓或中空。叶片薄革质，卵状披针形或长椭圆形，边缘具粗锯齿，齿尖有黑褐色腺体，枝端常有棕色的穗状花序（图4-46）。气微香，味微辛。

【性味功用】味苦、微辛，性平。除湿毒，通龙路，祛风毒，活血散瘀，消肿。主治跌打骨折，水火烫伤，胃痛，痛经，风湿痹痛。

【用法用量】内服：煎服，15～30g，鲜品30～60g。外用：水煎洗，或捣敷，或用鲜叶捣烂，调酒外敷。

【精选验方】

1.跌打损伤、骨折、风湿痹痛：鲜九节风适量，捣烂，酒炒敷患处；或用根15～30g，浸酒服。

2.痛经：九节风20g，五味子根15g，艾蒿5g，水煎服，早晚各1次。

3.腰痛：九节风、四块瓦、麻骨风、血藤各15g，水煎服，早晚各1次。

4.胃痛：九节风20g，水煎服，早晚各1次。

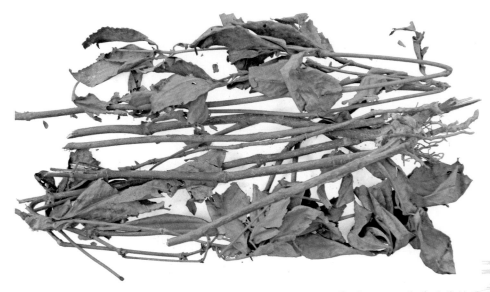

▲ 图4-46　九节风药材图

# 九节木

Jiujiemu
Ramulus et Folium Psychotriae
Rubrae

【壮名】Gofaexgoujhoh

【别名】大丹叶，暗山香，山大颜，
刀斧伤，血丝罗伞，大罗伞，
散血丹

【来源】为茜草科植物九节木 *Psychotria rubra*（Lour）Poir. 的嫩枝及叶。

【植物形态】灌木。小枝近四棱形，后渐变为圆形，暗黑色。叶对生，纸质；托叶膜质，早落；叶片长圆形、椭圆状长圆形或倒披针状长圆形，长 8 ～ 20cm，宽 2.5 ～ 7cm，先端短渐尖，基部楔形，全缘，除下面脉腋内有簇毛以外，两面均无毛。聚伞花序常顶生；花小，白色，有短梗；萼筒短，裂片短三角形；花冠漏斗状，花冠内喉部有白毛，顶端 5 裂，裂片三角状披针形；雄蕊 5，花药伸出；子房 2 室。核果近球形，熟时红色，光滑（图 4-47）。

【分布】广西主要

◆ 图 4-47　九节木原植物图

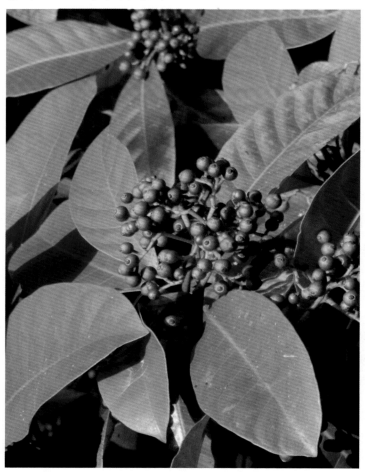

分布于钦州、南宁、河池、柳州、玉林、梧州等地。

【采集加工】春、夏季采收，切段晒干。

【药材性状】叶皱缩或破碎；完整叶呈椭圆状矩圆形，长8～20cm，先端尖或钝，基部渐狭，上面暗红色，下面淡红色，侧脉腋内可见簇生短柔毛；叶柄长可达2cm；质脆易碎（图4-48）。气微，味淡。

【性味功用】味苦，性寒。除湿毒，祛风毒，清热毒，活血止痛。主治痧病，咽痛，痢疾，痈疮，风湿痹痛，跌打损伤。

【用法用量】内服：煎汤，10～30g；或研末。外用：煎水熏洗，或研末调敷，或捣敷。

【精选验方】

1. 痈疮：九节木叶、土牛膝叶各适量，共捣烂，用酒调，冷敷患处。

2. 刀伤出血：九节木叶适量，捣烂或研末敷患处。

3. 风湿痹痛：九节木叶10g，枫荷桂15g，九节风10g，水煎服。

4. 咽痛：九节木叶、射干、绞股蓝各10g，水煎服。

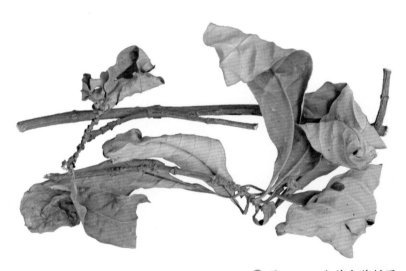

▲ 图4-48　九节木药材图

105

# 榼藤子
Ketengzi
Semen Entadae Phaseoloidis

【壮名】Go'gyanghlungz
【别名】老鸦肾，象豆，眼镜豆，
过岗龙，过江龙

【来源】为豆科植物榼藤子 *Entada phaseoloides*（L.）Merr. 的种子。

【植物形态】木质大藤本。茎扭旋，枝无毛。二回羽状复叶，通常有羽片2对，顶生一对羽片变为卷须；小叶2～4对，革质，长椭圆形，长3～3.5cm，先端钝，微凹，基部略偏斜。穗状花序单生或排列成圆锥状，花序轴密生黄色茸毛；花淡黄色；花萼5；花瓣5，基部稍连合；雄蕊10，分离，略突出花冠；子房有短柄，柱头凹下。荚果木质，弯曲，扁平，成熟时逐节脱落，每节内有1颗种子。种子近圆形，扁平，暗褐色，成熟后种皮木质，有光泽，具网纹（图4-49）。

◆ 图4-49 榼藤子原植物图

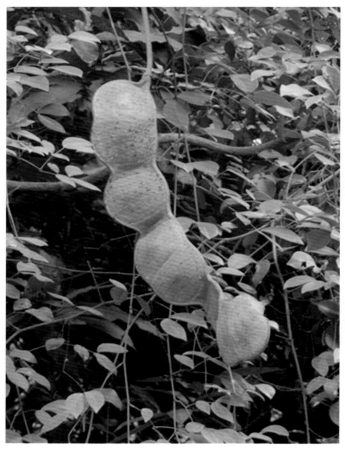

【分布】广西主要分布于东兰、隆安、龙州、上思、桂平、金秀。

【采集加工】冬、春季种子成熟后采集，去外壳，晒干。

【药材性状】种子为扁圆形，直径4～5cm，厚 10～18mm，表面棕褐色，具光泽，少数两面中央微凹，被棕黄色粉状物，除去后可见细密的网状纹理；种脐长椭圆形；种皮极坚硬，难破碎（图4-50）。气微，味淡，嚼之有豆腥味。

【性味功用】味甘、涩，性平，有毒。除湿毒，调气机，消肿痛。主治腹胀，腹痛，水肿，痢疾，痔疮，脱肛，喉痹。

【用法用量】内服：烧存性研末，1～3g；或煎汤。外用：捣敷，或研末调敷。

【精选验方】

1.水肿：榼藤子粉 3g，温开水冲服。

2.痔疮：榼藤子烧成黑灰，微存性，每日 3g，分次米汤送服。

3.痢疾：榼藤子 1.5g，白头翁、马齿苋各 10g，水煎服。

4.喉痹：榼藤子 2g，贯众、胖大海各 5g，水煎服。

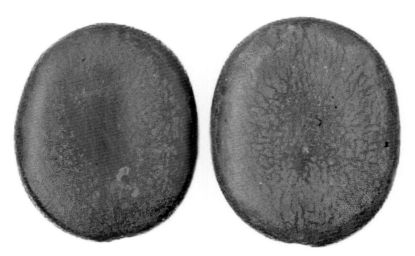

▲ 图 4-50　榼藤子药材图

# 苦参

Kushen
Radix Sophorae Flavescentis

【壮名】Caemhgumh

【别名】苦骨，川参，凤凰爪，牛参
地骨，野槐根，地参

【来源】为豆科植物苦参 *Sophora flavescens* Ait. 的根。

【植物形态】半灌木。根圆柱状，外皮黄白色。茎具纵沟；幼枝被疏毛，后变无毛。奇数羽状复叶，互生；小叶片披针形至线状披针形，长 3 ～ 4cm，宽 1.2 ～ 2cm，先端渐尖，基部圆，有短柄，全缘，背面密生平贴柔毛；托叶线形。总状花序顶生，被短毛，苞片线形；萼钟状，扁平，5 浅裂；花冠蝶形，淡黄白色；旗瓣匙形，翼瓣无耳，与龙骨瓣等长；雄蕊 10，花丝分离；子房柄被细毛。荚果线形，先端具长喙，成熟时不开裂。种子间微缢缩，呈不明显的串珠状（图 4–51）。

◆ 图 4–51　苦参原植物图

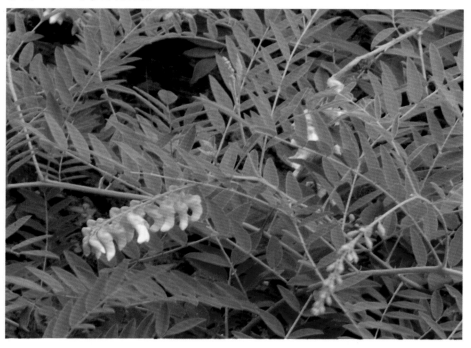

【分布】广西主要分布于那坡、隆林、乐业、凌云、资源、全州等地。

【采集加工】全年可采，洗净，切碎，鲜用或晒干。

【药材性状】根长圆柱形，下部常分枝，长 10 ～ 30cm，直径 1 ～ 2.5cm；表面棕黄色至灰棕色，具纵皱纹及横生皮孔；栓皮薄，常破裂反卷，易剥落，露出黄色内皮；质硬，不易折断，折断面纤维性；切片厚 3 ～ 6mm，切面黄白色，具放射状纹理（图 4-52）。气微，味苦。

【性味功用】味苦，性寒。除湿毒，祛风毒，清热毒，杀虫。主治黄疸，泄泻，痢疾，便血，淋证，水肿，带下，阴痒，疥癣，皮肤瘙痒，痈疮。

【用法用量】内服：煎汤，3 ～ 10g；或入丸、散。外用：煎水熏洗，或研末敷，或浸酒擦。

【精选验方】

1. 痢疾：苦参炒焦研为末，制丸如梧桐子大，每次 1 丸，米汤送服。

2. 带下：苦参 10g，黄柏、牡蛎各 15g，水煎服。

3. 慢性湿疹：苦参、旱莲草、水杨梅、竹叶花椒、马缨丹（五色梅）、大叶桉叶、黄柏、白矾各 30g，煎水外洗。

4. 痈疮：苦参、爬山虎、野桑根各适量，捣烂调黄酒热敷患处。

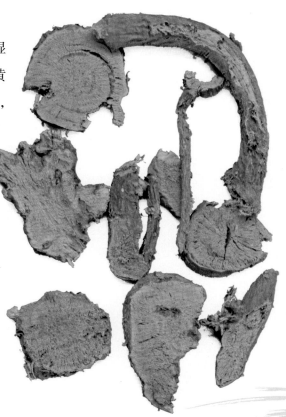

▲ 图 4-52　苦参药材图

# 龙船花

Longchuanhua
Flos Ixorae Chinensis

【壮名】Yoeklungzcenz
【别名】卖子木，红绣球，山丹，
　　　　五月花，番海棠，大将军

【来源】为茜草科植物龙船花 *Ixora chinensis* Lam. 的花。

【植物形态】小灌木。小枝深棕色。叶对生；托叶绿色，抱茎，顶端具软刺状突起；叶片薄革质，椭圆形或倒卵形，长 7.5 ～ 13cm，宽 3 ～ 3.5cm，先端急尖，基部楔形，全缘。聚伞花序顶生，密集成伞房状；花序柄深红色；花萼深红色，光滑无毛，4 浅裂，裂片钝齿状；花冠略肉质，红色，花冠筒 4 裂，裂片近圆形，顶端圆；雄蕊 4；雌蕊 1，红色，子房下位，2 室。浆果近球形，熟时紫红色（图 4-53）。

▼ 图 4-53　龙船花原植物图

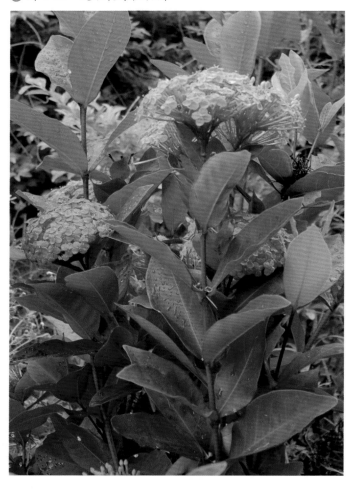

【分布】广西主要分布于南宁、防城、合浦、博白、岑溪。

【采集加工】夏季盛花时采收，晒干。

【药材性状】花序卷曲成团，展平后呈伞房花序；花序具短梗，有红色的分枝，具极短花梗；萼4裂，萼齿远较萼筒短；花冠4浅裂，裂片近圆形，红褐色，肉质；花冠筒扭曲，红褐色，雄蕊与花冠裂片同数，着生于花冠筒喉部（图4-54）。气微，味微苦。

【性味功用】味甘、淡，性凉。除湿毒，清热毒，通龙路，止痛。主治高血压，咯血，月经不调，闭经，跌打损伤，痈疮，阴痒。

【用法用量】内服：煎汤，10～15g。外用：捣烂敷。

【精选验方】

1.高血压：龙船花15g，水煎服。

2.月经不调、闭经：龙船花、益母草各15g，当归、茜草各10g，水煎服。

3.风湿痹痛、腰肌劳损：龙船花15g，牛膝、杜仲、续断、大叶千斤拔各10g，水煎服。

4.阴痒：龙船花、白花蛇舌草、川椒、朴硝各15g，路边菊、黄柏、苦参、蒲公英、白鲜皮、川楝皮各30g，煮水外洗。

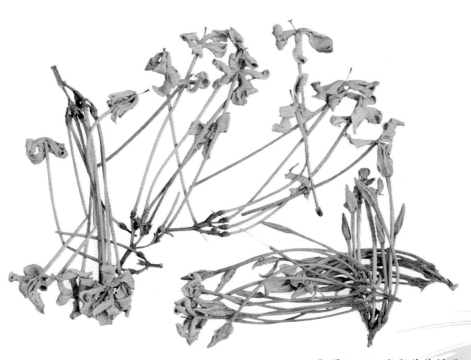

▲ 图4-54　龙船花药材图

# 炉甘石
Luganshi
Galamina

【壮名】Rindaepyiengz
【别名】甘石，卢甘石，羊肝石，
浮水甘石，炉眼石

【来源】为碳酸盐类方解石族矿物菱锌矿或碳酸盐类矿物水锌矿。

【矿物形态】晶体结构属单斜晶系，呈块状、土状、多孔至致密状、皮壳状，具细纤维构造的同心带状；白色至灰黄、褐紫、浅紫色；土状光泽，亦呈绢丝光泽；硬度4；相对密度3.5～3.8（图4-55）。

【分布】广西主要分布于昭平、龙胜、资源、岑溪、临桂等地。

【药材性状】多为白色，孔隙较多；体轻，质松软，有较强吸水性，舐之黏舌（图4-56）。无臭，味微涩。

【性味功用】味甘，性平。除湿毒，止痒，敛疮生肌。主治湿疹，压疮，鹅掌

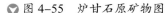 图4-55 炉甘石原矿物图

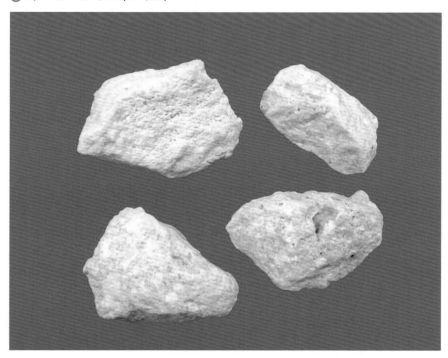

风，宫颈糜烂，皮肤溃疡不敛。

【用法用量】外用：水飞点眼，或研末外敷。

【精选验方】

1.压疮：炉甘石、冰片各0.5g，滑石10g，共研细末，混匀，装瓶备用。先将压疮清洗干净，然后撒上药粉，再用敷料包扎。

2.宫颈糜烂：炉甘石120g，冰片、黄连各12g，雄黄6g，共研极细末。先将阴道冲洗干净，然后喷射此药粉于宫颈糜烂部位，每隔1～2日上药1次。

3.鹅掌风：炉甘石、滑石各50g，白蜜、鱼肝油各150mL，硫黄90g，共调研如膏，每日用此擦手。

4.皮肤溃疡不敛：炉甘石适量，研细末，敷于患处。

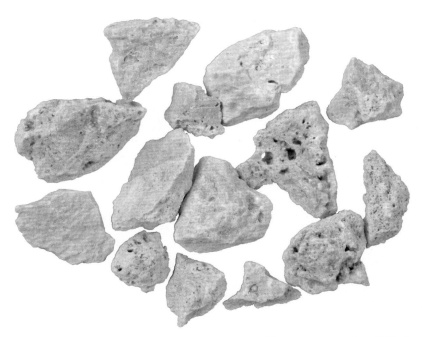

▲图4-56　炉甘石药材图

# 路路通

Lulutong
Fructus Liquidambaris

【壮名】Faexraeu

【别名】枫木，香树，枫人，枫仔树，
三角枫

【来源】为金缕梅科植物枫香树 *Liquidambar formosana* Hance 的果序。

【植物形态】落叶乔木。树皮灰褐色，方块状剥落。叶互生；托叶线形，早落；叶片心形，常 3 裂，幼时及萌发枝上的叶多为掌状 5 裂，长 6 ～ 12cm，宽 8 ～ 15cm，裂片卵状三角形或卵形；先端尾状渐尖，基部心形，边缘有细锯齿，齿尖有腺状突。花单性，雌雄同株，无花被；雄花淡黄绿色，成柔荑花序再排成总状，生于枝顶；雄蕊多数，花丝不等长；雌花排成圆球形的头状花序；萼齿 5，钻形；子房半下位，2 室，花柱 2，柱头弯曲。头状果序圆球形，表面有刺，蒴果有宿存花萼和花柱，两瓣裂开，每瓣 2 浅裂。种子多数，细小，扁平（图 4-57）。

◆ 图 4-57 路路通原植物图

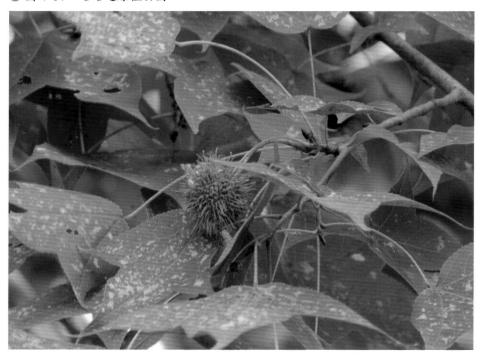

【分布】广西全区均有分布。

【采集加工】秋、冬季采收，晒干。

【药材性状】果序圆球形，表面灰棕色至棕褐色，有多数尖刺状宿存萼齿及鸟嘴状花柱，常折断或弯曲，除去后则现多数蜂窝小孔；基部有圆柱形果柄。小蒴果顶部开裂形成空洞状，可见种子多数，黄棕色至棕褐色，发育完全者少数，扁平长圆形，具翅，褐色。体轻，质硬，不易破开（图4-58）。气微香，味淡。

【性味功用】味苦，性平。除湿毒，祛风毒，调水道。主治风湿痹痛，肢体麻木，手足拘挛，腹痛，闭经，缺乳，水肿，湿疹。

【用法用量】内服：煎汤，3～10g；或煅存性，研末服。外用：研末敷，或烧烟嗅气。

【精选验方】

1.风湿痹痛：路路通、卵叶娃儿藤、蜂房、松针各10g，水煎服，每日2次。

2.缺乳，闭经，痛经：路路通、王不留行各10g，水煎服，每日2次。

3.麻疹：路路通、椿树皮、前胡、金竹叶、朱砂（冲服）各3g，水煎服，每日2次。

4.牛皮癣：路路通、丹皮各10g，九节风、忍冬藤、土茯苓各20g，水煎服，每日2次。

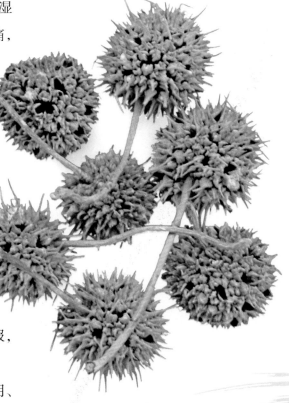

▲图4-58 路路通药材图

# 麻骨风

Magufeng
Caulis et Folium Gneti Parvifolii

【壮名】Gaeugoq

【别名】木花生，大目藤，目仔藤，
　　　　乌骨风，驳骨藤，黑藤

【来源】为买麻藤科植物小叶买麻藤 *Gnetum parvifolium*（Warb.）C. Y. Cheng ex Chun 的茎叶。

【植物形态】常绿木质缠绕藤本，常较细弱。茎枝圆形，土棕色或灰褐色，皮孔较明显，具膨大的关节状节。叶对生，革质；叶片狭椭圆形，有光泽，长4～10cm，宽2.5～4cm，先端急尖或渐尖而钝，稀钝圆，基部宽楔形至微圆。雌雄同株；球花排成穗状花序，常腋生；雄球花序不分枝或一次分枝，分枝三出或成两对，其上有5～12轮环状总苞，每轮总苞内有雄花40～70；雌球花序多生于老枝上，每轮总苞内有雌花5～8。种子核果状，长椭圆形或微呈倒卵形，熟时假种皮红色（图4-59）。

🔻 图 4-59　麻骨风原植物图

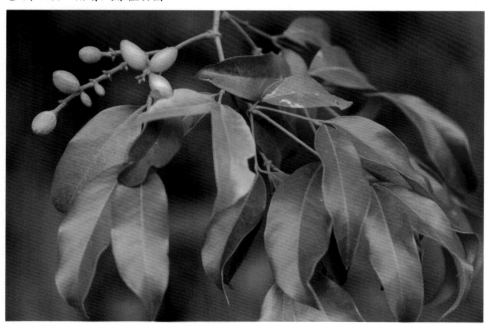

【分布】广西主要分布于上思、南宁、武鸣、邕宁、那坡、罗城、阳朔。

【采集加工】全年均可采，鲜用或晒干。

【药材性状】茎圆柱形，节部膨大，外皮灰褐色，断面皮部棕褐色，木部淡黄色。叶椭圆形或长倒卵形，长4～10cm，宽2.5～4cm。雄球花序不分枝或一次分枝（图4-60）。气弱，味微苦。

【性味功用】味苦，性微温。除湿毒，祛风毒，通气道，止血。主治溃疡病出血，咳嗽，风湿痹痛，腰痛，跌打损伤。

【用法用量】内服：煎汤，15～30g，鲜品15～60g；或捣汁。外用：研末调敷，或鲜品捣敷。

【精选验方】

1.痹证：麻骨风30g，白钻、铜钻、梅花钻、黑吹风、龙骨风各15g，水煎服。

2.中风偏瘫：麻骨风、山樟树、大发散、半边风各30g，大钻、小钻、矮凉伞、龙骨风各10g，水煎外洗。

3.坐骨神经痛：麻骨风、松筋藤、行经草、九节风、半枫荷、五加皮、鸭脚风、鸡血藤、红丝线、路边菊、六月雪各10g，猪骨头或猪脚适量，炖服。

4.骨折：鲜麻骨风适量，捣烂酒炒，复位后热敷包扎固定。

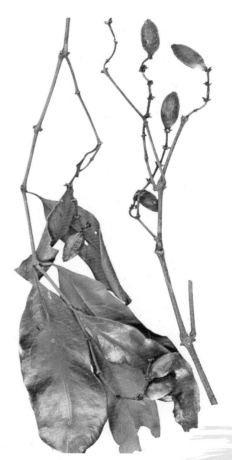

▲图4-60　麻骨风药材图

117

# 马齿苋
## Machixian
Herba Portulacae Oleraceae

【壮名】Rumheujmax

【别名】马齿草，马苋，马踏菜，

豆板菜，酸味菜，长寿菜

【来源】为马齿苋科植物马齿苋 *Portulaca oleracea* L. 的全草。

【植物形态】草本，肥厚多汁。茎圆柱形，下部平卧，上部斜生或直立，向阳面常带淡褐红色。叶互生或近对生；倒卵形，长圆形或匙形，长 1 ～ 3cm，宽5 ～ 15mm，先端圆钝，有时微缺，基部狭窄成短柄，上面绿色，下面暗红色。花常 3 ～ 5 朵簇生于枝端；总苞片 4 ～ 5 枚，三角状卵形；萼片 2，对生，卵形；花瓣 5，淡黄色，倒卵形，基部与萼片同生于子房上；雄蕊 8 ～ 12；雌蕊 1，子房半下位，花柱伸出雄蕊外。蒴果短圆锥形，棕色，盖裂（图 4-61）。

【分布】广西主要分布于靖西、南宁、邕宁、博白、北流、平南等地。

🔻 图 4-61　马齿苋原植物图

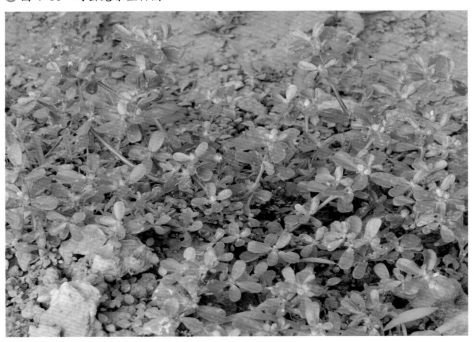

【采集加工】春、夏季采收，洗净，鲜用或晒干。

【药材性状】全草多皱缩卷曲成团。茎圆柱形，表面黄棕色至棕褐色，有明显扭曲的纵沟纹。叶易破碎或脱落，完整叶片倒卵形，绿褐色，长1～2.5cm，宽0.5～1.5cm，先端钝平或微缺，全缘。花少见，黄色，生于枝端。蒴果圆锥形，长约5mm。帽状盖裂，内含多数黑色细小种子（图4-62）。气微，味微酸而带黏性。

【性味功用】味酸，性寒。除湿毒，清热毒，通水道。主治痢疾，淋证，带下，崩漏，痔疮，痈疮，尖锐湿疣、扁平疣、带状疱疹，瘰疬，癣证。

【用法用量】内服：煎汤，10～20g，鲜品30～60g；或绞汁。外用：捣敷，或烧灰研末调敷，或煎水洗。

【精选验方】

1. 血痢：鲜马齿苋两大握（切），粳米150g，上以水和马齿苋煮粥，不着盐醋，空腹淡食。

2. 小便热淋：马齿苋汁、车前草汁适量服之。

3. 赤白带下：马齿苋捣绞汁120mL，和鸡子白1枚，先温令热，乃下苋汁，微温取顿饮之。

4. 翻花疮：马齿苋适量，烧为灰，细研，以猪脂调敷之。

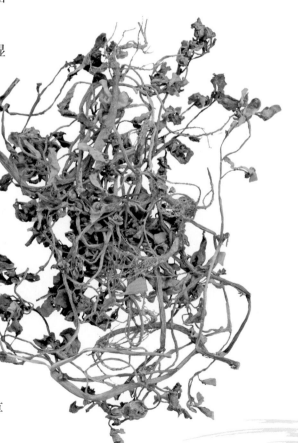

▲图4-62　马齿苋药材图

119

# 马甲子

Majiazi
Radix Paliuri Ramosissimi

【壮名】Baekfaenqma

【别名】铁篱笆，雄虎刺，石刺木，
鸟刺仔，马甲枣，铁理风，
铁菱角

【来源】为鼠李科植物马甲子 *Paliurus ramosissimus*（Lour.）Poir. 的根。

【植物形态】灌木。小枝褐色，被短柔毛。叶互生；叶柄被毛，基部有 2 个紫红色针刺；叶片纸质，宽卵形、卵状椭圆形或圆形，长 3 ～ 7cm，宽 2 ～ 5cm，先端钝或圆，基部宽楔形或近圆形，稍偏斜，边缘具细锯齿，上面深绿色，下面淡绿色，无光泽，两面沿脉被棕褐色短柔毛或无毛，基出脉 3 条。花两性，聚伞花序腋中，被黄色茸毛，花小，黄绿色；萼片 5，三角形；花瓣 5，匙形，短于萼片；雄蕊 5，与花瓣等长或略长于花瓣；花盘圆形，边缘 5 或 10 齿裂；子房 3室，花柱 3 深裂，柱头球形。核果杯状，被黄褐色或棕褐色茸毛，周围具木栓质3 浅裂的窄翅。种子紫红色或红褐色，扁圆形（图 4-63）。

◆ 图 4-63  马甲子原植物图

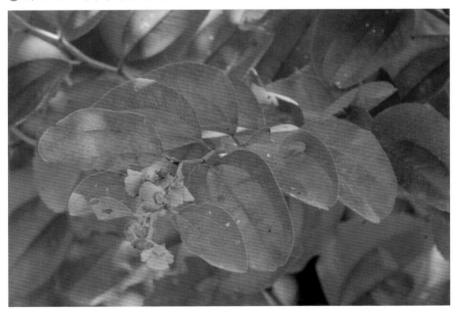

【分布】广西主要分布于临桂、金秀、梧州、北海、龙州、上林、东兰、邕宁、南宁、武鸣。

【采集加工】全年均可采挖，洗净，切片，晒干。

【药材性状】根上部较粗壮，下部有分歧，外表有细纵皱，并残留少数须根；质坚硬，难折断，断面皮部较厚，黄褐色，木部黄白色（图4-64）。气微，味苦。

【性味功用】味苦，性平。除湿毒，祛风毒，通龙路。主治风湿痹痛，跌打损伤，咽炎，腹痛，痈疮。

【用法用量】内服：煎汤，15～30g。外用：适量捣敷。

【精选验方】

1. 风湿痹痛：马甲子适量浸酒，内服外擦。

2. 咽痛：马甲子30g，水煎服，每日2次。

3. 痈疮：马甲子适量，加红糖捣烂外敷患处。

4. 跌打损伤：马甲子适量，捣烂外敷患处。

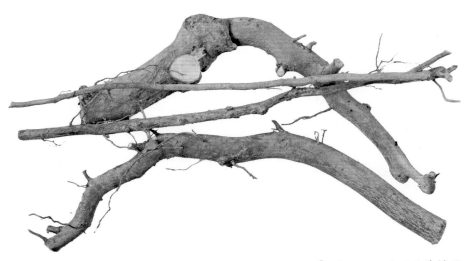

▲ 图4-64　马甲子药材图

# 三白草

Sanbaicao
Herba Saururi

【壮名】Gosambekcauj
【别名】过塘藕，百节藕，水木通，
白水鸡，田三白，蕺菜

【来源】为三白草科植物三白草 *Saururus chinensis*（Lour.）Baill. 的地上部分。

【植物形态】草本。地下茎有须状小根；茎直立，粗壮。单叶互生，纸质，密生腺点；叶柄基部与托叶合生成鞘状，略抱茎；叶片阔卵形至卵状披针形，长5～14cm，宽3～7cm，先端短尖或渐尖，基部心形，略呈耳状或稍偏斜，全缘，两面无毛；花序下的2～3片叶常于夏初变为白色，呈花瓣状。总状花序生于茎上端与叶对生，白色；苞片近匙形或倒披针形；花两性，无花被；雄蕊6枚；雌蕊1，子房圆形，柱头4，向外反曲。蒴果近球形，表面多疣状凸起（图4-65）。

【分布】广西主要分布于宁明、邕宁、武鸣、马山、那坡、隆林、乐业等地。

◆ 图 4-65　三白草原植物图

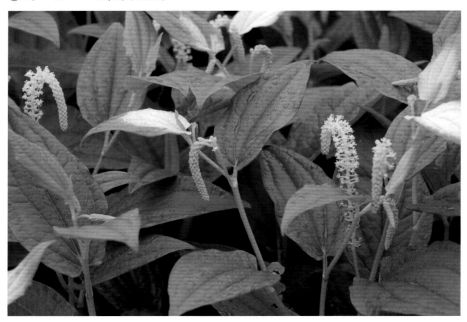

【采集加工】夏、秋季采收，除去泥沙、须根，鲜用或切段晒干。

【药材性状】茎圆柱形，有4条纵沟，1条较宽；断面黄色，纤维性，中空。叶多皱缩互生，展平后叶片卵形或卵状披针形，长4～14cm，宽2～7cm；先端尖，基部心形，全缘，基出脉5条；叶柄较长，有纵皱纹。有时可见总状花序或果序，棕褐色。蒴果近球形（图4-66）。气微，味淡。

【性味功用】味甘、辛，性寒。除湿毒，清热毒，消肿。主治水肿、黄疸，淋证，脚气，带下，痢疾，痈疮，湿疹，蛇咬伤。

【用法用量】内服：煎汤，10～30g，鲜品倍量。外用：鲜品适量，捣烂外敷，或捣汁涂。

【精选验方】

1.热淋、血淋：三白草15g，车前草、鸭跖草、白茅根、金钱草各30g，水煎服。

2.细菌性痢疾：三白草、马齿苋、白头翁各30g，水煎服。

3.湿热带下：鲜三白草160g（干品减半），水煎，冲甜酒酿汁，每日2次，空腹分服。忌食酸辣、芥菜。

4.痈疖初起：三白草15g，鱼腥草30g，水煎服；另取三白草叶加桐油适量，捣烂外敷。

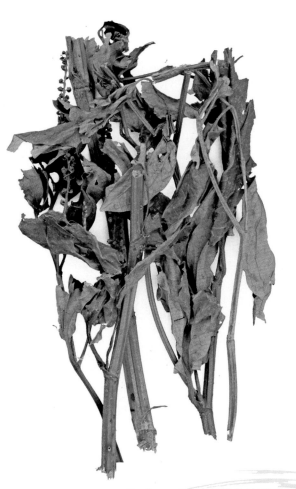

▲ 图4-66　三白草药材图

# 蛇床子

Shechuangzi
Fructus Cnidii

【壮名】Gosezcongzswj

【别名】蛇米，蛇珠，蛇粟，蛇床仁，蛇床实，气果，双肾子，野茴香

【来源】为伞形科植物蛇床 *Cnidium monnieri*（L.）Cuss. 的果实。

【植物形态】草本。茎圆柱形，中空，表面具深纵条纹，棱上常具短毛。根生叶具短柄，叶鞘短宽，边缘膜质，上部叶几乎简化成鞘状；叶片轮廓卵形至三角状卵形，长 3 ～ 8cm，宽 2 ～ 5cm，二至三回三出式羽状全裂；末回裂片线形至线状披针形。复伞形花序顶生或侧生；总苞片 6 ～ 10，线形至线状披针形，边缘膜质，有短柔毛；伞辐 8 ～ 25；小总苞片多数，线形，边缘膜质，具细睫毛；小伞形花序具花 15 ～ 20；萼齿不明显；花瓣白色，先端具内折小舌片；花柱基略隆起，花柱向下反曲。分生果长圆形（图 4-67）。

▼ 图 4-67　蛇床子原植物图

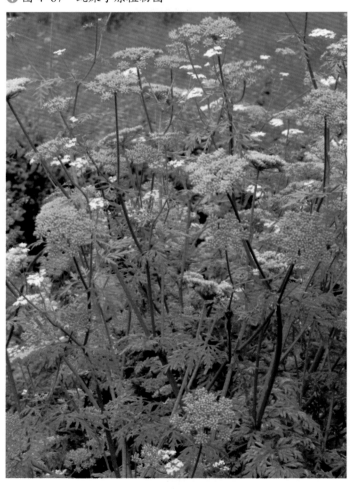

【分布】广西主要分布于隆安、龙州、上林、马山、河池、东兰、靖

西、平果。

【采集加工】果实成熟时采收。摘下果实晒干；或割取地上部分晒干，打落果实，筛净杂质。

【药材性状】果椭圆形，表面灰棕色或黄褐色，顶端有2枚向外弯曲的花柱基，基部有的具小果柄；分果背面有翅状突起的纵棱5条，接合面平坦，略内凹，中间有纤细的心皮柄附着；果皮松脆，揉搓易脱落；种子细小，显油性（图4-68）。气香，特异，味辛，嚼之有麻舌感。

【性味功用】味辛、苦，性温。除湿毒，祛风毒，补肾阳，杀虫，止痒。主治风湿痹痛，阳痿，不孕症，带下，阴痒，湿疹，疥癣。

【用法用量】内服：煎汤，3～9g；或入丸、散剂。外用：煎汤熏洗，或做成坐药、栓剂，或研细末调敷。

【精选验方】

1.阳痿：蛇床子、菟丝子、五味子各等份。上三味研末，蜜丸如枣大，饮服30丸，每日3次。

2.寒湿带下：蛇床子200g，山茱萸160g，南五味子120g，车前子90g，香附60g（俱用醋拌炒），枯白矾15g，血鹿胶15g（火炙酒淬），共为细末，山药打糊丸如枣大，每早空腹服15g。

3.妇人阴痒：蛇床子30g，白矾6g，水煎频洗。

4.小儿恶疮：蛇床子1g，腻粉0.9g，去须黄连0.3g。上药捣细为散，每用时，先以温盐洗疮令净，拭干，以生油涂之。

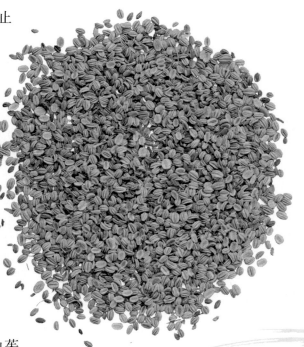

▲ 图4-68　蛇床子药材图

# 肾茶

Shencha
Herba Clerodendranthi Spicati

【壮名】Rummumhmeuz
【别名】猫须公，肾菜

【来源】为唇形科植物肾茶 *Clerodendranthus spicatus*（Thunb.）C. Y. Wu ex H. W.Li 的全草。

【植物形态】草本。茎直立，四棱形，被倒向短柔毛。叶对生；叶片卵形、菱状卵形或卵状椭圆形，长 2 ～ 8.5cm，宽 1 ～ 5cm，先端渐尖，基部宽楔形或下延至叶柄，边缘在基部以上具粗牙齿或疏圆齿，齿端具小突尖，两面被短柔毛及腺点。轮伞花序组成间断的总状花序；苞片圆卵形；花萼钟形，外面被微柔毛及腺点，花后增大；花冠浅紫色或白色，外面被微柔毛，上唇具腺点，花冠筒极狭，上唇大，外反，3 裂，中裂片较大；雄蕊 4，极度超出花冠筒外，前对略长；子房 4 裂，花柱长长地伸出，柱头 2 浅裂；花盘前方呈指状膨大。小坚果卵形，深褐色，具皱纹（图 4-69）。

◆ 图 4-69　肾茶原植物图

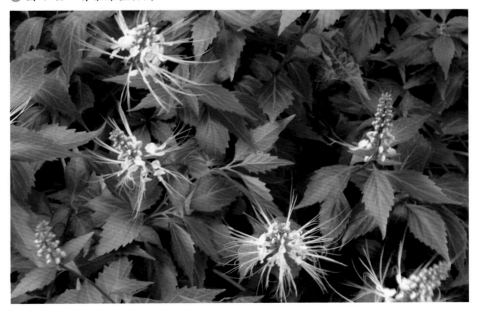

【分布】广西主要分布于贵港、藤县、南宁、武鸣。

【采集加工】在现蕾开花前采收为佳，宜选晴天，割下茎叶，晒至七成干后，于清晨捆扎成把（防止叶片脱落，再暴晒至全干即可）。

【药材性状】茎枝呈方柱形，节稍膨大；老茎表面灰棕色或灰褐色，有纵皱纹或纵沟；断面木质，周围黄白色，中央髓部白色。叶对生，皱缩，易破碎；完整者展平后呈卵形或卵状披针形，长 2 ～ 5cm，宽 1 ～ 3cm；先端尖，基部楔形，中部以上的叶片边缘有锯齿；叶脉紫褐色，两面呈黄绿色或暗绿色，均有小柔毛。轮伞花序每轮有 6 花，多已脱落（图 4-70）。气微，茎味淡，叶味微苦。

【性味功用】味甘、淡、微苦，性凉。除湿毒，清热毒，通水道。主治水肿，风湿痹痛，淋证，胆结石，尿路结石。

【用法用量】内服：煎汤，30 ～ 60g。

【精选验方】

1. 水肿：肾茶 60g，一点红、紫茉莉根各 30g，水煎服。

2. 尿路结石：肾茶、石韦各 30g，茅根 90g，水煎服。

3. 风湿痹痛：肾茶、杜仲、续断、牛膝、九节风各 10g，水煎服。

4. 胆结石：肾茶、金钱草、郁金、虎杖、茵陈、川楝子各 15g，水煎服。

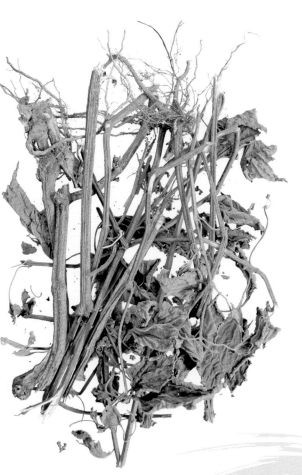

▲ 图 4-70　肾茶药材图

# 田基黄

Tianjihuang
Herba Hyperici Japonici

【壮名】Rumdenzgihvangz
【别名】地耳草，雀舌草，蛇喳口，
合掌草，跌水草，七寸金

【来源】为金丝桃科植物地耳草 *Hypericum japonicum* Thunb. ex Murray 的全草。

【植物形态】草本。茎丛生，有4棱，基部近节处生细根。单叶对生；无叶柄；叶片卵形或广卵形，长3～15mm，宽1.5～8mm，先端钝，基部抱茎，全缘，上面有微细透明油点。聚伞花序顶生而成叉状分歧；花小；萼片5，披针形或椭圆形，先端急尖，上部有腺点；花瓣5，黄色，卵状长椭圆形，约与萼片等长；雄蕊5～30枚，基部连合成3束，花柱3，丝状。蒴果椭圆形，成熟时开裂为3果瓣，外围近等长的宿萼（图4-71）。

▼ 图4-71 田基黄原植物图

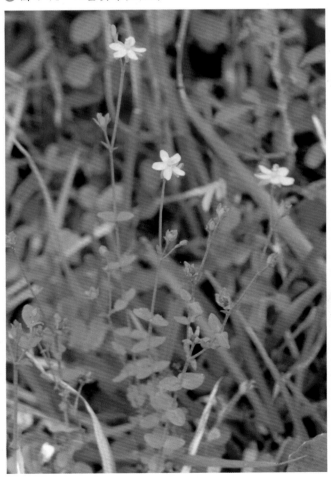

【分布】广西分布于各地。

【采集加工】春、夏季开花时采收全草，晒干或鲜用。

【药材性状】根须状，黄褐色。茎单一或基部分枝，光滑，具4棱，表面黄绿色或黄棕色；质脆，易折断，断面中空。叶对生，无柄；完整叶片卵形或卵圆形，全缘，具细小透明腺点，基出脉3～5条。聚伞花序顶生，花小，橙黄色（图4-72）。气无，味微苦。

【性味功用】味甘、微苦，性凉。除湿毒，清热毒，通龙路，消肿止痛。主治火眼，口疮，肺痈，黄疸，肠痈，泄泻，痢疾，痈疮，毒蛇咬伤，跌打损伤。

【用法用量】内服：煎汤，15～30g，鲜品30～60g，大剂量可用至90～120g；或捣汁。外用：捣烂外敷，或煎水洗。

【精选验方】

1. 口疮：鲜田基黄60g，捣烂取汁，以纱布浸汁洗涤口腔，每日1～2次，成人可含漱。

2. 肠痈：田基黄、半边莲各15g，泽兰、青木香各9g，败酱草、蒲公英30g，水煎服。

3. 痈疮肿毒：田基黄、芙蓉花叶各等份，研末，酒调敷患处。

4. 跌打损伤肿痛：田基黄30g，接骨木30g，水煎，加酒少许兑服。

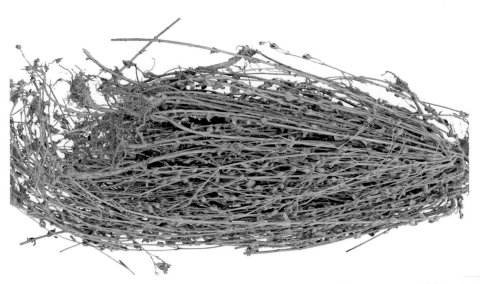

▲ 图4-72 田基黄药材图

# 土茯苓
Tufuling
Rhizoma Smilacis Glabrae

【壮名】Gaeulanghauh

【别名】禹余粮，刺猪苓，冷饭头，
土荟，尖光头，山奇良

【来源】为百合科植物土茯苓 *Smilax glabra* Roxb. 的根茎。

【植物形态】攀援灌木。茎光滑，无刺；根状茎粗厚、块状。叶互生；叶柄具狭鞘，卷须 2 条；叶片薄，革质，狭椭圆状披针形至狭卵状披针形，长 6～12cm，宽 1～4cm，先端渐尖，基部圆形或钝。伞形花序生于叶腋；在总花梗与叶柄之间有一芽；花序托膨大，花绿白色，六棱状球形；雄花外花被片近扁圆形，兜状，背面中央具纵槽，内花被片近圆形，边缘有不规则的齿；雄蕊靠合，与内花被片近等长，花丝极短；雌花外形与雄花相似，但内花被片边缘无齿，具 3 枚退化雄蕊。浆果熟时黑色，具粉霜（图 4-73）。

🔻 图 4-73　土茯苓原植物图

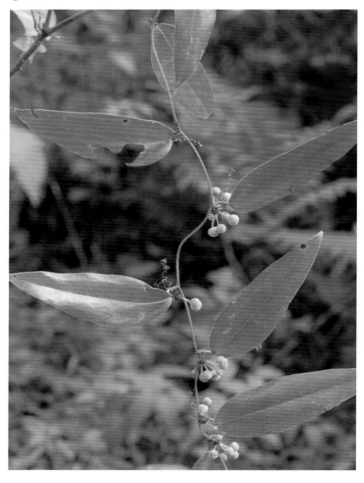

【分布】广西主要分布于田林、都安、南

130

宁、防城、博白、陆川、北流等地。

【采集加工】全年均可采挖，洗净，除去须根，切片晒干。

【药材性状】根茎近圆柱形，或不规则条块状，有结节状隆起。表面黄棕色、凹凸不平；突起尖端有坚硬的须根残基，分枝顶端有圆形芽痕，有时外表现不规则裂纹，并有残留鳞叶。质坚硬，难折断，切面类白色至淡红棕色，粉性，中间微见维管束点，并可见沙砾样小亮点；质略韧，折断时有粉尘散出，以水湿润有黏滑感（图4-74）。气微，味淡、涩。

【性味功用】味甘、淡，性平。除湿毒，通龙路、火路。主治风湿痹痛，水肿，梅毒，淋证，泄泻，痈疮，癣证，瘰疬，瘿瘤。

【用法用量】内服：煎汤，10～60g。外用：研末调敷。

【精选验方】

1. 梅毒：土茯苓 15g，薏苡仁、金银花、防风、木瓜、苦参、白鲜皮各 6g，皂荚子 5g，水煎服。

2. 癣证：土茯苓 30g，生槐花30g，甘草 9g，水煎服，每日 1 剂，日服 2 次；另可泡水代茶饮。

3. 淋证：鲜土茯苓 60g，苦参20g，虎杖 30g，夏枯草 30g，栀子15g，车前草 15g，萆薢 30g，萹蓄30g，滑石 30g，甘草 10g，水煎服，每日 1 剂，日服 2 次。

4. 筋骨拘挛疼痛：鲜土茯苓 80g，上药以水 600mL，煎取 400mL，不拘时候，徐徐服之。若患者服攻击之剂致伤脾胃气血，以此一味为主，外加对证之药。

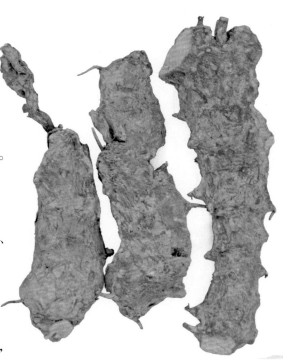

▲ 图 4-74　土茯苓药材图

# 溪黄草

Xihuangcao

Herba Isodi Lophanthoidis

【壮名】Goloedcaemj

【别名】熊胆草，血风草，溪沟草，
山羊面，土黄连，香茶菜，
山熊胆，黄汁草

【来源】为唇形科植物溪黄草 *Rabdosia serra*（Maxim）Hara 的全草。

【植物形态】多年生草本。根茎呈疙瘩状，向下密生须根。茎四棱，带紫色，密被微柔毛，上部多分枝。叶对生；叶片卵圆形或卵状披针形，先端近渐尖，基部楔形，边缘具粗大内弯的锯齿，两面脉上被微柔毛和淡黄色腺点。聚伞花序组成疏松的圆锥花序，密被灰色柔毛；苞片及小苞片卵形至条形；花萼钟状，外被柔毛及腺点，萼齿5，长三角形，近等大，与萼筒近等长，果时萼增大，呈宽钟形；花冠紫色，外被短柔毛，冠筒基部上方浅囊状，上唇4等裂，下唇舟形；雄蕊4，内藏；花柱先端2浅裂。小坚果阔倒卵形，先端具腺点及髯毛（图4-75）。

【分布】广西主要分布于那坡、灵山、岑溪、钟山、富川等地。

【采集加工】全年均可采

▼ 图4-75　溪黄草原植物图

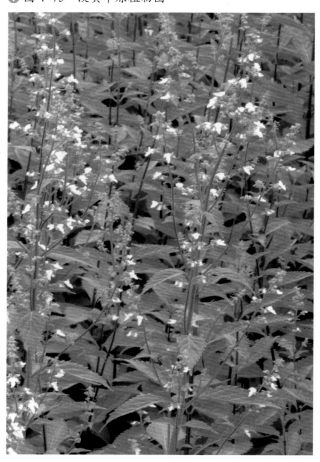

132

收，洗净，切段，晒干。

【药材性状】茎枝方柱形，密被倒向微柔毛。叶对生，常破碎，完整叶多皱缩，展开后呈卵形或卵状披针形，长 4～12cm，两面沿脉被微柔毛。聚伞花序具梗，由 5 至多数花组成顶生圆锥花序；苞片及小苞片狭卵形至条形，密被柔毛；花萼钟状，外面密被灰白色柔毛并夹有腺点，萼齿三角形，近等大，与萼筒等长；花冠紫色花冠筒近基部上面浅囊状（图 4-76）。味苦，气淡。

【性味功用】味苦，性寒。清热毒，除湿毒，通龙路，退黄。主治黄疸，胆囊炎，泄泻，痢疾，痈疮，跌打损伤。

【用法用量】内服：煎汤，15～30g。外用：捣敷，或研末擦。

【精选验方】

1. 急性黄疸型肝炎：溪黄草、酢浆草、铁线草适量，水煎服，每日 2 次。

2. 急性胆囊炎而有黄疸者：溪黄草、田基黄、茵陈、鸡骨草、车前草、金钱草各 20g，水煎服，每日 2 次。

3. 痢疾：溪黄草鲜叶 60g，捣汁冲服；或溪黄草、天香炉、野牡丹各 30g，水煎服。

4. 肠炎：鲜溪黄草叶适量，洗净，捣汁内服，每日 1 次，每次 5mL，儿童 3mL。

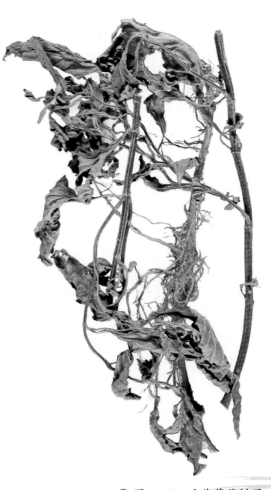

▲ 图 4-76 溪黄草药材图

# 锡叶藤

Xiyeteng
Herba Tetracerae Asiaticae

【壮名】Godaedcaeuj

【别名】锡叶，涩藤，涩沙藤，水车藤，
雪藤，糙米藤，擦锡藤，狗舌藤

【来源】为五桠果科植物锡叶藤 *Tetracera asiatica*（Lour.）Hoogl. 的茎叶。

【植物形态】常绿木质藤本。多分枝，枝条粗糙，嫩枝被毛，老枝秃净。单叶互生；叶柄有较多刚伏毛；叶革质，极粗糙，长圆形，椭圆形或长圆状倒卵形，长 4 ~ 14cm，宽 2 ~ 5cm，先端钝或稍尖，基部宽楔形或近圆形，常不等侧，中部以上边缘有小锯齿，两面被刚毛和短刚毛，用手触之有极粗糙感。圆锥花序顶生或生于枝顶叶腋内，被柔毛；苞片 1 个；花多数，萼片 5，离生，大小不等，无毛，仅边缘有睫毛；花瓣 3，卵圆形，与萼片近等长，白色；雄蕊多数，心皮 1，无毛，花柱突出雄蕊之外。蓇葖果成熟时黄红色，有残存花柱。种子 1，黑色，基部有碗状假种皮（图 4-77）。

▼ 图 4-77 锡叶藤原植物图

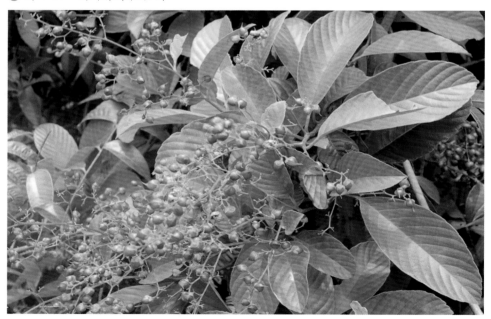

【分布】广西主要分布于武鸣、邕宁、龙州、防城、灵山、博白、桂平、平南、岑溪、苍梧等地。

【采集加工】全年均可采收，洗净，切段，晒干。

【药材性状】茎圆柱形，表面灰棕色，具浅纵沟和横向裂纹，栓皮极易剥离；剥离栓皮的表面呈淡棕红色，具浅纵沟和点状细根痕；质硬，断面木部灰棕色，射线淡黄棕色，有众多小孔。叶卷曲或皱褶，展开呈长圆形，先端急尖，基部近阔楔形，边缘中部以上具锯齿，上面灰绿色，下面浅绿色，叶脉下面突出，两面密布小突起，粗糙似砂纸，腹面具沟，薄革质（图4-78）。气微，味微涩。

【性味功用】味酸、涩，性平。除湿毒，调谷道，通龙路，收涩固脱。主治泄泻，痢疾，便血，脱肛，遗精，带下，子宫脱垂，跌打肿痛。

【用法用量】内服：煎汤，9～30g，大剂量可用至60g。外用：鲜叶、茎藤煎水洗，或鲜叶捣敷。

【精选验方】

1.红白痢：锡叶藤30g，分3次煎服。如仍未愈，再用6g，和木棉花6g、扭肚藤6g，服1～2次。湿热痢亦可。

2.腹泻：锡叶藤15g，大飞扬30g，水煎服。

3.子宫脱垂：锡叶藤、黄芪、五指毛桃、柴胡各15g，水煎服。

4.跌打肿痛：锡叶藤适量，捣烂敷患处。

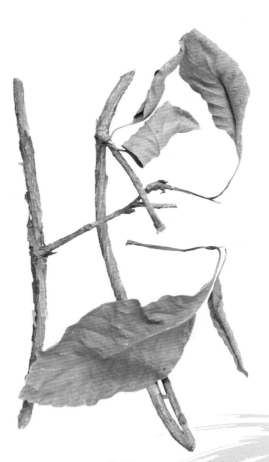

▲图4-78　锡叶藤药材图

# 豨莶

Xixian
Herba Siegesbeckiae Orientalis

【壮名】Hihsenhcauj

【别名】豨莶草，希仙，虾钳草，
铜锤草，土伏虱，牛人参

【来源】为菊科植物豨莶 *Siegesbeckia orientalis* L. 的地上部分。

【植物形态】草本。茎、枝被灰白色短柔毛。叶对生；基部叶花期枯萎；中部叶三角状卵圆形或卵状披针形，长 4～10cm，宽 1.8～6.5cm，先端渐尖，基部阔楔形，下延成具翼的柄，边缘有不规则的浅裂或粗齿，具腺点，两面被毛，三出基脉，侧脉及网脉明显；上部叶渐小，卵状长圆形，边缘浅波状或全缘，近无柄。头状花序多数，集成顶生的圆锥花序；总苞阔钟状；总苞片 2 层，叶质，背面被紫褐色头状具柄的腺毛；外层苞片 5～6 枚，线状匙形或匙形；内层苞片卵状长圆形或卵圆形；外层托片长圆形，内层托片倒卵状长圆形；花黄色；两性管状花上部钟状，上端有 4～5 卵圆形裂片。瘦果倒卵圆形，有 4 棱，先端有灰褐色环状突起（图 4-79）。

【分布】广西主要分布于贺州、昭平、藤县、岑溪、博白、龙州、隆安等地。

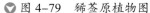 图 4-79　豨莶原植物图

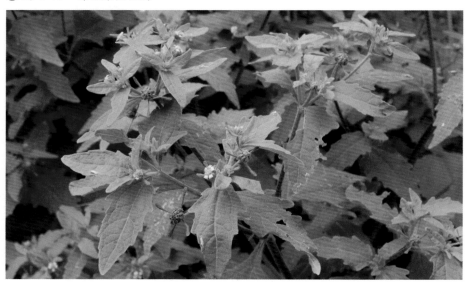

【采集加工】全年均可采收，洗净，切段，晒干。

【药材性状】茎圆柱形，表面灰绿色、黄棕色或紫棕色，有纵沟及细纵纹，节略膨大，密被白色短柔毛；质轻而脆，易折断，断面有明显的白色髓部。叶对生，多脱落或破碎；完整的叶片三角状卵形或卵状披针形，长4～10cm，宽1.8～6.5cm，先端钝尖，基部宽楔形下延成翅柄，边缘有不规则浅裂或粗齿；两面被毛，下表面有腺点。有时在茎顶或叶腋可见黄色头状花序（图4-80）。气微，味微苦。

【性味功用】味苦、辛，性寒，有小毒。除湿毒，祛风毒，清热毒，除瘴毒，通龙路。主治肝炎，风湿痹痛，瘫痪，高血压，神经衰弱，瘴病（疟疾），痈疮，风疹，湿疹，蛇虫咬伤。

【用法用量】内服：煎汤，9～12g，大剂量30～60g；或捣汁；或入丸、散。外用：捣敷，或研末撒，或煎水熏洗。

【精选验方】

1. 中风：豨莶1500g（酒蒸、晒9次），蕲蛇2条，人参、黄芪、枸杞子、川萆薢、白术、当归各200g，苍耳子、川芎、威灵仙、半夏各120g（以上诸药，用酒拌炒），沉香60g（不见火）。共13味，俱为细末，炼蜜丸如枣大，每早晚各服9g，白汤送下。

2. 疟疾：豨莶20g，柴胡15g，每日1剂，水煎分2次服，连服3天。

3. 急性黄疸型传染性肝炎：豨莶15g，山栀子3g，铁锈钉2枚。按病情可加三叶鬼针草适量。加水800mL，煎成300mL，每日1剂，水煎分2次服。

4. 痈疽肿毒：豨莶20g，乳香15g，白矾15g（烧），研末，每服6g，热酒调下，毒重者连进3剂，得汗妙。

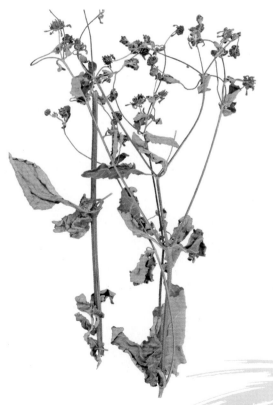

▲ 图4-80　豨莶药材图

137

# 仙人掌

Xianrenzhang
Caulis Opuntiae Dillenii

【壮名】Golinxvaiz

【别名】凤尾簕，龙舌，神仙掌，观音刺，观音掌，佛手刺

【来源】为仙人掌科植物仙人掌 *Opuntia dillenii*（Ker-Gaw.）Haw. 的茎。

【植物形态】灌木状肉质植物，常丛生。茎下部稍木质，近圆柱形，上部有分枝，具节；茎节扁平，倒卵形至长圆形，长 7～40cm，幼时鲜绿色，老时变蓝绿色，有时被白粉，其上散生小窠，每一小窠上簇生数条针刺和多数倒生短刺毛；针刺黄色，杂以黄褐色斑纹。叶退化成钻状，早落。花生于茎节顶部边缘，鲜黄色；花被片多数，外部的带绿色，向内渐变为花瓣状，广倒卵形；雄蕊多数，排成数轮，花丛浅黄色，花药 2 室；子房下位，1 室，花柱粗壮，柱头 6～8 裂，白色。浆果多汁，倒卵形或梨形，紫红色（图 4-81）。

◆ 图 4-81 仙人掌原植物图

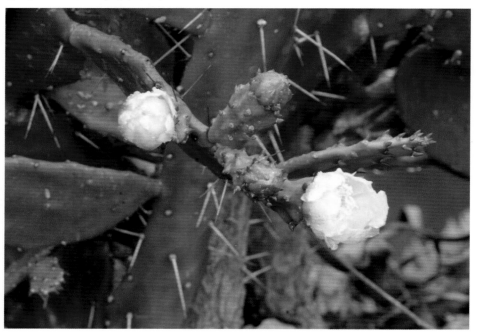

【分布】广西各地均有栽培。

【采集加工】四季可采。鲜用或切片晒干。

【药材性状】茎节扁平，多皱缩，倒卵形至长圆形，黄白色或棕黑色；其上散生小窠，小窠上簇生数条针刺和多数倒生短刺毛，针刺黄白色；表面不光滑，有窝点；质硬，易折断，断面不平坦，黄白色（图4-82）。气淡，味苦。

【性味功用】味苦，性寒。除湿毒，清热毒，通气道，通龙路，止血。主治咽喉痛，咳嗽，咯血，吐血，疟腮，胃痛，痢疾，乳痈，痈疮，癣证，蛇虫咬伤，烫伤，冻伤。

【用法用量】内服：煎汤，10～30g；或焙干研末，3～6g。外用：鲜品捣敷。

【精选验方】

1.胃痛：仙人掌30g，配猪肚炖服。

2.痞块腹痛：鲜仙人掌90g，去外面刺针，切细，炖肉服；外用仙人掌捣烂，和甜酒炒热，包患处。

3.痢疾：鲜仙人掌60g，马齿苋15g，水煎服。

4.支气管哮喘：仙人掌去皮和棘刺，蘸蜂蜜适量熬服。每日1次，每次服药为患者本人手掌之1/2大小，症状消失即可停药。

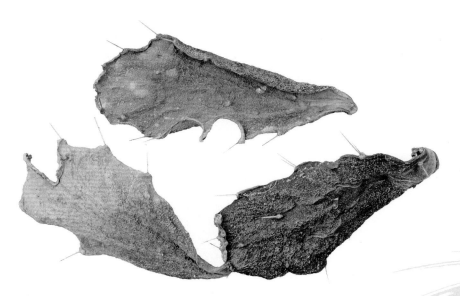

▲图4-82　仙人掌药材图

# 羊耳菊

Yang'erju
Herba Inulae Cappae

【壮名】Nyafaedmox

【别名】猪耳风，过山香，白羊耳，白牛
胆，金边草，大刀药，白背风

【来源】为菊科植物羊耳菊 *Inula cappa*（Buch.-Ham.）DC. 的地上部分。

【植物形态】亚灌木。茎直立，粗壮，全株被污白色或浅褐色绢状或绵状密茸毛。下部叶在花期脱落后留有被白色或污白色绵毛的腋芽。叶互生；叶片长圆形或长圆状披针形，长 10 ～ 16cm，先端钝或急尖，基部圆形或近楔形，边缘有小尖头细齿或浅齿，上面被基部疣状的密糙毛，下面被白色或污白色绢状厚茸毛。头状花序倒卵形，多数密集于茎和枝端成聚伞圆锥状；总苞片 5 层，外层较内层短，被白色或带褐色茸毛；小花黄色，外围花舌片短小或无舌片；中央筒状花狭漏斗状。瘦果长圆柱形，被白色长绢毛，冠毛褐黄色（图 4-83）。

【分布】广西各地均有分布。

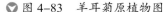 图 4-83　羊耳菊原植物图

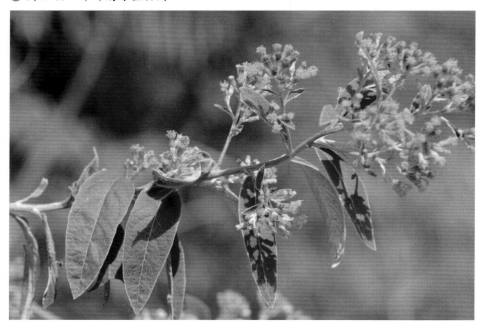

【采集加工】全年均可采收，鲜用或晒干。

【药材性状】茎圆柱形，少分枝，表面灰褐色至暗褐色，有细纵纹及凸起的椭圆形皮孔，叶痕明显，半月形，皮层易剥离；质硬，易折断，断面不平坦。叶片易脱落，常卷曲，展开后呈狭矩圆形或近倒卵形，长 7 ～ 9cm，宽 1.5 ～ 2cm，边缘有小锯齿，先端渐尖或钝形，基部浑圆或广楔形，上表面黄绿色，下表面黄白色，被白色绢毛。偶带有顶生或腋生的头状花序组成的伞房花丛，花小。瘦果具棱，有冠毛（图 4-84）。气香，味辛、微苦。

【性味功用】味辛、甘、微苦，性温。调气机，祛风毒，散寒毒，除湿毒，消肿痛。主治瘰病，瘿病，咳嗽，乳痈，肝炎，泄泻，痢疾，风湿痹痛，痔疮，湿疹，疥癣。

【用法用量】内服：煎汤，15 ～ 30g。外用：捣敷，或水煎洗。

【精选验方】

1.腰腿痛：羊耳菊 30g，胡枝子根 15g，大风藤、九节风各 9g，当归 18g，水煎 2 次分服。

2.痢疾：羊耳菊干叶 30g，水煎泡红糖服。

3.胆囊炎：羊耳菊、白花蛇舌草、牛皮消各 15g，连钱草 30g，石菖蒲 6g，皂角 3g，水煎分 3 次服。

4.痔疮、疥癣：羊耳菊 60g，煎水洗患处。

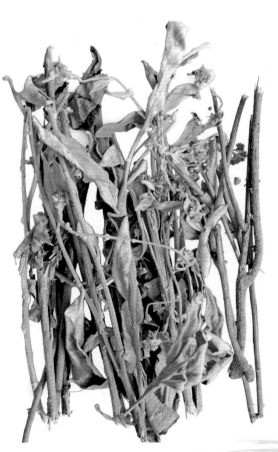

▲图 4-84 羊耳菊药材图

# 一点红
## Yidianhong
### Herba Emiliae Sonchifoliae

【壮名】Golizlungz

【别名】红背紫丁，羊蹄草，土公英，
叶下红，土黄连

【来源】为菊科植物一点红 *Emilia sonchifolia*（L.）DC. 的全草。

【植物形态】草本。茎紫红色或绿色。叶互生，无柄，叶片稍肉质，生于茎下部的叶卵形，长 5 ～ 10cm，宽 4 ～ 5cm，琴状分裂，边缘具钝齿，茎上部叶小，常全缘或有细齿，上面深绿色，下面常为紫红色，基部耳状，抱茎。头状花序，具长梗，为疏散的伞房花序，花枝常二歧分枝；花全为两性，筒状，花冠紫红色，5 齿裂；总苞圆柱状，苞片 1 层，与花冠等长。瘦果狭矩圆形，有棱；冠毛白色，柔软（图 4-85）。

● 图 4-85　一点红原植物图

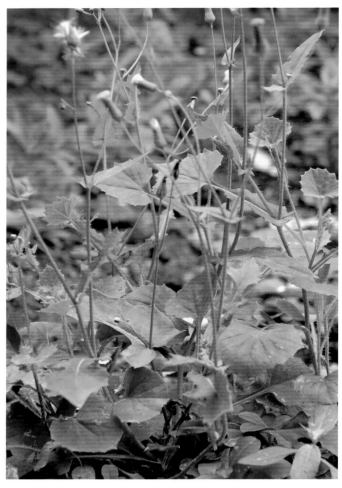

【分布】广西各地均有分布。

【采集加工】全年均可采，洗净，鲜用或晒干。

【药材性状】根茎细长，圆柱形，浅棕黄色。茎少分枝，细圆柱形，有纵纹，灰青色或黄褐色。

叶多皱缩，灰青色，基部叶卵形、琴形，上部叶较少，基部稍抱茎；纸质。头状花序干枯，花多已脱落，花托及总苞残存，苞片茶褐色，膜质。瘦果浅黄褐色，冠毛极多，白色（图4-86）。有干草气，味淡、略咸。

【性味功用】味苦，性凉。除湿毒，清热毒，散瘀肿。主治上呼吸道感染，咽痛，口疮，肺炎，乳痈，泄泻，痢疾，疳积，阴痒，淋证，痈疮，湿疹，跌打损伤。

【用法用量】内服：煎汤，9～18g，鲜品15～30g；或捣汁含咽。外用：煎水洗，或捣敷。

【精选验方】

1. 赤白痢、便血：一点红和猪精肉煎汤服之。

2. 泄泻：一点红、番桃叶各120g，加水适量，煎成250mL，每日2次，每次服50mL。

3. 妇人乳痈初起：鲜一点红茎叶1握，加红糖共捣烂，加热敷贴。

4. 无名肿毒：鲜一点红叶1握，加红糖捣烂敷贴，日换2次。

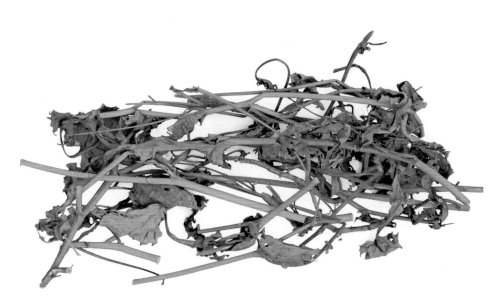

▲ 图 4-86　一点红药材图

143

# 薏苡仁
Yiyiren
Semen Coicis

【壮名】Haeuxroeg

【别名】薏仁，苡仁，珠珠米，水玉米，
益米，米仁，薏米，起实

【来源】为禾本科植物薏苡 *Coix lacryma-jobi* L. 的种仁。

【植物形态】草本。须根较粗。秆直立。叶片线状披针形，长可达 30cm，宽 1.5 ~ 3cm，中脉粗厚；叶鞘光滑，叶舌质硬。总状花序腋生成束；雌小穗位于花序之下部，外面包以骨质念珠状的总苞。能育小穗第 1 颖下部膜质，上部厚纸质，先端钝，第 2 颖舟形，被包于第 1 颖中；第 2 外稃短于第 1 外稃，内稃与外稃相似而较小；雄蕊 3，退化；雌蕊具长花柱。不育小穗退化成筒状的颖，雄小穗常 2 ~ 3 枚生于第 1 节，无柄小穗第 1 颖扁平，两侧内折成脊而具不等宽之翼，第 2 颖舟形，内稃与外稃皆为薄膜质；雄蕊 3；有柄小穗与无柄小穗相似。颖果外包坚硬的总苞，卵形或卵状球形（图 4-87）。

▼ 图 4-87　薏苡仁原植物图

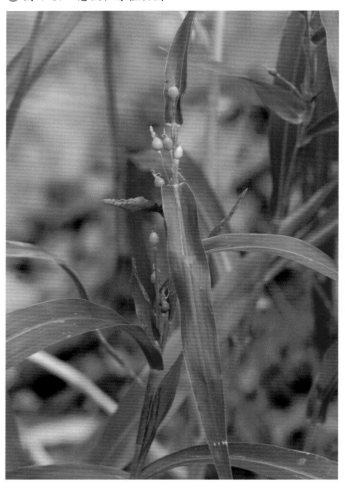

【分布】广西分布于

各地。

【采集加工】9～10月茎叶枯黄，果实呈褐色，大部成熟时，割下植株，集中立放3～4天后脱粒，筛去茎叶杂物，晒干或烤干，用脱壳机械脱去总苞和种皮，即得薏苡仁。

【药材性状】种仁宽卵形或长椭圆形，表面乳白色，光滑，偶有残存的黄褐色种皮；一端钝圆，另端较宽而微凹，有一淡棕色点状种脐；背面圆凸，腹面有1条较宽而深的纵沟；质坚实，断面白色，粉质（图4-88）。气微，味微甜。

【性味功用】味甘、淡，性微寒。除湿毒，清热毒，通谷道，舒筋骨。主治肺痈，水肿，风湿痹痛，筋脉拘挛，脚气，淋证，泄泻，带下，肠痈，扁平疣。

【用法用量】内服：煎汤，10～30g；或入丸、散；或浸酒、煮粥、做羹。健脾益胃，宜炒用；利水渗湿、清热排脓、舒筋除痹，均宜生用。

【精选验方】

1.鼻中生疮：薏苡仁、冬瓜煎汤当茶饮。

2.风湿痹痛：薏苡仁60g，研末，加粳米适量煮粥服。

3.风疹：薏苡仁、红糖各30g，赤小豆50g，大枣15个，水煎服，连服3剂。

4.乳痈：延胡索、薏苡仁各30g，黄酒200mL，煎至100mL，空腹服，出汗即验。

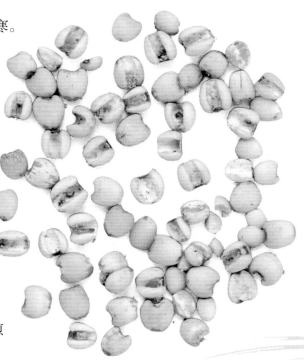

▲图4-88　薏苡仁药材图

# 玉叶金花

Yuyejinhua
Caulis Mussaendae Pubescentis

【壮名】Gaeubeizhau

【别名】山甘草，白茶，生肌藤，粘雀藤，
土甘草，凉藤，白头公

【来源】为茜草科植物玉叶金花 *Mussaenda pubescens* Ait. f. 的茎叶。

【植物形态】攀援灌木。叶对生和轮生；托叶三角形，长端渐尖，基部楔尖，上面无毛或被疏毛，下面密被短柔毛。聚伞花序顶生，稠密，有极短的总花梗和被毛的条形苞片；花5数，被毛，无梗，萼筒陀螺状，裂片条形，比萼筒长2倍以上，部分花的1枚萼片扩大成叶状，白色，宽椭圆形，具纵脉；花冠黄色，花冠管长2～2.5cm，裂片长约4mm，内面有金黄色粉末状小凸点。果肉质，近椭圆形（图4-89）。

【分布】广西主要分布于桂平、北流、博白、陆川、北海等地。

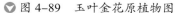 图 4-89 玉叶金花原植物图

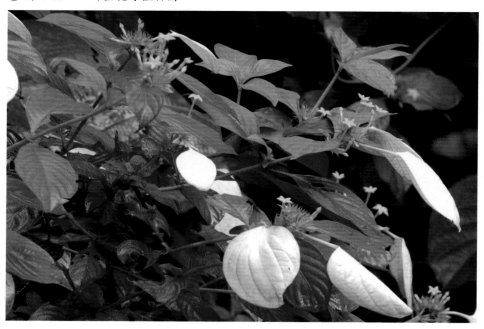

【采集加工】全年均可采收，割取地上茎叶，切段，晒干。

【药材性状】茎圆柱形，直径3～7mm，表面棕色或棕褐色，具细纵皱纹、点状皮孔及叶痕；质坚硬，不易折断，断面黄白色或淡黄绿色，髓部明显，白色（图4-90）。气微，味淡。

【性味功用】味甘、微苦，性凉。清热利湿，解毒消肿。主治中暑，痧病，咳嗽，咽痛，泄泻，痢疾，水肿，痈疮，烧烫伤。

【用法用量】内服：煎汤，15～30g，鲜品30～60g；或捣汁。外用：适量捣敷。

【精选验方】

1. 中暑：玉叶金花30g，水煎当茶饮。

2. 痧病：玉叶金花、猫耳朵、蒲公英、山芝麻各15g，益母草20g，金银花6g，水煎服。

3. 咳嗽：玉叶金花15g，福建胡颓子9g，水煎服，日2次。

4. 咽痛：鲜玉叶金花叶和食盐少许捣烂绞汁，频频咽下。

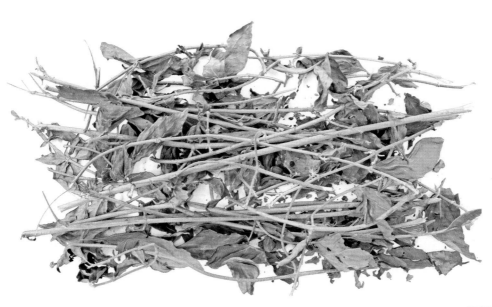

▲ 图4-90　玉叶金花药材图

# 巴戟天

Bajitian
Morindae Officinalis Radix

【壮名】Gaeusaejgaeq

【别名】大巴戟，巴戟，巴吉，鸡肠风

【来源】为茜草科植物巴戟天 *Morinda officinalis* How 的根。

【植物形态】木质藤本。根肉质肥厚，外皮黄褐色，多少收缩成念珠状。幼枝初被短粗毛，后变粗糙。叶对生，长椭圆形，长 6～10cm，宽 3～6cm，先端急尖，基部阔楔形，上面初被糙伏毛，下面沿中脉被短粗毛，脉腋内具短束毛；托叶鞘状，膜质。花 2～10 朵排成伞形花序；萼筒半球形，裂片大小不等；花冠白色，4 深裂；雄蕊 4 枚，着生于花冠管基部。聚合果近球形，红色（图4-91）。

◤ 图 4-91 巴戟天原植物图

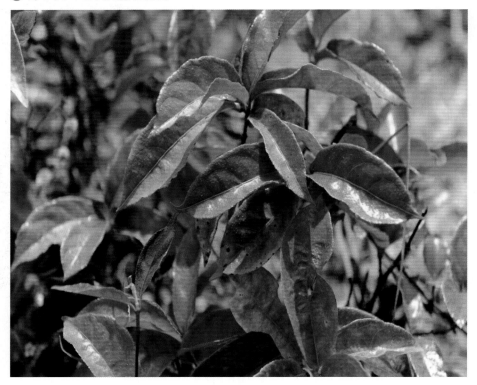

【分布】广西主要分布于防城、上思、横县、金秀。

【采集加工】全年均可采收，以秋、冬采收较好。挖取根部，除去细根，晒至六七成干，轻轻捶扁，将粗条者切段晒干。

【药材性状】根扁圆柱形，略弯曲，长度不等，直径 1～2cm；表面灰黄色，粗糙，具纵纹；外皮横向断裂而露出木部，形似连珠；质坚韧，断面不平坦，皮部淡紫色，木部黄棕色（图 4-92）。无臭，味甘、微涩。

【性味功用】味甘、辛，性微温。祛湿毒，除风毒，补肾阳，强筋骨。主治阳痿遗精，宫冷不孕，月经不调，少腹冷痛，风湿痹痛，筋骨痿软。

【用法用量】内服：煎汤，6～15g；或入丸、散；亦可浸酒、熬膏。

【精选验方】

1.风湿痹痛：巴戟天、杜仲、续断、牛膝、独活、桑寄生、秦艽各10g，水煎服。

2.筋骨萎软：巴戟天、熟地黄各10g，人参4g（或党参10g），菟丝子、补骨脂各6g，小茴香2g，水煎服。

3.阳痿、早泄：巴戟天、党参、覆盆子、菟丝子、神曲各9g，山药18g，水煎服。

4.遗尿：巴戟天30g，核桃仁20g，装入猪膀胱内，隔水炖熟后服食。

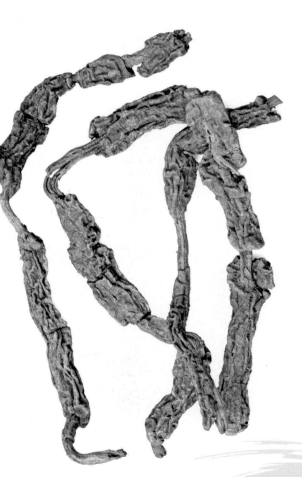

▲ 图 4-92 巴戟天药材图

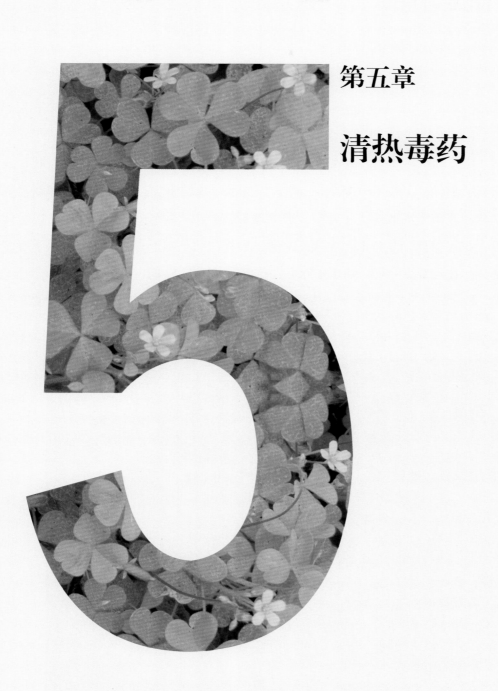

第五章

清热毒药

# 白花蛇舌草
Baihuasheshecao
Herba Hedyotidis

【壮名】Nyarinngoux

【别名】蛇舌草，矮脚白花蛇利草，羊须草，干打捶

【来源】为茜草科植物白花蛇舌草 *Hedyotis diffusa* Willd. 的全草。

【植物形态】草本。茎略带方形或扁圆柱形，基部多分枝。叶对生；叶片线形至线状披针形，长 1 ～ 3.5cm，宽 1 ～ 3mm，先端急尖；托叶膜质，基部合生成鞘状。花单生或成对生于叶腋；萼筒球形，4 裂，裂片长圆状披针形，边缘具睫毛；花冠白色，漏斗形，先端 4 深裂，裂片卵状长圆形；雄蕊 4，着生于冠筒喉部，与花冠裂片互生。蒴果扁球形，花萼宿存（图 5-1）。

【分布】广西主要分布于贺州、岑溪、容县、玉林、贵港、平南、金秀。

◆ 图 5-1　白花蛇舌草原植物图

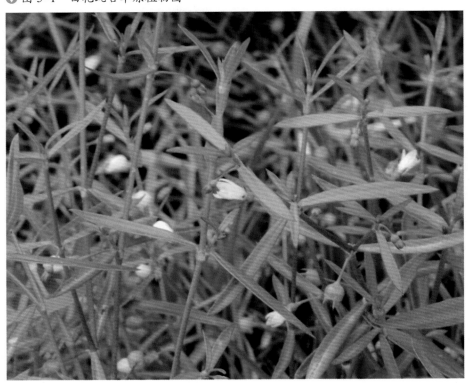

【采集加工】夏、秋季采集，洗净，鲜用或晒干。

【药材性状】全体扭缠成团状，灰绿色至灰棕色。主根细长，须根纤细，淡灰棕色。茎细，卷曲，质脆，易折断，中心髓部白色。叶多皱缩，破碎，易脱落。花、果单生或成对生于叶腋，花常具短而略粗的花梗。蒴果扁球形，宿萼顶端4裂，边缘具短刺毛（图5-2）。气微，味淡。

【性味功用】味苦、甘，性寒。解热毒，除湿毒，通龙路。主治咳嗽，咽痛，黄疸，痢疾，肠炎，肠痈，淋证，水肿，痈疮，毒蛇咬伤，癌肿。

【用法用量】内服：煎汤，15～30g，大剂量可用至60g；或捣汁。外用：适量捣敷。

【精选验方】

1.咽痛：鲜白花蛇舌草60g，水煎服，每日2次。

2.肠痈：白花蛇舌草30g，金银花、败酱草、红藤各15g，水煎服，每日2次。

3.疮疖肿毒：白花蛇舌草、一点红、野菊花各30g，金银花15g，水煎服，每日2次。

4.癌症：白花蛇舌草60g，薏苡仁30g，黄药子10g，乌药、龙葵各3g，乌梅6g，水煎服，每日2次。

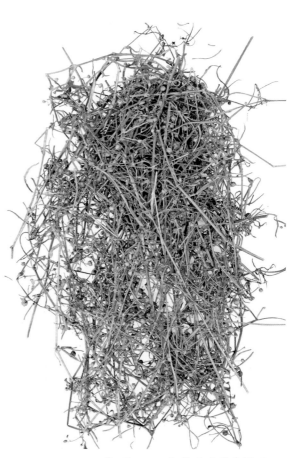

▲ 图5-2 白花蛇舌草药材图

# 斑鸠菊

Banjiuju
Caulis Vernoniae Cumingianae

【壮名】Gogaeufatsa

【别名】过山龙，惊风红，软骨山川，夜牵牛，大木菊，蔓斑鸡菊，虎三头，藤牛七

【来源】为菊科植物毒根斑鸠菊 *Vernonia cumingiana* Benth. 的藤茎。

【植物形态】攀援藤本。根粗壮。枝圆柱形，密被黄褐色柔毛；茎基部木质，具纵细沟纹。叶互生；叶柄密被锈色或灰褐色短茸毛和腺体；叶片卵形、椭圆状披针形至卵状披针形，长 5～21cm，宽 3～8cm，先端渐尖，有锐尖头，基部楔形、近圆形或稍心形全缘；上面无毛或沿中脉有疏柔毛，下面被密茸毛，侧脉 4～7 对，网脉明显。头状花序较大，2～7 个排成腋生或顶生圆锥状；总苞片 5 层，绿色，卵形或长圆形，先端钝至渐尖，外面有黄褐色茸毛，外层短，内层长圆形；花托平，被锈色短柔毛，具窝孔；花淡红或淡红紫色，花冠管状，具腺。瘦果圆柱形，有 10 条纵肋，有微毛；冠毛红褐色（图 5-3）。

◆ 图 5-3 斑鸠菊原植物图

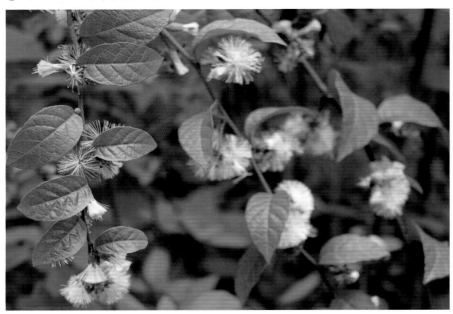

【分布】广西主要分布于南宁、武鸣、龙州、靖西、都安、宜山、罗城、来宾、柳江。

【采集加工】夏、秋季采收，洗净，切段晒干。

【药材性状】茎表面灰褐色，直径0.4～2.8cm，具较多的皮孔和纵沟；皮部棕褐色，木部灰白色，具放射状纹理，中央具较大白色的髓部；质坚韧，不易折断（图5-4）。气微，味苦，辛。有大毒。

【性味功用】味苦、辛，性微温，有毒。清热毒，调龙路，祛风毒。主治痧病，疟疾，喉痛，牙痛，风火赤眼，风湿痹痛，腰肌劳损，跌打损伤。

【用法用量】内服：煎汤，9～15g。外用：鲜品捣敷，或煎水洗，或含漱。

【精选验方】

1.牙痛：斑鸠菊根，切片，浸盐水内，每次含1片。

2.疟疾：鲜斑鸠菊15g，鲜黄皮叶、土常山、鲜土牛膝各30g，水煎服。

3.风湿痹痛：斑鸠菊15g，煲鸡蛋服（先将药煎好，再把鸡蛋打烂放入）。

4.跌打损伤：斑鸠菊适量，捣烂外敷患处。

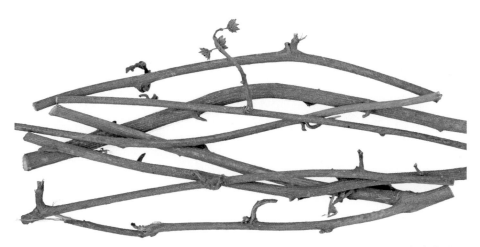

▲ 图5-4 斑鸠菊药材图

# 半边莲

Banbianlian
Herba lobeliae Chinensis

【壮名】Nomjsoemzsaeh

【别名】半边旗，半边菊，蛇舌草，
半边花，肺经草，金鸡舌

【来源】为桔梗科植物半边莲 *Lobelia Chinensis* Lour. 的带根全草。

【植物形态】多年生矮小草本。茎细长，多匍匐地面，在节上生根，分枝直立，无毛，折断有白色乳汁渗出。叶互生；叶片狭披针形或条形，长 8 ～ 25mm，先端急尖，全缘或有波状疏浅锯齿。花两性，通常 1 朵；花萼筒倒长锥形，裂片5，狭三角形；花冠粉红色或白色，喉部以下具白色柔毛，裂片 5，全部平展于下方，2 个侧裂片披针形，较长，中间 3 枚裂片椭圆状披针形，较短，雄蕊 5，花丝上部与花药联合，花丝下半部分离；雌蕊 1，子房下位，2 室。蒴果倒圆锥状。种子椭圆状，稍扁平，近肉色（图 5-5）。

【分布】广西主要分布于平乐、梧州、岑溪、北流、陆川、桂平、贵港、南

▼ 图 5-5　半边莲原植物图

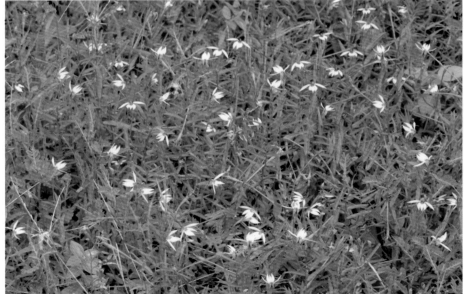

宁、隆林。

【采集加工】春、夏季采收，洗净，鲜用或晒干。

【药材性状】常缠结成团。根茎细长圆柱形；表面淡黄色或黄棕色，具细纵纹。茎细长，有分枝，灰绿色，节明显。叶互生，无柄；叶片多皱缩，绿褐色，展平后叶片成狭披针形或长条形，长 0.8 ～ 2.5cm，宽 2 ～ 5mm，叶缘具疏锯齿。花梗细长；花小，单生于叶腋（图 5-6）。气微，味微甘而辛。

【性味功用】味甘，性平。清热毒，通气道、水道，活血祛瘀，消肿止痛。主治毒蛇咬伤，痈肿疔疮，肿瘤，肝炎，蛊病（水蛊），扁桃体炎，子宫颈炎，乳腺增生，湿疹，足癣，跌打损伤，肠炎。

【用法用量】内服：煎汤，15 ～ 30g；或捣汁。外用：捣敷，或捣汁调涂。

【精选验方】

1. 癌症：半边莲、半枝莲、白花蛇舌草、茅根、凤尾草各 15g，藤梨根 60g，水杨梅根 30g，水煎服，每日 2 次。

2. 毒蛇咬伤：半边莲 30g，水煎服，另取鲜品适量捣敷涂伤口四周。

3. 湿疹：半边莲适量，煎水洗患处。

4. 跌打损伤：半边莲适量，捣烂敷患处。

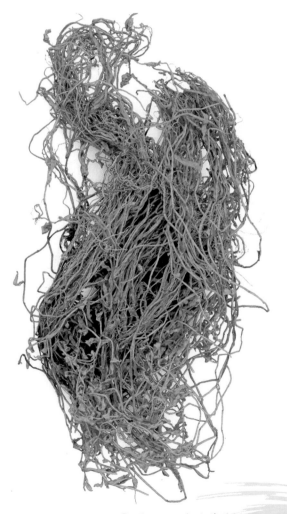

▲ 图 5-6　半边莲药材图

# 半枝莲

Banzhilian

Herba Scutellariae Barbatae

【壮名】Buenqcilienz

【别名】水韩信，耳挖草，狭叶韩信草

【来源】为唇形科植物半枝莲 *Scutellaria barbata* D.Don 的全草。

【植物形态】草本。茎四棱形。叶对生；叶片卵形、三角状卵形或披针形，长 1～3cm，宽 0.4～1.5cm，先端急尖或稍钝，基部宽楔形或近截形，边缘具疏浅钝齿，上面橄榄绿色，下面带紫色。花对生，偏向一侧；花萼外面沿脉有微柔毛，裂片具短缘毛；花冠蓝紫色，外被短柔毛，花冠筒基部囊状增大，向上渐宽，上唇盔状，下唇较宽，中裂片梯形，侧裂片三角状卵形；雄蕊4，花盘盘状，前方隆起，后方延伸成短子房柄；子房4裂。小坚果褐色，扁球形，具小疣状突起（图5-7）。

◆ 图5-7　半枝莲原植物图

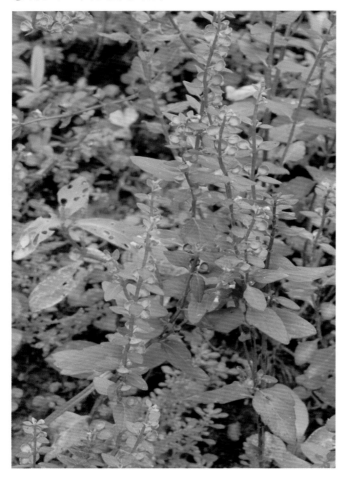

【分布】广西主要分布于上林、金秀、桂平、平南、藤县、昭平。

【采集加工】全年均可采收，洗净，切段，晒干。

【药材性状】根纤细。

茎四棱形，表面黄绿色至暗紫色。叶对生，皱缩，展平后呈卵状披针形，长 1 ～ 3cm，宽 0.4 ～ 1cm；被疏柔毛，上面深绿色，下面灰绿色。枝顶有偏于一侧的总状花序，具残存的宿萼，有时内藏 4 个小坚果。茎质软，易折断（图 5-8）。气微，味苦、涩。

【性味功用】味辛、苦，性寒。清热毒，通气道、水道，通龙路，止血。主治咽喉肿痛，肿瘤，肝炎，蛊病（水蛊），宫颈炎，乳腺增生，跌打损伤，痈疮肿毒，毒蛇咬伤，衄血，吐血，血淋。

【用法用量】内服：煎汤，15 ～ 30g，鲜品加倍；或入丸、散。外用：鲜品捣敷。

【精选验方】

1. 癌症：半枝莲、白花蛇舌草、茅根、凤尾草、半边莲各 15g，藤梨根 60g，水杨梅根 30g，水煎服，每日 2 次。

2. 蛊病（水蛊）：半枝莲、白花蛇舌草、绞股蓝各 15g，夏枯草、仙鹤草、七叶一枝花、穿山甲各 10g，水煎服，每日 2 次。

3. 宫颈炎：半枝莲、丝瓜叶、野菊花、紫花地丁各 30g，水煎，熏洗阴部。

4. 子宫肌瘤：半枝莲 30g，茯苓 20g，马齿苋 15g，三棱、莪术、夏枯草各 10g，水蛭、炮山甲（先煎）、桂枝各 6g，水煎服，每日 2 次。

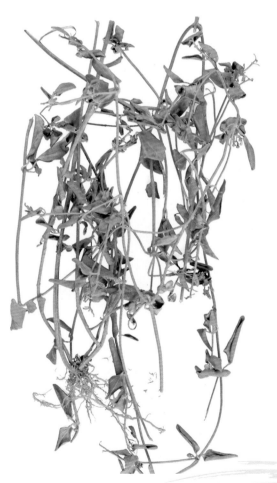

▲ 图 5-8　半枝莲药材图

# 蓖麻

Bima
Semen Ricini

【壮名】Gocoenghhoengz

【别名】草麻子，大麻子，红大麻

【来源】为大戟科植物蓖麻 *Ricinus communis* L. 的种子。

【植物形态】高大草本。幼嫩部分被白粉，绿色或稍呈紫色；无毛。单叶互生，具长柄；叶片盾状圆形，直径 15～60cm，掌状分裂至叶片的一半以下，裂片 5～11，卵状披针形至长圆形，先端渐失，边缘有锯齿，主脉掌状。圆锥花序与叶对生及顶生，下部生雄花，上部生雌花；花单性同株，无花瓣；雄花萼3～5裂；雄蕊多数，花丝多分枝；雌花萼3～5裂；子房3室，每室1个胚珠；花柱3，深红色2裂。蒴果球形，有软刺，成熟时开裂。种子长圆形，光滑有斑纹（图5-9）。

◆ 图 5-9　蓖麻原植物图

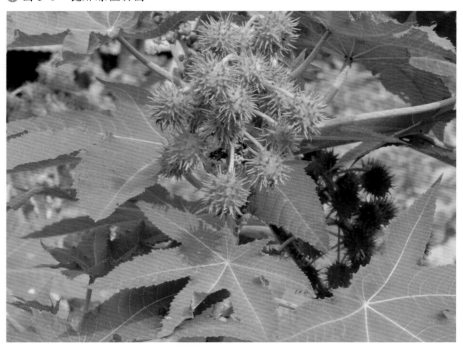

【分布】广西全区均有栽培。

【采集加工】秋季采收，连果实一起晒干，剥开果皮取种子备用。

【药材性状】种子椭圆形或卵形，稍扁，长 0.9～1.8cm，宽 0.5～1cm，表面光滑，有灰白色与黑褐色或黄棕色与红棕色相间的花斑纹；一面较平，一面较隆起，较平的一面有 1 条隆起的种脊，一端有灰白色或浅棕色突起的种阜；种皮薄而脆（图 5-10）。无臭，味微苦、辛。

【性味功用】味甘、辛，性平。有毒。清热毒，消肿拔毒，泻下导滞，通络利窍。主治痈疮，瘰疬，乳痈，疥疮，烫伤，水肿，便秘，口眼歪斜，跌打损伤。

【用法用量】内服：入丸剂，1～5g；或生研；或炒食。外用：捣敷，或调敷。

【精选验方】

1. 痈疮：蓖麻子、鲜野山药、糯米等量，水浸后捣烂敷患处。

2. 小儿脱肛：蓖麻子 100g，五倍子 20g，捣烂炒热，熨头顶（百会穴处），并从尾骶处向上熨治。

3. 便秘：蓖麻子、火麻仁、郁李仁各 15g，水煎服。

4. 跌打损伤：蓖麻子适量，捣烂敷患处。

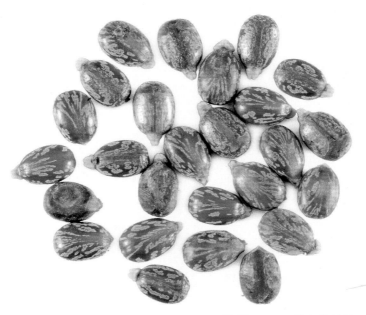

▲图 5-10　蓖麻药材图

# 薜荔

Bili

Herba Ficus Pumilae

【壮名】Gobili

【别名】常春藤，木莲藤，辟荸，石壁莲，木瓜藤，膨泡树

【来源】为桑科植物薜荔 *Ficus pumila* L. 的茎、叶。

【植物形态】攀援或匍匐灌木。叶二型；营养枝上生不定根，叶小而薄，叶片卵状心形，长约 2.5cm，繁殖枝上无不定根，叶较大，互生；托叶 2，披针形，被黄色丝状毛；叶片厚纸质，卵状椭圆形，长 5～10mm，宽 2～3.5cm，先端急尖至钝形，基部圆形至浅心形，全缘，上面无毛，下面被黄色柔毛；基出脉 3 条，网脉蜂窝状。花序托单生于叶腋，梨形或倒卵形，顶部截平，略具短钝头或为脐状突起；雄花和瘿花同生于一花序托内壁，花被片 2～3，雄蕊 2，花丝短，瘿花花被片 3，花柱侧生；雌花生于另一植株花序的内壁，花被片 4～5。瘦果近球形，有黏液（图 5-11）。

【分布】广西各地均有分布。

【采集加工】割取带叶的藤茎，除净杂质，晒干，扎成小捆。

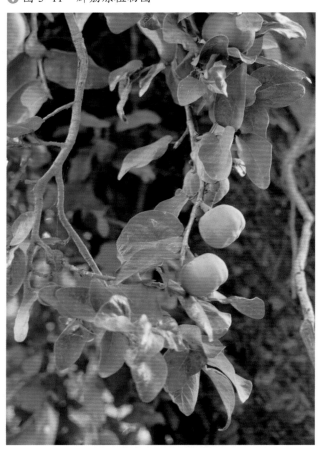

● 图 5-11　薜荔原植物图

【药材性状】茎圆柱形，节处具成簇状的攀援根及点状突起的根痕；叶互生，椭圆形，全缘，基部偏斜，上面光滑，深绿色，下面浅绿色，有显著突起的网状叶脉，形成许多小凹陷，被细毛；枝质脆或坚韧，断面可见髓部，呈圆点状，偏于一侧（图5-12）。气微，味淡。

【性味功用】味酸，性凉。清热毒，祛风毒，除湿毒，通龙路，调水道。主治风湿痹痛，泄泻，痢疾，淋证，水肿，疟疾，睾丸炎，闭经，咽喉肿痛，漆疮，痈疮肿毒，跌打损伤。

【用法用量】内服：煎汤，9～15g，鲜品60～90g；捣汁、浸酒，或研末服。外用：适量捣汁涂，或煎水熏洗。

【精选验方】

1. 风湿痹痛：薜荔15g，九节风、大钻、小钻各10g，水煎服。

2. 痈疮：薜荔15g，水煎服；另用薜荔鲜叶捣烂敷患处。

3. 水肿：薜荔、土牛膝、金钱草、车前草、一点红、大叶酢浆草各10g，水煎服。

4. 痢疾：薜荔、马齿苋各30g，水煎服。

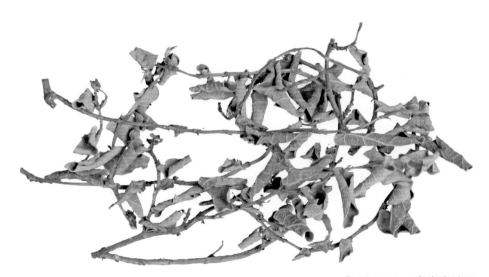

▲ 图5-12　薜荔药材图

# 冰糖草

Bingtangcao
Herba Scoparia Dulcis

【壮名】Nyadiengj

【别名】假甘草，土甘草，节节珠，
米碎草，叶上珠，通花草

【来源】为玄参科植物冰糖草 *Scoparia dulcis* L. 的全草。

【植物形态】草本。茎直立，常分枝，淡绿色，无毛。叶对生或轮生，近无柄；叶片菱状卵形或菱状披针形，长 5～35mm，宽达 15mm，枝上部较小而多，顶端钝，基部长渐狭，全缘或前半部有齿，两面无毛。花单朵或成对生于腋；花梗细；萼分生，齿 4，卵状长圆形，先端钝，边缘具睫毛；花冠小，白色，喉部生有密毛，花瓣 4，上方 1 枚稍大，钝头，缘有细齿；雄蕊 4，近等长。蒴果卵圆形至球形（图 5-13）。

◆ 图 5-13 冰糖草原植物图

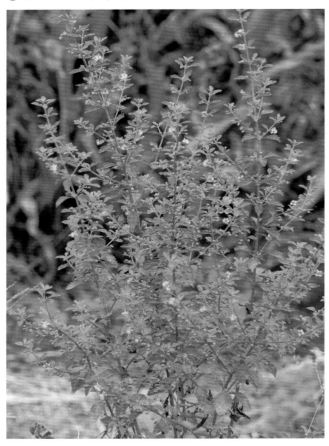

【分布】广西主要分布于武鸣、南宁、合浦、博白、北流、桂平、平南、藤县、岑溪。

【采集加工】全年均可采收，洗净，切段，晒干。

【药材性状】根圆柱形，表面淡黄色，有纵皱；质坚脆，断面破裂状，淡黄绿色；皮部甚薄，木部髓线较清晰。茎黄绿色，小枝有细条纹，光滑无毛。叶片多皱缩，展开成菱状卵形或菱状披针形，长5～35mm，宽达15mm。蒴果小球形，多开裂（图5-14）。

【性味功用】味甘，性凉。清热毒，调水道，消肿。主治咳嗽，泄泻，浮肿，小儿麻痹，湿疹，喉炎，丹毒。

【用法用量】内服：煎汤，20～50g，鲜者可用至150g。外用：适量捣敷。

【精选验方】

1. 喉炎：鲜冰糖草200g，捣汁调蜜服。

2. 咳嗽：鲜冰糖草50g，枇杷叶、百部、桔梗、陈皮各10g，水煎服。

3. 湿疹：鲜冰糖草适量，捣汁外擦。

4. 丹毒：鲜冰糖草100g，食盐少许，同捣烂，水煎服。

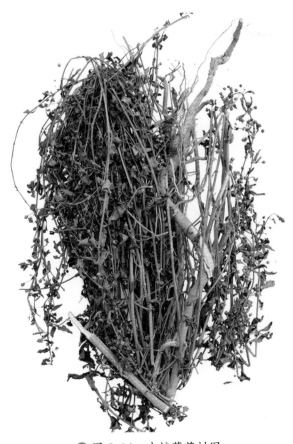

🔺 图5-14　冰糖草药材图

# 卜芥

Bujie
Rhizoma Alocasiae Cucullatae

【壮名】Gobiekbya

【别名】老虎耳，狼毒，老虎芋，
大附子，姑婆芋

【来源】为天南星科植物尖尾芋 *Alocasia cucullata*（Lour.）Schott 的根茎。

【植物形态】草木。地下茎粗壮，肉质；地上茎圆柱形，黑褐色，具环形叶痕。叶互生，叶柄由中部至基部扩大成宽鞘；叶片膜质至草质，深绿色，宽卵状心形，长 15～40cm，宽 10～18cm，先端尖，基部微凹，全缘，叶脉两面突起。花序柄稍粗壮，常单生；佛焰苞近肉质，管部长圆状卵形，淡绿色至深绿色，檐部狭舟状，边缘内卷，先端具狭长的凸尖，肉穗花序比佛焰苞短；雄花序位于上部，雌花的雌蕊子房 1 室，附属器淡绿色、黄绿色，狭圆锥形。浆果淡红色，球形（图 5–15）。

◆ 图 5–15　卜芥原植物图

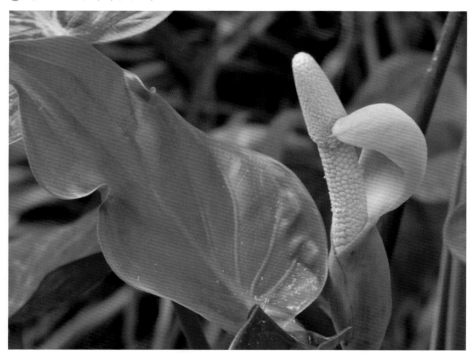

【分布】广西主要分布于隆林、龙州、南宁、桂林。

【采集加工】全年均可采收。挖取根茎，洗净，鲜用或切片晒干。

【药材性状】根状茎圆形或椭圆形，黑褐色，具环形叶痕，表面不平整，直径2.5～6cm，表面具皱纹；质轻，脆，易折断，断面白色，粗糙，呈颗粒状（图5-16）。气微，味辛，微苦，嚼之麻舌而刺喉。

【性味功用】味辛、微苦，性寒，大毒。清热毒，通龙路，止痛。主治痧病，钩端螺旋体病，痈疮，瘰疬，慢性骨髓炎，蛇虫咬伤。

【用法用量】内服：煎汤，3～9g（鲜品30～60g，需炮制，宜煎2小时以上）。外用：适量捣敷。

【精选验方】

1. 流感、伤寒：卜芥根状茎9g，水煎服，每日2次。

2. 痈疮、慢性骨髓炎：卜芥适量，白酒磨涂或鲜根茎捣敷。

3. 蛇虫咬伤：卜芥适量，捣烂敷患处。

4. 瘰疬：卜芥、浙贝母、夏枯草、连翘各10g，水煎服。

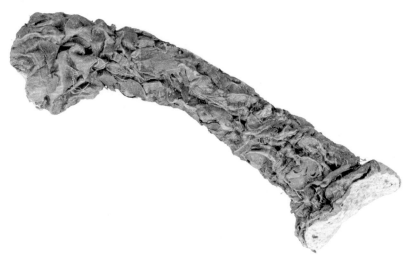

▲ 图5-16 卜芥药材图

167

# 布渣叶

Buzhaye
Folium Microci Paniculatae

【壮名】Bobuyez
【别名】破布叶，薜宝叶，瓜布木叶

【来源】为椴树科植物破布叶 *Microcos paniculata* L. 的叶。

【植物形态】灌木或小乔木。树皮粗糙，嫩枝有毛。单叶互生；叶柄被毛；托叶披针形；叶薄革质，卵状长圆形，长 8～18cm，宽 4～8cm，先端渐尖，基部圆形，两面初时有极稀疏星状柔毛，以后变秃净；三出脉的两侧脉从基部发出，向上行超过叶片中部，边缘有细钝齿。顶生圆锥花序，被星状柔毛；苞片披针形；萼片长圆形，外面有毛；花瓣长圆形，下半部有毛；雄蕊多数，比萼片短；子房球形。核果近球形或倒卵形，果柄短（图 5-17）。

【分布】广西主要分布于凌云、天等、龙州、武鸣、防城、北流、岑溪等地。

【采集加工】全年均可采收，洗净，切片，晒干。

🔻 图 5-17　布渣叶原植物图

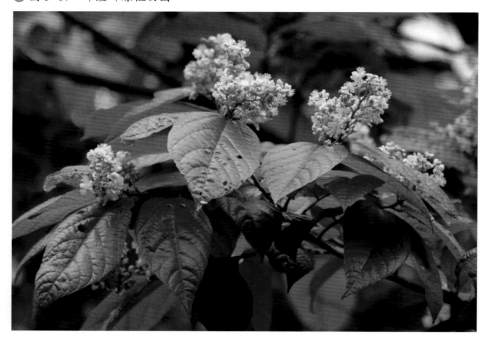

【药材性状】叶多皱缩、破碎；完整者展平后呈卵状长圆形或倒卵圆形，长8～18cm，宽4～8cm，黄绿色或黄棕色，先端渐尖，基部钝圆，边缘具细齿；基出脉3条，侧脉羽状，小脉网状；叶柄长7～12mm，叶脉及叶柄有毛茸（图5-18）。气微，味淡、微涩。

【性味功用】味酸、淡，性平。清热毒，除湿毒，通谷道。主治痧病，黄疸，纳呆，腹痛，泄泻，疮疡，蜈蚣咬伤。

【用法用量】内服：煎汤，15～30g，鲜品30～60g。外用：水煎洗，或捣敷。

【精选验方】

1.痧病：布渣叶15～30g，水煎服，每日2次。

2.黄疸：布渣叶、田基黄、茵陈各15～30g，水煎服，每日2次。

3.腹痛：布渣叶、鸭脚木皮、黄牛木叶、露兜簕根、岗梅根、白芍各适量，水煎当茶饮。

4.蜈蚣咬伤：布渣叶15～30g，水煎服。

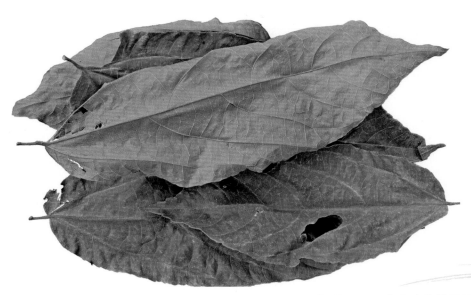

▲ 图5-18　布渣叶药材图

# 草龙

Caolong
Herba Ludwigiae Hyssopifoliae

【壮名】Gvahgya

【别名】水映草，水仙桃，香须公，化骨溶

【来源】为柳叶菜科植物草龙 *Ludwigia hyssopifolia*（G. Don）Exell 的全草。

【植物形态】一年生草本。全株无毛，茎直立，具 3 ～ 4 棱，分枝纤细。单叶互生；有柄或无柄；叶片披针形，长 1 ～ 6cm，宽 0.2 ～ 2.5cm，先端渐尖，基部狭楔形，侧脉 11 ～ 17 对，全缘。花腋生；萼片 4，披针形，3 脉；花瓣 4，黄色，长椭圆形，短于萼片；雄蕊 8；子房下位，花柱短，柱头扁球形。蒴果绿色或淡紫色，种子多数（图5-19）。

◆ 图 5-19 草龙原植物图

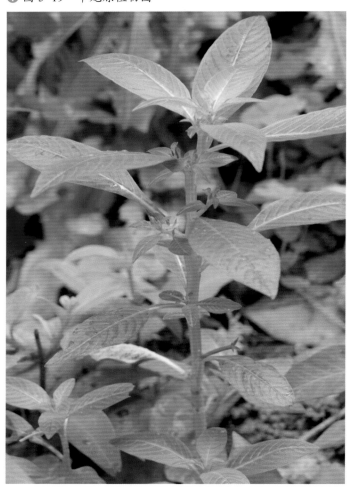

【分布】广西主要分布于平乐、昭平、苍梧、平南、北流、博白、贵港、南宁、武鸣。

【采集加工】全年均可采收，洗净，切段，晒干。

【药材性状】茎具纵棱，老茎黄褐色稍带红斑，多分枝，质脆，易折断。全株被柔毛。叶互生，几无柄；叶片皱缩，易碎，完整者展开后呈披针形或条状披针形，长 1 ～ 5cm，宽 0.1 ～ 2.5cm，先端渐尖，基部渐狭，全缘，两面密被柔毛（图 5-20）。味苦，微辛。

【性味功用】味辛、微苦，性凉。清热毒，祛风毒，利尿，凉血止血。主治痧病，咽痛，牙痛，口舌生疮，咯血，吐血，便血，崩漏，痢疾，水肿，淋证，疳积，痈疮。

【用法用量】内服：煎汤，10 ～ 30g。外用：捣敷，或煎汤含漱。

【精选验方】

1. 痧病：草龙 30g，水煎服。

2. 咯血、吐血、便血、崩漏：草龙 30g，加红糖煎服。

3. 痈疮：草龙全草 15g，水煎服，并用鲜草龙捣烂外敷。

4. 淋证：草龙 30g，车前草、金钱草、海金沙各 10g，水煎服。

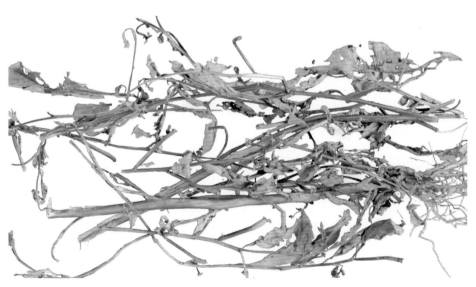

▲ 图 5-20　草龙药材图

# 穿心莲

Chuanxinlian
Herba Andrographis

【壮名】Nyafaenzlenz

【别名】一见喜，四支帮，榄核莲，苦胆草，斩龙剑，四方莲

【来源】为爵床科植物穿心莲 *Andrographis paniculata*（Burm.f.）Nees 的全草。

【植物形态】草本。茎具 4 棱，节处稍膨大。叶对生；叶片披针形或长椭圆形，先端渐尖，基部楔形，边缘浅波状，两面均无毛。总状花序顶生，集成大型的圆锥花序；苞片和小苞片披针形；萼有腺毛；花冠淡紫色，二唇形，上唇外弯，2 裂，下唇直立，3 浅裂，裂片覆瓦状排列，花冠筒与唇瓣等长；雄蕊 2，伸出，花药 2 室，药室一大一小，大的基部被髯毛，花丝有毛。蒴果扁，长椭圆形，中间具一沟，微被腺毛（图 5-21）。

【分布】广西各地均有栽培。

【采集加工】在播种当年 9～10 月花盛期和种子成熟初期采收。齐地割取全株晒干或割取全株后，摘下叶子分别晒干。

【药材性状】干燥全草多皱缩卷曲，叶片多破碎脱落。

◆ 图 5-21 穿心莲原植物图

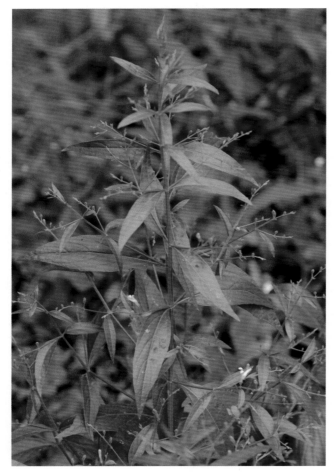

茎呈方柱形，多分枝，长50～70cm，节稍膨大；质脆，易折断。单叶对生，叶柄短或近无柄；叶片皱缩，易碎，完整者展平后呈披针形或卵状披针形，长3～12cm，宽2～5cm，先端渐尖，基部楔形下延，全缘或波状；上表面绿色，下表面灰绿色，两面光滑（图5-22）。气微，味极苦。

【性味功用】味苦，性寒。清热毒，调气道，通火路，消肿止痛。主治痧病，发热，咳喘，百日咳，肺痈，咽痛，黄疸，淋证，丹毒，痈疮，湿疹，毒蛇咬伤。

【用法用量】内服：煎汤，9～15g，单味大剂量可用至30～60g；研末，每次0.6～3g，装胶囊吞服或开水送服。外用：捣烂，或制成软膏涂敷患处，或水煎滴眼、耳。

【精选验方】

1. 蛇虫咬伤：新鲜穿心莲、蓝菜各15g，捣烂取汁冲米酒服，渣敷伤口周围。

2. 咽痛：穿心莲、射干15g，泡茶饮。

3. 痢疾、泄泻：穿心莲、白头翁、马齿苋各15g，水煎服。

4. 痈疮：穿心莲12g，水煎服。

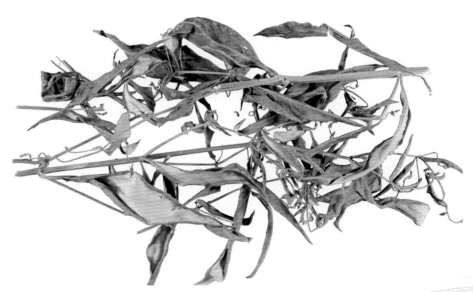

# 垂盆草

Chuipencao
Herba Sedi Sarmentosi

【壮名】Nyafaengzbengj
【别名】山护花，半拉莲，佛指中，
瓜子草，地蜈蚣草

【来源】为景天科植物垂盆草 *Sedum sarmentosum* Bunge 的全草。

【植物形态】肉质草本。不育茎匍匐，接近地面的节处易生根。叶常为 3 片轮生；叶片倒披针形至长圆形，长 15～25mm，宽 3～7mm，先端近急尖，基部下延，狭而有距，全缘。聚伞花序顶生，花小；萼片 5 裂，宽披针形，不等长；花瓣 5，黄色，披针形至长圆形；雄蕊 10，2 轮，比花瓣短；鳞片 5，楔状四方形，先端稍微凹；心皮 5，长圆形，略叉开。蓇葖果（图 5-23）。

【分布】广西主要分布于马山、河池、柳江、昭平、钟山等地。

【采集加工】全年均可采收，洗净，切段，晒干。

◥ 图 5-23 垂盆草原植物图

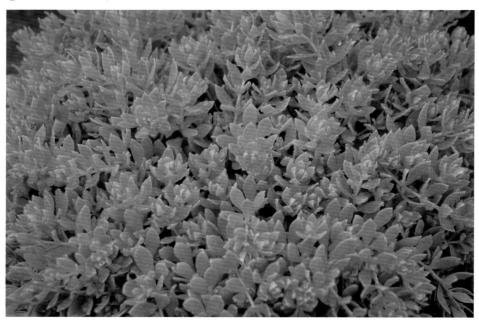

【药材性状】干燥全草稍卷缩。根细短，茎纤细，棕绿色。茎上有10余个稍向外凸的褐色环状节，节上有残留不定根，先端有时带花；质地较韧或脆；断面中心淡黄色。叶片皱缩，易破碎并脱落；完整叶片呈倒披针形至矩圆形，棕绿色。花序聚伞状；小花黄白色（图5-24）。气微，味微苦。

【性味功用】味甘、淡、微酸，性凉。清热毒，除湿毒，消肿。主治肝炎，淋证，泄泻，痢疾，咽痛，肺痈，痈肿。

【用法用量】内服：煎汤，15～30g，鲜品50～100g。外用：捣敷，或研末调擦，或取汁外涂，或煎水湿敷。

【精选验方】

1. 肝炎、黄疸：垂盆草、绞股蓝、田基黄各15g，水煎服。

2. 痈疮：鲜垂盆草100g，捣烂外敷患处；另取垂盆草鲜草50g，捣汁冲服。

3. 淋证：垂盆草、草龙、车前草各30g，水煎服。

4. 泄泻：垂盆草、地桃花、石榴皮各15g，水煎服。

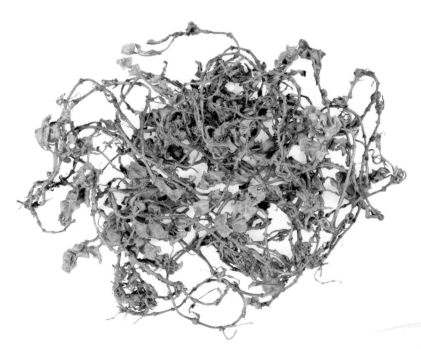

图5-24　垂盆草药材图

# 椿白皮

Chunbaipi
Cortex Toonae Sinensis

【壮名】Meizseihgauh

【别名】香椿皮，椿皮，春颠皮

【来源】为楝科植物香椿 *Toona sinensis* （A.Juss.）Roem. 的树皮。

【植物形态】落叶乔木。树皮暗褐色，成片状剥落，小枝有时具柔毛。偶数羽状复叶互生，有特殊气味；叶柄红色，基部肥大；小叶 8 ～ 10 对；叶片长圆形至披针状长圆形，长 8 ～ 15cm，宽 2 ～ 4cm，基部偏斜，圆形或阔楔形，全缘或有疏锯齿，上面深绿色，无毛，下面色淡，叶脉或脉间有长束毛。花小，两性，圆锥花序顶生；花芳香；花萼短小，5 裂；花瓣 5，白色，卵状椭圆形；退化雄蕊 5，与 5 枚发育雄蕊互生；子房上位，5 室，花盘远较子房短。蒴果椭圆形或卵圆形，先端开裂为 5 瓣。种子椭圆形，一端有翅（图 5-25）。

【分布】广西各地均有分布。

【采集加工】树皮全年可剥，切片、晒干备用。

【药材性状】树皮呈半卷筒状或片状，厚 0.2 ～ 0.6cm；外表面红棕色或棕褐色，有纵纹及裂隙，有的可见圆形细小皮孔；内表面棕色，有细纵纹；质坚

◆ 图 5-25　椿白皮原植物图

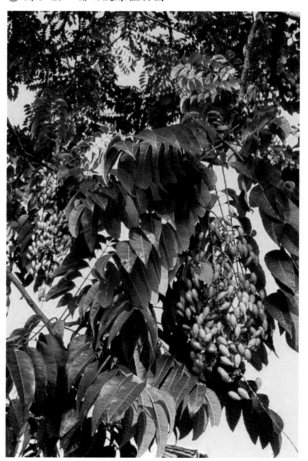

硬，断面纤维性，呈层状（图5-26）。有香气，味淡。

【性味功用】味苦、涩，性微寒。清热毒，除湿毒，止血，杀虫。主治泄泻，痢疾，便血，崩漏，淋证，带下，肠道寄生虫病，癣证。

【用法用量】内服：煎汤，6～15g；或入丸、散。外用：煎水洗，或熬膏涂，或研末调敷。

【精选验方】

1. 痢疾：椿白皮150g，槐角200g，白矾100g，研末，每次15g，热米汤调服。

2. 淋证：椿白皮15g，车前草20g，川柏9g，水煎服。

3. 带下：椿白皮、千里光、蛇床子各30g，水煎坐浴。

4. 癣证：鲜椿白皮60g，水煎洗擦患处。

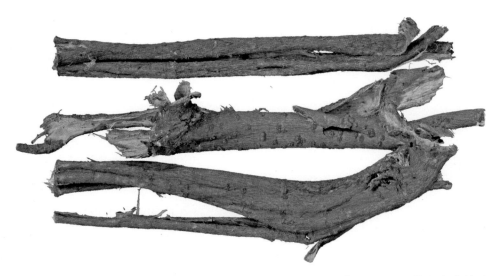

▲ 图5-26 椿白皮药材图

# 刺苋

Cixian

Herba Amaranthis Spinosi

【壮名】Byaeklwgen

【别名】野苋菜，刺苋菜，土苋菜，
猪母菜，野勒苋，刺刺草，
野刺苋菜，酸酸苋

【来源】为苋科植物刺苋 *Amaranthus spinosus* L. 的全草。

【植物形态】草本。茎有纵条纹，有时呈红色，下部光滑，上部稍有毛。叶互生；叶柄在其旁有2刺；叶片卵状披针形或菱状卵形，长4～10cm，宽1～3cm，先端圆钝，基部楔形，全缘或微波状，先端有细刺。圆锥花序腋生及顶生；花单性，雌花簇生于叶腋，呈球状；雄花集为顶生的直立或微垂的圆柱形穗状花序；花小，苞片常变形成2个锐刺；花被片绿色，先端急尖，边缘透明；萼片5；雄蕊5；柱头3，有时2个。胞果长圆形，在中部以下为不规则横裂，包在宿存花被片内（图5-27）。

◆ 图 5-27　刺苋原植物图

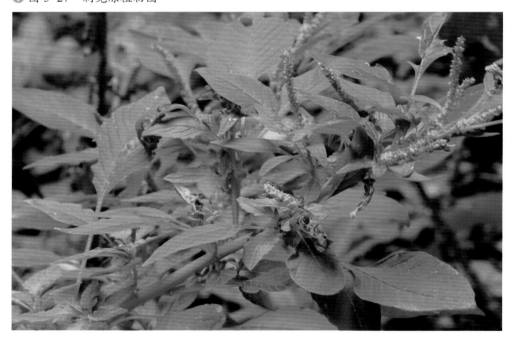

【分布】广西各地均有分布。

【采集加工】春、夏、秋三季均可采收，洗净，鲜用或晒干。

【药材性状】主根长圆锥形，有的具分枝，稍木质。茎圆柱形，多分枝，棕红色或棕绿色。叶互生，叶片皱缩，展平后呈卵形或菱状卵形，长4～10cm，宽1～3cm，先端有细刺，全缘或微波状；叶柄与叶片等长或稍短，叶腋有坚刺1对。雄花集成顶生圆锥花序，雌花簇生于叶腋。胞果近卵形，盖裂（图5-28）。气微，味淡。

【性味功用】味甘，性微寒。清热毒，除湿毒，止血，消痈。主治胃出血，便血，痔疮，胆囊炎，胆石症，痢疾，泄泻，带下，淋证，咽痛，湿疹，痈疮，蛇咬伤。

【用法用量】内服：煎汤，9～15g，鲜品30～60g。外用：捣敷，或煎汤熏洗。

【精选验方】

1. 胃出血：刺苋、地桃花、地榆各15g，水煎服。

2. 痈疮：刺苋、紫花地丁、紫苏叶、木黄连、苍耳根、茅根、大青叶、藤黄连、金银花、板蓝根各10g，水煎服。

3. 带下：刺苋、黄柏、椿根皮各30g，水煎服。

4. 湿疹：刺苋鲜品适量，水煎外洗。

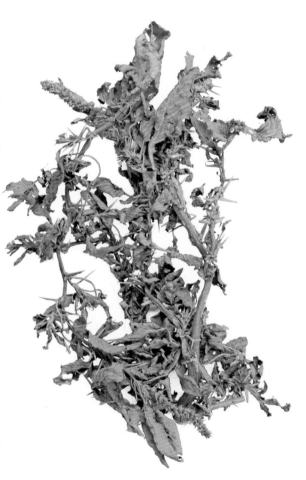

▲ 图5-28　刺苋药材图

# 酢浆草
Cujiangcao
Herba Oxalidis Corniculatae

【壮名】Rumsanhyezsonh

【别名】酸箕，酸浆草，酸味草，酸酸草，酸迷迷草，六叶莲，三梅草，老鸦酸

【来源】为酢浆草科植物酢浆草 *Oxalis corniculata* L. 的全草。

【植物形态】草本。茎细弱，常褐色，匍匐或斜生，被柔毛。托叶明显；小叶3片，倒心形，长 4～10mm，先端凹，基部宽楔形，上面无毛，叶背疏生贴伏毛，脉上毛较密，边缘具贴伏缘毛；无柄。花单生或数朵组成腋生伞形花序；花黄色，萼片长卵状披针形，先端钝；花瓣倒卵形，先端圆，基部微合生；雄蕊的花丝基部合生成筒。蒴果近圆柱形，略具 5 棱，有喙，熟时弹裂（图 5-29）。

▼ 图 5-29　酢浆草原植物图

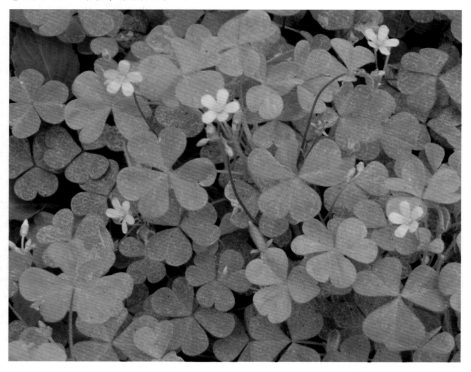

【分布】广西全区均有分布。

【采集加工】全年均可采收，洗净，切段，晒干。

【药材性状】茎、枝被疏长毛。叶纸质，皱缩或破碎，棕绿色。花黄色，萼片、花瓣均5枚。蒴果近圆柱形，有5条棱，被柔毛，种子小，扁卵形，褐色（图5-30）。具酸气，味咸而酸、涩。

【性味功用】味酸，性寒。清热毒，除湿毒，通龙路，散瘀消肿。主治衄血，吐血，黄疸，泄泻，淋证，痢疾，带下，尿血，月经不调，跌打损伤，咽痛，痈疮，湿疹，疥癣，痔疮，麻疹，烫火伤，蛇虫咬伤。

【用法用量】内服：煎汤，9～15g，鲜品30～60g；或研末；或鲜品绞汁饮。外用：煎水洗、捣烂敷、捣汁涂，或煎水漱口。

【精选验方】

1. 尿血：酢浆草、五爪金龙、海螵蛸、旱莲草各15g，水煎服。

2. 黄疸：酢浆草、路边菊、地耳草、田基黄、卷柏鲜全草各30g，水煎服。

3. 跌打损伤、蛇虫咬伤、烧烫伤：鲜酢浆草适量，捣烂取汁服，渣外敷（蛇伤敷伤口周围）。

4. 咽痛：鲜酢浆草60g，水煎服。

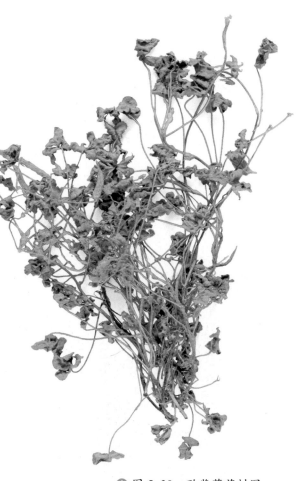

▲ 图5-30 酢浆草药材图

# 大飞扬

Dafeiyang
Herba Euphorbiae Hirtae

【壮名】gocehyuengz

【别名】大飞羊，飞扬，神仙对座草，节节花，大号乳仔草，蚝刈草，猫仔癀，大乳草

【来源】为大戟科植物飞扬草 *Euphorbia hirta* Linn. 的全草。

【植物形态】草本。被硬毛，含白色乳汁。枝常淡红色或淡紫色；匍匐状或扩展。叶对生；托叶小，线形；叶片披针状长圆形至卵形或卵状披针形，长 1～4cm，宽 0.5～1.3cm，先端急尖而钝，基部圆而偏斜，边缘有细锯齿，稀全缘，中央常有一紫色斑，两面被短柔毛。杯状花序多数密集成腋生头状花序；花单性；总苞宽钟状，外面密被短柔毛，顶端 4 裂；腺体 4，漏斗状，有短柄及花瓣状附属物；雄花具雄蕊 1；雌花子房 3 室，花柱 3。蒴果卵状三棱形，被短柔毛（图 5-31）。

▼ 图 5-31　大飞扬原植物图

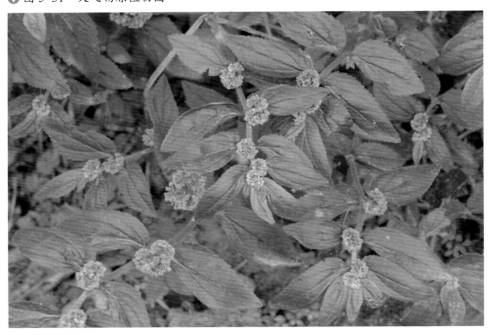

【分布】广西各地均有分布。

【采集加工】夏、秋间采收，晒干。

【药材性状】地上部分被粗毛。根细长而弯曲，表面土黄色。老茎近圆柱形，嫩茎稍扁或具棱；表面土黄色至浅棕红色或褐色；质脆，易折断，断面中空。叶皱缩，展平后呈椭圆状卵形至近棱形，完整叶长 1～4cm，宽 0.5～1.3cm，灰绿色至褐绿色，先端急尖，基部偏斜，边缘有细锯齿，有 3 条较明显的叶脉。杯状聚伞花序密集呈头状，腋生。蒴果卵状三棱形（图 5-32）。无臭，味淡、微涩。

【性味功用】味苦、涩，性平。清热毒，除湿毒，通龙路，调谷道。主治风湿痹痛，睾丸肿痛，咳嗽，盗汗，泄泻，遗精，尿频，瘰疬，湿疹，疥癣，烫伤，痈疮。

【用法用量】内服：煎汤，15～30g。外用：捣敷，或煎水洗。

【精选验方】

1. 湿疹：大飞扬、樟木各 6g，大耳棱 10g，蛇藤 12g，三角泡、蛇床子、火炭母各 15g，水煎外洗。

2. 乳痈：大飞扬、了哥王各适量，洗净，加红糖少许捣烂外敷患处。

3. 痢疾：大飞扬、凤尾草、白头翁各 15g，水煎服。

4. 烫伤：大飞扬鲜品适量，捣烂敷患处。

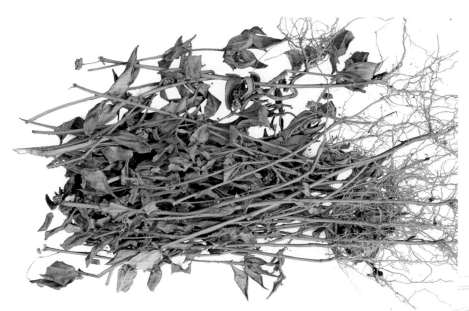

▲ 图 5-32 大飞扬药材图

# 大金花草

Dajinhuacao
Herba Stenolomatis Chusani

【壮名】Gutnit

【别名】野黄连，擎天藏，青蕨，金花草，
牙齿芒，乌韭蕨

【来源】为鳞始蕨科植物乌蕨 *Stenoloma chusanum*（L.）Ching 的全草。

【植物形态】陆生型蕨类。根茎短，横走，密生深褐色钻形鳞片。叶近生；叶柄禾秆色，有光泽；叶片厚草质，近圆状披针形或狭卵形，长 20～45cm，宽 5～12cm，二回羽状深裂；羽片 10～15 对，基部的对生，其余互生，有柄，阔披针形，先端长渐尖至近尾状，长 5～12cm，宽 2.5～5cm；二回羽片 6～10 对，互生，有柄，羽片近卵形，先端渐尖，二回羽状深裂，长 2～3cm，宽 1～1.5cm；末回羽片 2～3 对，互生，倒卵形、阔楔形或近菱形，长 5～10mm，宽 4～5mm，两侧有 1～2 对楔形裂片；叶脉二叉分枝。孢子囊群小，生子裂片先端的小脉先端，每裂片 1～2 枚；囊群盖厚纸质，杯形或浅杯形，口部全缘或多少啮断状（图 5-33）。

◆ 图 5-33　大金花草原植物图

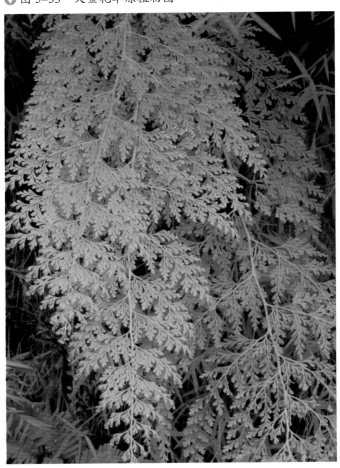

【分布】广西主要分布

184

于马山、上林、武鸣、邕宁、宾阳、博白、陆川、平南、藤县、苍梧、梧州、恭城、资源、凤山、乐业、隆林等地。

【采集加工】全年均可采收，洗净，切段，晒干。

【药材性状】根茎粗壮，表面密被赤褐色钻状鳞片，上方近生多数叶，下方有众多紫褐色须根。叶柄呈不规则的细圆柱形，表面光滑，禾秆色或基部红棕色，有数条角棱及一凹沟；叶片披针形，三至四回羽状分裂。略皱褶；棕褐色至深褐色，小裂片楔形，先端平或1～2浅裂；孢子囊群1～2个着生于每个小裂片无端边缘（图5-34）。气微，味苦。

【性味功用】味微苦，性寒。清热毒，除湿毒，止血。主治痧病，咳嗽，咽痛，泄泻，痢疾，肝炎，带下，痈疮，疖腮，口疮，烫火伤，毒蛇咬伤，湿疹，各种血证。

【用法用量】内服：煎汤，15～30g，鲜品30～60g。外用：捣敷，或研末外敷，或煎汤洗。

【精选验方】

1.泄泻：大金花草30g，地桃花、石榴皮各10g，水煎服。

2.肝炎：大金花草、虎刺、扇叶铁线蕨各30g，水煎服。

3.烧烫伤：大金花草炒焦，研细末，食油调擦。

4.湿疹：大金花草鲜品适量，水煎洗患处。

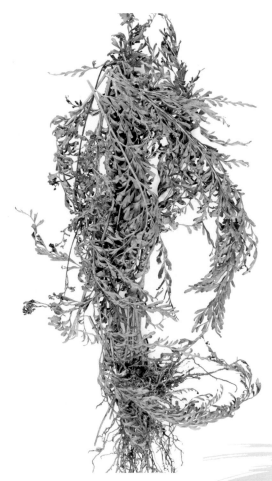

▲ 图5-34　大金花草药材图

185

# 大叶钩藤

Dayegouteng
Uncariae Macrophyllae Cum Uncis
Ramulus

【壮名】Gogouhdwngz

【别名】钩藤，钩藤勾，金钩藤，挂钩藤，
　　　钩丁，倒挂金钩，双钩藤

【来源】为茜草科植物大叶钩藤 *Uncaria macrophylla* Wall. 的带钩茎枝。

【植物形态】木质藤本。小枝四棱柱形。叶腋有成对或单生的钩，向下弯曲，先端尖。叶对生，叶片大，革质，具短柄；叶片卵形、卵状长圆形或椭圆形，长 10～16cm，宽6～12cm，先端渐尖，基部宽楔形，全缘，上面光亮，下面在脉腋内常有束毛，略呈粉白色；托叶2深裂，裂片条状钻形。头状花序单个腋生或为顶生的总状花序式排列；花黄色，花萼裂片线状长圆形；花冠合生，上部5裂，裂片外被粉状柔毛；雄蕊5；子房下位。蒴果倒卵形或椭圆形，被疏柔毛，有宿存萼（图5-35）。

【分布】广西主要分布于防城、上思、崇左、邕宁、南宁、隆安、平果、靖西、巴马等地。

【采集加工】全年均可采

◆ 图 5-35　大叶钩藤原植物图

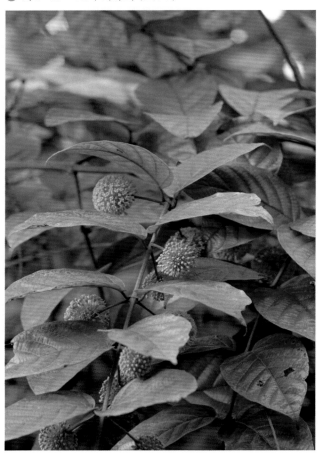

收，去叶切段，晒干。

【药材性状】茎枝方柱形，两侧有较深的纵沟，直径2～5mm；表面灰棕色至浅棕色，被褐色毛，尤以节部及钩端明显；钩长1.7～3.5cm，向内深弯几成半圆形，末端膨大成小球；断面髓部通常中空，偶有髓（图5-36）。

【性味功用】味甘、微苦，性微寒。清热毒，祛风毒。主治小儿惊风，夜啼，眩晕，头痛。

【用法用量】内服：煎汤，6～30g，不宜久煎；或入散剂。

【精选验方】

1.风湿热痹：大叶钩藤、无瓣枣、青牛胆、宽筋藤各30g，加酒1000mL，浸泡1个星期后内服，每次10～20mL。

2.风寒湿痹：大叶钩藤叶或藤、苦胆汁、小黄散、蝉翼藤、长序岩豆树各等量，捣烂包敷患处。

3.头目胀痛：大叶钩藤30g，水煎服。

4.小儿惊风：大叶钩藤、蝉衣、珍珠母各12g，水煎服。

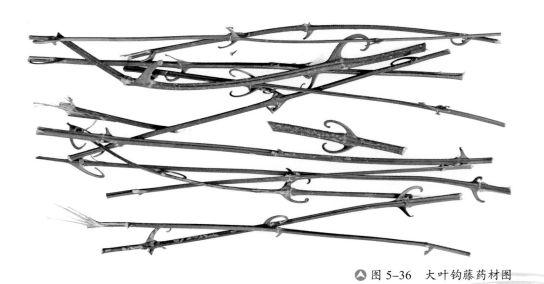

▲ 图5-36 大叶钩藤药材图

# 大叶蛇总管

Dayeshezongguan
Herba Rabdosiae Nervosae

【壮名】Bozojbyaj

【别名】蓝花柴胡，藿香，山薄荷，铁菱角

【来源】为唇形科植物显脉香茶菜 *Rabdosia neruosa*（ Hemsl. ）C. Y. Wu et H. W. Li 的全草。

◆ 图 5-37　大叶蛇总管原植物图

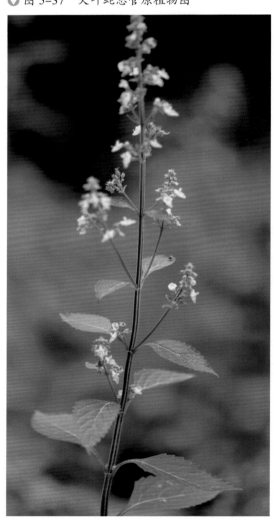

【植物形态】草本。茎方形，全株被毛。叶对生；椭圆状卵形或披针状卵形，长 3～8cm，宽 1～3.5cm，先端渐尖或急尖，边缘有粗锯齿，基部渐狭，下延于叶柄；叶背有透明腺点，脉上有短柔毛。圆锥状聚伞花序，对生于叶腋或顶生于株端；苞片披针形；花紫色或淡红色，唇形；花萼钟状，有 5 齿和 10 条脉纹；花冠上唇反折，4 裂，下唇船形，基部狭；雄蕊 4，二强；花柱 2 裂。小坚果宽倒卵形，褐色，有腺点，顶端有毛，外有宿萼（图 5-37）。

【分布】广西主要分布于那坡、灵山、岑溪、贺州、钟山、富川。

【采集加工】7～9 月采收，鲜用或切段晒干。

【药材性状】茎呈四棱形，具槽，不分枝或少分枝；质脆，易折断，断面黄棕色，髓部大，白色。叶对生，灰绿色，多皱缩，破碎；完整叶片展平后呈披针形至狭披针形，长1.5～7cm，宽0.5～2cm，边缘具粗浅齿；叶脉明显。花蓝色（图5-38）。味微辛、苦。

【性味功用】味苦，性寒。清热毒，除湿毒。主治肝炎，痈疮，湿疹，瘙痒。

【用法用量】内服：煎汤，25～100g。外用：煎水洗。

【精选验方】

1.肝炎：大叶蛇总管30g，丹参15g，瓜子金、田基黄各10g，水煎服。

2.瘙痒：鲜大叶蛇总管适量，水煎洗患处。

3.烧烫伤：鲜大叶蛇总管适量，捣烂外敷患处。

4.毒蛇咬伤：鲜大叶蛇总管适量，捣烂敷伤口周围。

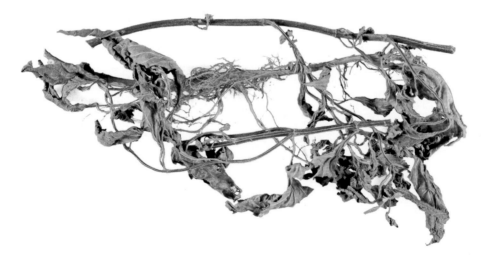

△ 图5-38 大叶蛇总管药材图

# 淡竹叶

Danzhuye
Herba Lophatheri

【壮名】Godancuzyez

【别名】竹叶门冬青，山鸡米，金竹叶，
长竹叶，山冬、地竹，淡竹米，
林下竹

【来源】为禾本科植物淡竹叶 *Lophatherum gracile* Brongn. 的全草。

【植物形态】草本。根状茎粗短，坚硬。须根近顶端或中部常肥厚成纺锤状的块根。秆纤弱，多少木质化。叶互生，广披针形，长 5 ～ 20cm，宽 1.5 ～ 3cm，先端渐尖或短尖，全缘，基部近圆形或楔形而渐狭缩成柄状或无柄，平行脉多条，并有明显横脉；叶鞘边缘光滑或具纤毛；叶舌短小，质硬，有缘毛。圆锥花序顶生，分枝较少，疏散；小穗线状披针形；颖长圆形，具 5 脉，先端钝，边缘薄膜质，第 1 颖短于第 2 颖；外稃较内颖长，披针形，先端具短尖头，具 5 ～ 7脉，内稃较外稃短，膜质透明。颖果纺锤形，深褐色（图 5-39）。

▼ 图 5-39　淡竹叶原植物图

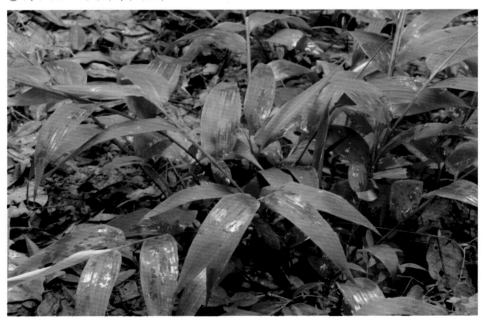

190

【分布】广西主要分布于天等、田阳、乐业、凤山、东兰、金秀、富川、苍梧、藤县、平南、容县、桂平、贵港、玉林、博白。

【采集加工】全年均可采收，切段，晒干。

【药材性状】茎圆柱形，表面淡黄绿色，有节，节上抱有叶鞘，断面中空。叶多皱缩卷曲，展开叶片披针形，长5～20cm，宽1～3cm；表面浅绿色或黄绿色，叶脉平行，具横行小脉，形成长方形的网格状，下表面尤为明显；叶鞘开裂，外具纵条纹，沿叶鞘边缘有白色长柔毛。体轻，质柔韧（图5-40）。气微，味淡。

【性味功用】味甘、淡，性寒。清热毒，通水道，除烦。主治痧病，口舌生疮，牙龈肿痛，小儿惊啼，淋证。

【用法用量】内服：煎汤，9～15g。

【精选验方】

1. 痧病：淡竹叶、野黄皮根、桑枝、香薷各10g，水煎服。

2. 癃闭：淡竹叶、老鼠拉冬瓜各10g，路边菊、黄花菜根、铺地稔各15g，车前草、海金沙各20g，水煎服。

3. 小儿夜啼：淡竹叶3g，蝉蜕、灯心草各2g，水煎服。

4. 牙龈肿痛：淡竹叶6g，生石膏20g，生地黄、黄柏、黄芩、升麻、玄参各10g，水煎服。

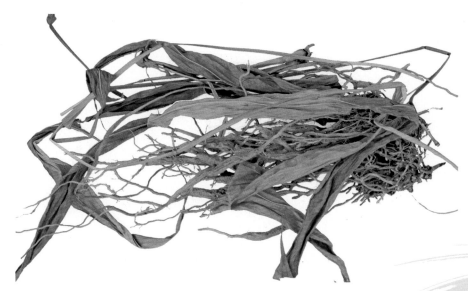

▲图5-40　淡竹叶药材图

# 地菍

Dinie
Herba Melastomatis Dodecandri

【壮名】Gonimreih
【别名】山地菍，地红花，铺地菍，红地茄，落地稔，地稔藤，地茄，地捻

【来源】为野牡丹科植物地菍 *Melastoma dodecandrum* Lour. 的全草。

【植物形态】矮小灌木。茎匍匐上升，地上各部被糙伏毛。叶对生；叶片坚纸质，卵形或椭圆形，长 1～4cm，宽 0.8～3cm，先端急尖，基部广楔形；基出脉 3～5 条。聚伞花序顶生，基部有叶状总苞 2；花萼管被糙伏毛，裂片披针形，边缘具刺毛状缘毛，裂片间具一小裂片；花瓣淡紫色至紫红色，菱状倒卵形，上部略偏斜，先端有 1 束刺毛，被疏缘毛；雄蕊 5 长、5 短，长者药隔基部延伸，弯曲，末端具 2 小瘤；短者药隔不延伸，药隔基部具 2 小瘤；子房下位，先端具刺毛。蒴果坛状球形，平截，近先端略缢缩，肉质，不开裂，宿存萼被糙伏毛（图 5-41）。

◆ 图 5-41　地菍原植物图

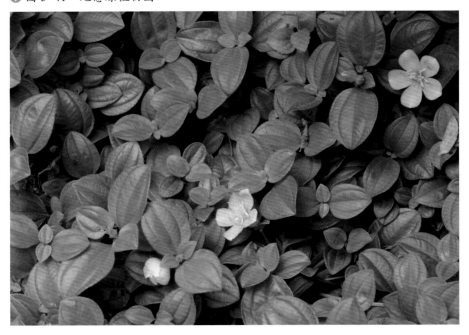

【分布】广西全区均有分布。

【采集加工】夏、秋季采收全株，洗净，鲜用或晒干。

【药材性状】茎四棱形，多分枝，表面灰褐色，扭曲，有纵条纹，节处有细须根。叶深绿色，多皱缩破碎，展开后呈卵形或椭圆形，长 1～4cm，宽 0.8～3cm，仅上面边缘和下面脉上生极疏的糙伏毛。花棕褐色，萼筒 5 裂，花瓣 5（图 5-42）。气微，味微酸、涩。

【性味功用】味甘、涩，性凉。清热毒，通龙路，止血。主治高热，肺痈，乳痈，咽肿，黄疸，痛经，崩漏，带下，产后腹痛，瘰疬，痈肿，痢疾，水肿，痔疮，毒蛇咬伤。

【用法用量】内服：煎汤，15～30g，鲜品用量加倍；或鲜品捣汁。外用：捣敷，或煎汤洗。

【精选验方】

1.带下：地苃根 20g，用猪瘦肉 100g 炖汤，以汤煎药服。

2.淋证：干地苃 30g，马齿苋 10g，冰糖适量，水煎服。

3.乳痈：地苃、蒲公英、雾水葛、木芙蓉、红糖各适量，捣烂敷患处。

4.月经过多：地苃 30g，红铁树叶 60g，水煎服。

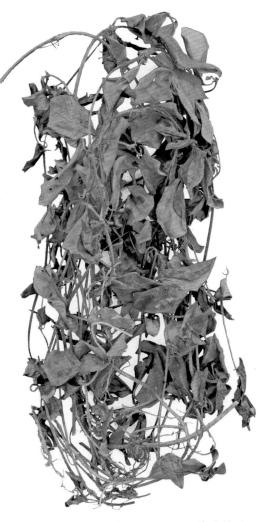

▲图 5-42 地苃药材图

# 粪箕笃

Fenjidu
Herba Stephaniae Longae

【壮名】Gvaekgeujmeh

【别名】田鸡草，雷砵嘴，备箕草，犀牛藤，飞天雷公，青蛙藤

【来源】为防己科植物粪箕笃 *Stephania longa* Lour. 的茎叶。

【植物形态】草质藤木。除花序外，全株无毛。茎枝有条纹。叶互生，叶柄基部常扭曲；叶片三角状卵形，长 3 ～ 9cm，宽 2 ～ 6cm，先端钝，有小突尖，基部近平截或微圆，下面淡绿色或粉绿色；掌状脉 10 ～ 11 条。花小，雌雄异株；复伞形聚伞花序腋生；雄花萼片 8，偶 6，排成 2 轮，楔形或倒卵形，背面有乳头状短毛；花瓣 4，或有时 3，绿黄色，近圆形，聚药雄蕊；雌花萼片和花瓣均 4 片，少 3 片，雌蕊 1，无毛。核果内果皮背部有 2 行小横肋（图 5-43）。

【分布】广西主要分布于灵山、马山、龙州、靖西、那坡、河池、环江、宜山、来宾、南宁、藤县、平南、桂平等地。

◆ 图 5-43　粪箕笃原植物图

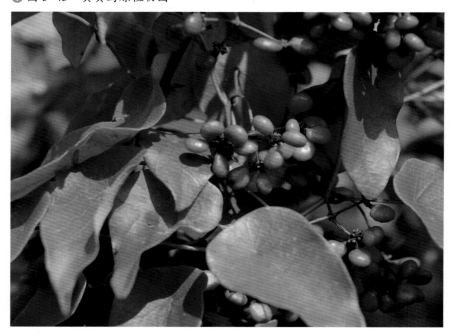

【采集加工】秋、冬季采收，洗净，切段晒干。

【药材性状】茎藤柔细、扭曲，棕褐色，有明显的纵线条，质坚韧，不易折断。叶三角状卵形，灰褐色或黄褐色，多皱缩卷曲，完整者展开长3～9cm，宽2～6cm，先端钝，有小突尖，基部近平截或微圆（图5-44）。气微，味苦。

【性味功用】味苦，性寒。清热毒，祛风毒，除湿毒，消肿痛。主治中耳炎，咽痛，黄疸，风湿痹痛，泄泻，痢疾，淋证，水肿，痈疮，毒蛇咬伤。

【用法用量】内服：煎汤，3～9g，鲜品15～30g。外用：鲜叶捣敷，或制成药液滴耳。

【精选验方】

1. 中耳炎：鲜粪箕笃100g，捣烂取汁滴耳，每次2～3滴。

2. 风湿痹痛：粪箕笃9g，独活、大钻、小钻各10g，水煎服。

3. 乳痈：粪箕笃9g，水煎服；并用鲜叶适量，捣烂外敷患处。

4. 水肿：粪箕笃9g，泽泻15g，木通、滑石各6g，水煎服。

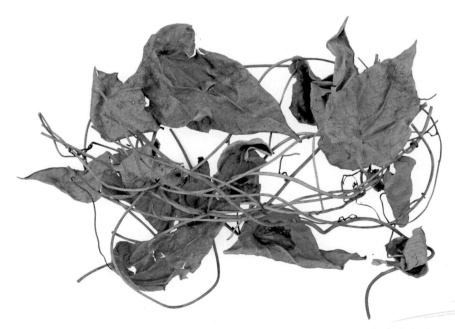

● 图5-44　粪箕笃药材图

# 岗梅根

Gangmeigen
Radix Ilicis Asprellae

【壮名】Laekcaengh

【别名】糟楼星，金包银，点秤根，天星
根，七星葜，山梅根，乌皮柴

【来源】为冬青科植物梅叶冬青 *Ilex asprella*（Hook. et Arn.）Champ. ex Benth.
的根。

【植物形态】灌木。小枝无毛，具明显的白色皮孔。叶互生；叶片膜质，卵形
或卵状椭圆形，长 3 ～ 7cm，宽 1.5 ～ 3cm，先端渐尖成尾状，基部宽楔形，边
缘具钝锯齿，中脉上面稍凹下，侧脉 6 ～ 8 对，网脉不明显。花白色，雌雄异株；
雄花 2 ～ 3 朵簇生或单生叶腋，花 4 ～ 5 数，花萼无毛，裂片阔三角形或圆形，
基部结合；雌花单生叶腋，4 ～ 5 数，花瓣基部结合，子房球状卵形，花柱明显，
柱头盘状。果球形，熟时黑紫色，分核 4 ～ 6 颗，背部有深沟，内果皮木质（图
5-45）。

◆ 图 5-45 岗梅根原植物图

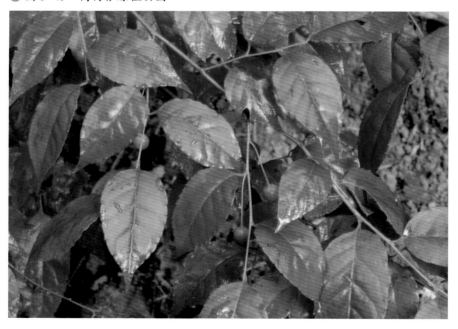

196

【分布】广西各地均有分布。

【采集加工】秋季采挖根部，洗去泥土，晒干。

【药材性状】根略呈圆柱形，稍弯曲，有分枝；表面灰黄色至灰褐色，有纵皱纹及须根痕；质坚硬，不易折断，断面皮部较薄，木部较宽广，浅黄色，可见放射状纹理及多数不规则环纹（图5-46）。气微，味先苦后甜。

【性味功用】味苦、甘，性寒。清热毒，通龙路。主治咽痛，痧病，头痛，胃痛，眩晕，百日咳，肺痈，淋证，疔疮肿毒，跌打损伤。

【用法用量】内服：煎汤，30～60g。外用：适量捣敷。

【精选验方】

1. 咽痛：岗梅根30g，路边青15g，射干、板蓝根各10g，陈皮6g，水煎服。

2. 眩晕：鲜岗梅根60g，臭牡丹根30g，钩藤10g，水煎服。

3. 百日咳：岗梅根、白茅根各30g，水煎服。

4. 肺痈：岗梅根60g，鱼腥草30g，水煎服。

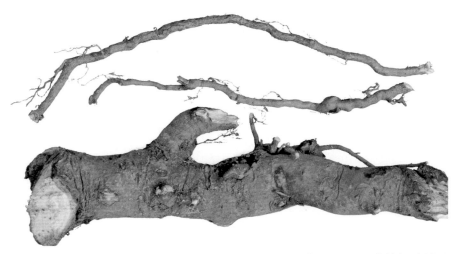

▲图5-46　岗梅根药材图

# 功劳木

Gonglaomu
Caulis Mahoniae

【壮名】Maexvuengzlienz

【别名】土黄柏，土黄连，八角刺，
刺黄柏，黄天竹

【来源】为小檗科植物阔叶十大功劳 *Mahonia bealei*（Fort.）Carr. 的茎。

【植物形态】灌木。根、茎表面土黄色或褐色，粗糙，断面黄色。叶互生，厚革质，具柄，基部扩大抱茎；奇数羽状复叶，小叶 7～15 片，侧生小叶无柄，阔卵形，大小不等，长 4～12cm，宽 2.5～4.5cm，顶生小叶较大，有柄，先端渐尖，基部阔楔形或近圆形，边缘反卷，具大的刺状锯齿，上面深绿色，有光泽，下面黄绿色。总状花序生于茎顶，直立，小苞片 1；萼片 9，排成三轮；花黄褐色，花瓣 6，长圆形，先端 2 浅裂，基部有 2 个蜜腺；雄蕊 6，雌蕊 1。浆果卵圆形，成熟时蓝黑色，被白粉（图 5-47）。

【分布】广西主要分布于宾阳、靖西、凤山、融水、全州、平乐、昭平、

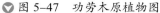 图 5-47 功劳木原植物图

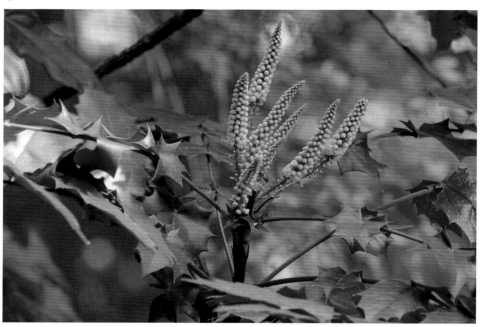

平南。

【采集加工】春、夏季采收，鲜用或晒干。

【药材性状】茎圆柱形，多切成长短不一的段条或块片；表面灰棕色，有众多纵沟、横裂纹及突起的皮孔；嫩茎较平滑，节明显，略膨大，节上有叶痕；外皮易剥落，剥去后内部鲜黄色。质坚硬，折断面纤维性或破裂状；横断面皮部棕黄色，木部鲜黄色，可见数个同心性环纹及排列紧密的放射状纹理，髓部淡黄色（图5-48）。气微，味苦。

【性味功用】味苦，性寒。清热毒，除湿毒。主治咳嗽，黄疸，泄泻，痢疾，火眼，疮疡，湿疹，阴痒，烫伤。

【用法用量】内服：煎汤，10～15g。外用：煎水洗，或研末调敷。

【精选验方】

1.黄疸：功劳木、蒲公英、南板蓝根各15g，鸡骨草、田基黄、十两叶各20g，水煎服。

2.阴痒：功劳木、算盘子叶、番桃叶、千里光、石榴皮各15g，水煎服。

3.泄泻：功劳木、虎杖、栀子、枫树根皮、一点红、凤尾草各10g，水煎服。

4.肠痈：功劳木、虎杖、金银花、猕猴桃、山豆根、败酱草各12g，红藤、旱莲草各9g，一点红6g，水煎服。

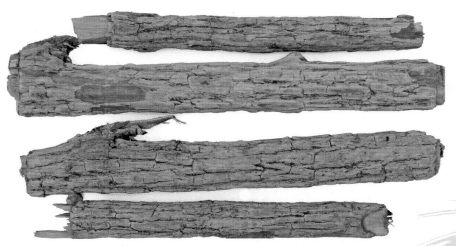

▲ 图5-48　功劳木药材图

199

# 功劳叶

Gonglaoye
Folium Ilicis Cornutae

【壮名】Mbawvuengzlienz
【别名】猫儿刺，枸骨刺，八角茶，老鼠刺，十大功劳叶，老虎刺，狗古芳

【来源】为冬青科植物枸骨 *Ilex cornuta* Lindl. ex Paxt. 的叶。

【植物形态】小乔木或灌木。树皮灰白色，平滑。叶硬革质，长椭圆状四方形，长4～8cm，宽2～4cm，先端具有3枚坚硬刺齿，中央刺齿反曲，基部平截，两侧各有1～2个刺齿，先端短尖，基部圆形，表面深绿色，有光泽，背面黄绿色，两面无毛。雌雄异株或偶为杂性花，簇生于叶腋；花黄绿色，4数；萼杯状，细小；花瓣向外展开，倒卵形至长圆形，基部合生；雄蕊4枚；子房4室，花柱极短。核果浆果状，球形，熟时鲜红色；分核4颗，骨质（图5-49）。

【分布】广西主要分布于桂林、柳州。

【采集加工】采摘叶子后，除尽细枝，晒干即可。

◆ 图5-49　功劳叶原植物图

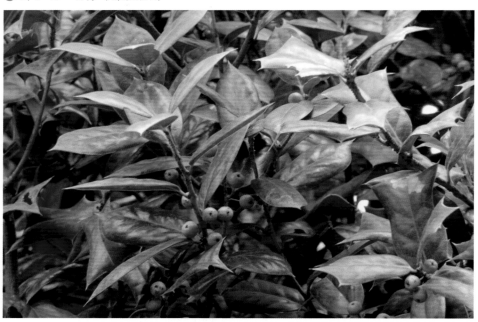

【药材性状】叶类长方形或长椭圆状方形，偶有长卵圆形，长 3～8cm，宽 1～3cm；先端有 3 个较大的硬刺齿，顶端 1 枚常反曲，基部平截或宽楔形，两侧有时各有刺齿 1～3 枚，边缘稍反卷；长卵圆形叶常无刺齿；上表面黄绿色或绿褐色，有光泽，下表面灰黄色或灰绿色；叶脉羽状，叶柄较短；革质，硬而厚（图 5-50）。气微，味微苦。

【性味功用】味苦，性凉。清热毒，祛风毒，除湿毒，通气道。主治眩晕，咳嗽，咯血，风湿痹痛，白癜风。

【用法用量】内服：煎汤, 9～15g。外用：捣汁，或熬膏涂敷。

【精选验方】

1.风湿痹痛：功劳叶、红杜仲各 15g，千斤拔 30g，巴戟天 12g，水煎服。

2.咳嗽：功劳嫩叶制成茶，每次 15g，开水泡当茶饮。

3.眩晕：功劳叶、菊花、钩藤各 15g，水煎服。

4.咯血：功劳叶、仙鹤草各 15g，水煎服。

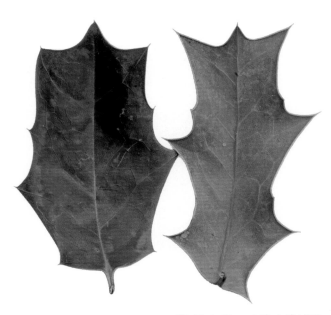

▲ 图 5-50　功劳叶药材图

# 钩藤

Gouteng
Ramulus Uncariae Rhynchophyllae
cum Uncis

【壮名】Gaeugvaqngaeu

【别名】金钩藤，挂钩藤，钩丁，倒挂金钩，钩耳，双钩藤，倒挂刺

【来源】为茜草科植物钩藤 *Uncaria rhynchophylla*（Miq.）Miq.ex Havil. 的带钩茎枝。

【植物形态】木质藤本。小枝四棱柱形，褐色，秃净无毛。叶腋有成对或单生的钩，向下弯曲，先端尖。叶对生；具短柄；叶片卵形，卵状长圆形或椭圆形，长 5～12cm，宽 3～7cm，先端渐尖，基部宽楔形，全缘，上面光亮，下面在脉腋内常有束毛，略呈粉白色；托叶 2 深裂，裂片条状钻形。头状花序；花黄色，花冠合生，上部 5 裂，裂片外被粉状柔毛；雄蕊 5；子房下位。蒴果倒卵形或椭圆形，被疏柔毛，有宿存萼。种子两端有翅（图 5-51）。

【分布】广西主要分布于防城、上思、武鸣、德保、那坡、凌云、融水、金秀

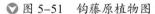 图 5-51　钩藤原植物图

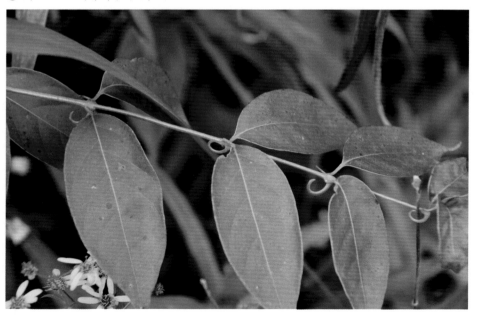

等地。

【采集加工】秋、冬季采收，去叶，切段晒干。

【药材性状】茎枝圆柱形或类方柱形，表面红棕色至紫棕色或棕褐色，上有细纵纹，无毛；茎上具略突起的环节，对生两个向下弯曲的钩或仅一侧有钩，钩长 1 ～ 2cm，形如船锚，先端渐尖，基部稍圆；钩基部的枝上可见叶柄脱落后的凹点及环状的托叶痕；体轻，质硬（图 5-52）。气微，味淡。

【性味功用】味甘、微苦，性微寒。祛风毒，清热毒，通龙路、火路。主治小儿惊风、夜啼，眩晕，头痛，中风。

【用法用量】内服：煎汤,6～30g，不宜久煎；或入散剂。

【精选验方】

1.眩晕、头痛：钩藤 6 ～ 15g，水煎服。

2.痧病：钩藤 20g，山芝麻、三叉苦各 15g，水煎服。

3.小儿惊风：钩藤、蝉蜕、天竺黄、珍珠母各 10g，水煎服。

4.中风：钩藤、天麻、石决明、牛膝、杜仲、桑寄生、夜交藤各 15g，水煎服。

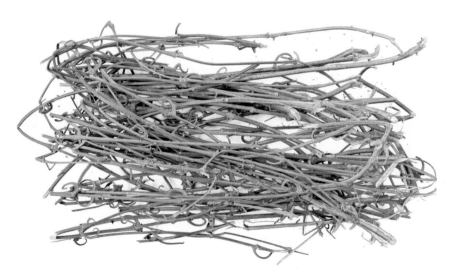

▲ 图 5-52　钩藤药材图

# 古羊藤

Guyangteng
Radix Streptocauli Griffithii

【壮名】Gaeumbe

【别名】马连鞍，鱼藤，南苦参，红马连鞍，藤苦参

【来源】为萝藦科植物马连鞍 *Streptocaulon griffithii* Hook. f. 的根。

【植物形态】木质藤本，具乳汁。茎褐色，有皮孔；老枝被毛渐脱落；枝条、叶、花梗、果实均密被棕黄色茸毛。根圆柱状，弯曲，根皮暗棕色，有瘤状突起和纵皱纹。叶对生，厚纸质；叶片倒卵形至阔椭圆形，长 7～15cm，宽 3～7cm，中部以上较宽，先端急尖或钝，基部浅心形，干后灰褐色；侧脉羽状平行。聚伞花序腋生，三歧，阔圆锥状；花序梗和花梗有许多苞片和小苞片；外面密被茸毛；花小，花冠外面黄绿色，内面黄红色，辐状，花冠裂片向右覆盖；副花冠裂片丝状；花粉器内藏有许多四合花粉；子房被柔毛，由 2 枚离生心皮组成。蓇葖果叉生，张开成直线，圆柱状。种子先端具白色或淡黄色绢质种毛（图 5-53）。

▼ 图 5-53 古羊藤原植物图

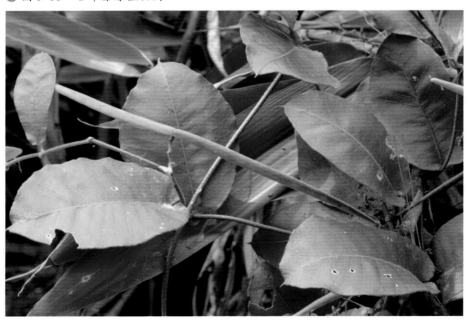

【分布】广西主要分布于桂南及桂西等地区。

【采集加工】全年均可采收，洗净，切片晒干。

【药材性状】根长圆柱形，略弯，上部稍粗，下部渐细；外皮棕色至暗棕色，有小瘤状凸起和不规则的纵皱纹；质硬，不易折断，断面不平整；皮部类白色，稍带粉性，可与木部剥离；木部微黄色，具放射状纹理，导管显著，小孔状（图5-54）。气微，味苦。

【性味功用】味苦、微甘，性凉。清热毒，散瘀肿，止疼痛。主治痧病，发热，泄泻，痢疾，蛊病，胃痛，腹痛，跌打肿痛，毒蛇咬伤。

【用法用量】内服：煎汤，3～6g；或研末，1.5～3g。外用：鲜品适量，捣敷。

【精选验方】

1.蛊病：古羊藤6g，南蛇勒20g，红吹风、地桃花各25g，白及、水田七、生地黄各15g，水煎服。

2.痢疾：古羊藤、功劳叶、金果榄、穿心莲各6g，地桃花15g，解毒草10g，火炭母15g，水煎服。

3.泄泻：古羊藤，晒干研末，每次服1.5～3g，每日服2次，开水送下。

4.新生儿黄疸：古羊藤、阴阳草、山芝麻各3g，旱莲草6g，水煎服。

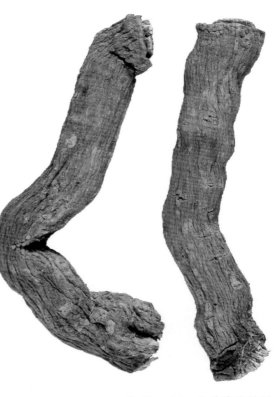

▲图5-54 古羊藤药材图

# 广豆根

Guangdougen
Radix Sophorae Tonkinensis

【壮名】Lagdujbyaj

【别名】柔枝槐，山豆根，苦豆根

【来源】为豆科植物越南槐 *Sophora tonkinensis* Gagnep. 的根。

【植物形态】小灌木，直立或平卧。根圆柱状，少分枝，根皮黄褐色。茎分枝少，密被短柔毛。奇数羽状复叶，互生；小叶片 11 ~ 19，椭圆形或长圆状卵形，长 1 ~ 2.5cm，宽 0.5 ~ 1.5cm，顶端小叶较大，先端急尖或短尖，基部圆形，上面疏被短柔毛，背面密被灰棕色短柔毛。总状花序顶生，密被短毛；花萼阔钟状，先端 5 裂；花冠黄白色，旗瓣卵圆形，先端凹，基部具短爪，翼瓣长于旗瓣，基部具三角形耳；雄蕊 10，离生；子房圆柱形，密被长柔毛。荚果密被长柔毛。种子间成念珠状（图 5-55）。

【分布】广西主要分布于武鸣、龙州、德保、靖西、那坡、田阳、田林、乐

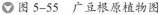

🔻 图 5-55　广豆根原植物图

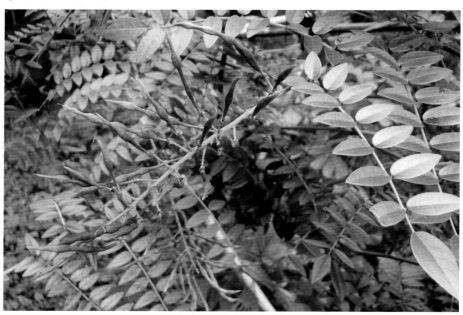

业、凤山、南丹、河池、都安、罗城。

【采集加工】秋、冬季采收，洗净，切片晒干。

【药材性状】根长圆柱形，有时分枝，略弯曲，长短不一；表面棕色至黑棕色，有不规则的纵皱纹及突起的横长皮孔；质坚硬，难折断，断面略平坦；皮部淡黄棕色，木部淡黄色（图5-56）。微有豆腥气，味极苦。

【性味功用】味苦，性寒，有毒。清热毒，除湿毒，消肿止痛。主治咽痛，牙龈肿痛，咳嗽，黄疸，便秘，肿瘤，虫毒咬伤。

【用法用量】内服：煎汤，6～12g；或磨汁；或研末；或入丸、散。外用：含漱，或捣敷。

【精选验方】

1. 咽痛：广豆根、鹅不食草、犁头草、穿心莲、救必应、葫芦茶各10g，水煎服。

2. 咳嗽：广豆根、枇杷叶、陈皮、桔梗各10g，水煎服。

3. 钩端螺旋体病：广豆根12g，大青叶30g，生甘草15g，水煎服。

4. 虫毒咬伤：广豆根鲜品适量，捣烂敷患处。

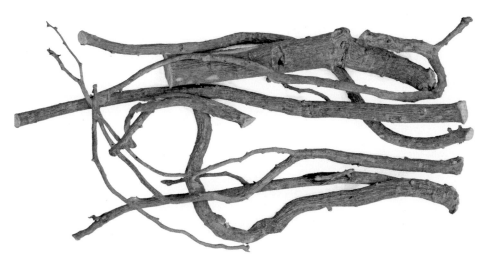

▲ 图5-56　广豆根药材图

# 过塘蛇

Guotangshe
Herba Ludwigiae Adscendentis

【壮名】Byaekmbungjraemx

【别名】草里银钗，白玉钗草，玉钗草，
水瓮菜，过江龙，水芥菜

【来源】为柳叶菜科植物水龙 *Jussiaea repens* Linn. 的全草。

【植物形态】草本。根茎甚长，具白色囊状呼吸根，节上有须根。植物体通常无毛，但在陆地上的分枝幼时密被长柔毛。叶互生；叶片倒披针形或椭圆形，长1.5～5cm，宽0.5～2.5cm，先端钝或浑圆，基部渐窄成柄，全缘，上面绿色，下面紫红色。花两性，单生于叶腋，白色，基部淡黄色，花梗先端常有鳞片状小苞片2；花萼裂片5，披针形，外面疏被长柔毛，萼筒与子房贴生；花瓣5，乳白色，基部黄色，倒卵形；雄蕊10，不等长；子房下位，膨大，5浅裂。蒴果细长圆柱形，有时散生长柔毛（图5-57）。

【分布】广西各地广为分布。

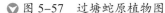 图 5-57 过塘蛇原植物图

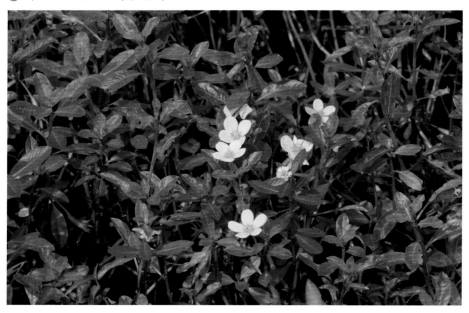

【采集加工】全年均可采收，洗净，切段，晒干。

【药材性状】茎呈扁圆柱形，扭曲；表面灰绿色，具纵棱数条，节上有须根，不易折断。叶互生，叶片卷折皱缩，展平后呈倒披针形或椭圆形，长1.5～5cm，宽0.5～2.5cm，先端钝或浑圆，基部渐狭成柄，全缘（图5-58）。味苦，气微。

【性味功用】味苦、微甘，性寒。清热毒，调水道。主治口疮，牙痛，咽痛，咳嗽，瘰病，淋证，水肿，痈疮，火烫伤，跌打损伤。

【用法用量】内服：煎汤，10～30g；或捣汁。外用：捣敷，或烧灰调敷，或煎汤洗。

【精选验方】

1.牙痛：过塘蛇30g，水煎服，每日2次。

2.淋证：鲜过塘蛇30g，冰糖15g，酌加水煎，饭前服。

3.泄泻、痢疾：过塘蛇30g，水煎服，每日2次。

4.发热：过塘蛇、野菊花叶、石膏各30g，水煎加红糖服。

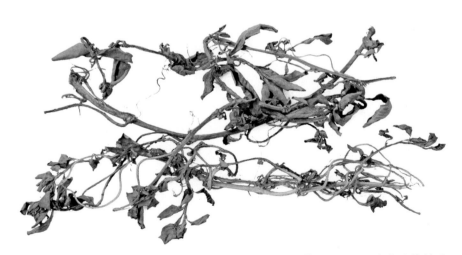

▲ 图5-58 过塘蛇药材图

# 海芋

Haiyu
Rhizoma Alocasiae Macrorrhizae

【壮名】Gofangzlengj

【别名】广东狼毒，尖尾野芋头，狼毒头，独脚莲，野芋，老虎芋

【来源】为天南星科植物海芋 *Alocasia macrorrhiza*（L.）Schott 的根茎或茎。

【植物形态】草本。茎粗壮。叶互生；叶柄粗壮，下部粗大，抱茎；叶片阔卵形，长 30 ～ 90cm，宽 20 ～ 60cm，先端短尖，基部广心状箭形，侧脉 9 ～ 12 对，粗而明显，绿色。花雌雄同株；佛焰苞的管粉绿色，苞片舟状，绿黄色，先端锐尖；肉穗花序短于佛焰苞；雌花序位于下部；中性花序位于雌花序之上；雄花序位于中性花序之上；附属器有网状槽纹；子房 3 ～ 4 室。浆果红色（图 5-59）。

【分布】广西各地均有分布。

【采集加工】全年均可采收，用刀削去外皮，切片，清水浸漂 5 ～ 7 天，并多次换水，取出鲜用或晒干。加工时以布或纸垫手，以免中毒。

【药材性状】横切片

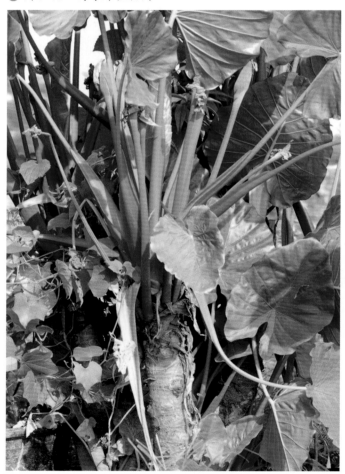

▼ 图 5-59 海芋原植物图

类圆形或长椭圆形，常卷曲成各种形态，直径 6～10cm，厚 2～3cm；表面棕色或棕褐色；质轻，易折断，断面白色或黄白色，显颗粒性（图5-60）。气微，味淡，嚼之麻舌而刺喉。

【性味功用】味辛，性寒，有毒。清热毒，除湿毒，调气机，散结消肿。主治痧病，腹痛，肺结核，风湿骨痛，痈疮，瘰疬，斑秃，疥癣，虫蛇咬伤。

【用法用量】内服：煎汤，3～9g，鲜品 15～30g，需切片与大米同炒至米焦，加水煮至米烂，去渣用；或久煎 2 小时后用。外用：捣敷（不可敷健康皮肤），或焙贴，或煨热擦。

【精选验方】

1. 痧病、腹痛：海芋 9g（炒黄），岗松 20g（炒黄）。先将海芋煎好，再将岗松趁沸放下煎片刻，去渣温服。

2. 风湿痹痛：海芋厚片，先将樟脑少许置于芋片中央，用火烤樟脑，趁火未熄，速敷患处。

3. 痈疮：海芋鲜根茎适量，加酒 30g 捣烂，用野芋头叶包，煨热外敷。

4. 蛇虫咬伤：海芋 60g，生油柑木皮 30g，用盐水和药捣烂，以湿纸或树叶包裹热敷患处。

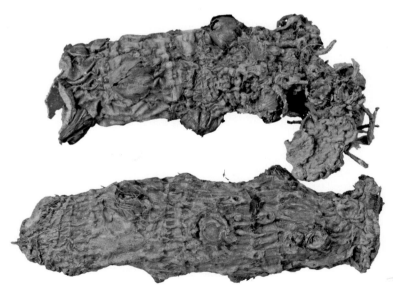

▲ 图 5-60　海芋药材图

# 含羞草

Hanxiucao
Herba Mimosae Pudicae

【壮名】Najhaej

【别名】知羞草，怕羞草，惧内草，
　　　　怕丑草，感应草

【来源】为豆科植物含羞草 *Mimosa pudica* L. 的全草。

【植物形态】半灌木状草本。有散生、下弯的钩刺及倒生刚毛。叶对生，羽片常 4；托叶披针形，有刚毛；小叶 10 ～ 20 对，触之即闭合而下垂；小叶片线状长圆形，长 8 ～ 13mm，先端急尖，基部近圆形，略偏斜，边缘有疏生刚毛。头状花序具长梗；花小，淡红色；苞片线形，边缘有刚毛；萼漏斗状，极小；花冠钟形，上部 4 裂，裂片三角形，外面有短柔毛；雄蕊 4，基部合生，伸出花瓣外；子房有短柄。荚果扁平弯曲，先端有喙，有 3 ～ 4 节，每节有 1 颗种子，荚缘波状，具刺毛，成熟时荚节脱落（图 5-61）。

【分布】广西各地有分布。

◆ 图 5-61　含羞草原植物图

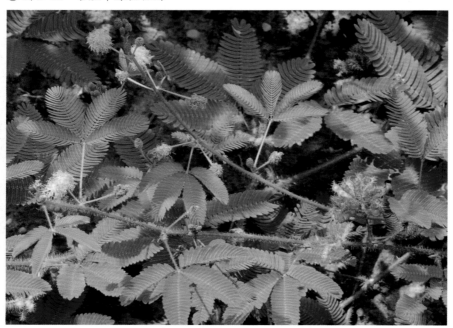

【采集加工】秋、冬季采收，洗净，切段晒干。

【药材性状】茎枝圆柱形，直径 0.5～1cm，表面棕黄至棕褐色，被钩刺及倒生刚毛。偶数羽状复叶，小叶线状长圆形，长 0.8～1.3cm，边缘有疏生刚毛。头状花序，淡红色，具长梗（图 5-62）。气微。

【性味功用】味甘、涩、微苦，性微寒，小毒。清热毒，除湿毒，调巧坞。主治各种血证，痧病，小儿高热，肝炎，失眠。

【用法用量】内服：煎汤，15～30g，鲜品 30～60g；或炖肉。外用：适量捣敷。

【精选验方】

1. 咯血：含羞草、仙鹤草、旱莲草、藕节各 20g，水煎服。

2. 小儿高热：含羞草 9g，石膏 20g，水煎服。

3. 肝炎：含羞草 30g，田基黄 15g，水煎服。

4. 失眠：含羞草、合欢皮、夜交藤、龙眼肉各 10g，水煎服。

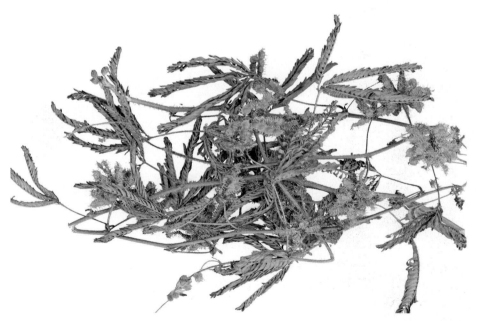

▲ 图 5-62　含羞草药材图

# 红背山麻杆

Hongbeishanmagan
Folium Alchorneae Trewioidis

【来源】为大戟科植物红背山麻杆 *Alchornea trewioides*（Benth.）Muell.Arg. 的叶。

【植物形态】灌木或小乔木，幼枝被毛。叶互生；叶柄老时变为紫红色，越至上部的越短；叶片卵圆形或阔三角状卵形或阔心形，长 6～15cm，宽 4～12cm，先端长渐尖，基部近平截或浅心形，边缘有不规则的细锯齿，上面近无毛，下面被柔毛；基出脉 3 条，基部有红色腺体和 2 枚线状附属体。雄花序腋生，总状，苞片披针形，萼片 2～3，雄蕊 8；雌花序顶生，花密集，萼片 6～8，子房卵形，花柱 3。蒴果球形，被灰白色毛（图 5-63）。

◆ 图 5-63　红背山麻杆原植物图

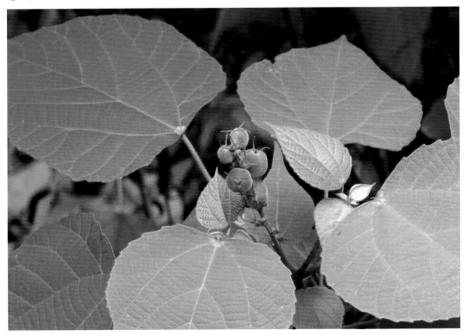

【分布】广西主要分布于梧州、桂平、防城、宾阳、武鸣、凌云、平果。

【采集加工】春、夏季采叶，洗净，鲜用或晒干。

【药材性状】干燥叶多卷缩，黄绿色，完整叶展开多圆心形；叶背叶脉突起，网脉清晰；叶尖长渐尖，基部平截或浅心形，在叶柄相连处有红色腺体和2枚线状附属体；上面叶无毛，下面沿叶脉被疏柔毛，边缘有不规则的细锯齿；叶柄多为红色（图5-64）。气微，味微苦、涩。

【性味功用】味甘，性凉。清热毒，除湿毒，通水道，凉血，杀虫止痒。主治痢疾，淋证，血尿，崩漏，带下，风疹，湿疹，疥癣，压疮。

【用法用量】内服：煎汤，15～30g。外用：鲜叶捣敷，或煎水洗。

【精选验方】

1.痢疾：红背山麻杆30g，水煎服。

2.尿路结石：红背山麻杆、金钱草、车前草、石兰各30g，鸡内金10g，水煎服。

3.湿疹：红背山麻杆适量，水煎外洗。

4.压疮：红背山麻杆适量，研粉撒敷患处。

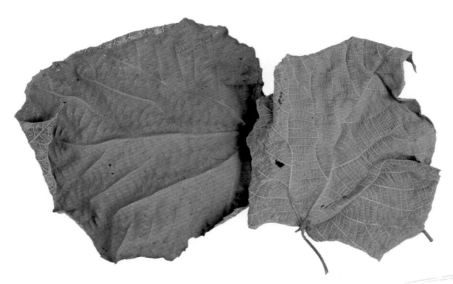

▲ 图 5-64　红背山麻杆药材图

215

# 红花酢浆草

Honghuacujiangcao
Herba Oxalidis Corymbosae

【壮名】Gorumliengsomjmbawlaux

【别名】大酸味草，紫酢浆草，大叶酢浆草

【来源】为酢浆草科植物红花酢浆草 *Oxalis corymbosa* DC. 的全草。

【植物形态】多年生草本。有多数小鳞茎聚生在一起，鳞片褐色，有三条纵棱。叶基生，掌状三出叶；被毛，小叶阔倒心形，长 3.5～5cm，宽 3.5～5.3cm，先端凹缺，叶缘及叶背被毛。伞形花序有花 6～10 朵；萼片 5，绿色，椭圆状披针形，先端有 2 条褐色斑纹，外面被白色毛；花瓣 5，淡紫色，基部绿黄色，有深色条纹，倒披针形，先端钝或截形；雄蕊 10 枚，5 长 5 短，花丝基部合生，被白色短柔毛；子房由 5 心皮组成，具 5 棱，柱头头状，深绿色。蒴果角果状，具毛（图 5-65）。

▼ 图 5-65　红花酢浆草原植物图

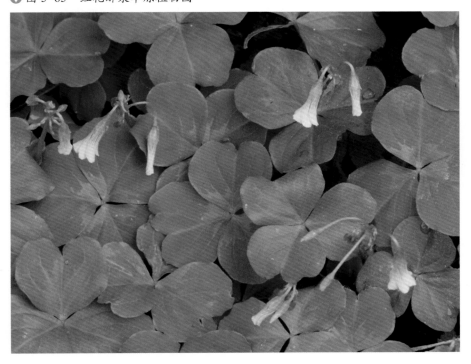

【分布】广西各地区均有栽培。

【采集加工】全年均可采收，洗净，晒干备用。

【药材性状】全株被疏毛。根呈圆锥形，表面黄褐色，直径0.8～1.5cm。叶基生，长2～3cm，叶片多卷曲或皱缩；完整者展开后呈类圆形，宽3.5～5cm；深3裂，叶薄，草质，黄绿色。质韧，不易折断（图5-66）。气微，味酸。

【性味功用】味酸，性寒。清热毒，除湿毒，通龙路，调水道，止痛。主治咽痛，月经不调，泄泻，痢疾，水肿，带下，淋证，痔疮，跌打损伤，痈疮，烧烫伤。

【用法用量】内服：煎汤，15～30g；或浸酒、炖肉。外用：捣烂敷。

【精选验方】

1.咽痛、牙痛：鲜红花酢浆草60g，水煎，慢慢咽服。

2.月经不调：红花酢浆草30g，泡酒服。

3.淋证：鲜红花酢浆草30g，捣烂和鸡蛋炒熟服。

4.跌打损伤：红花酢浆草适量，浸酒分次服。

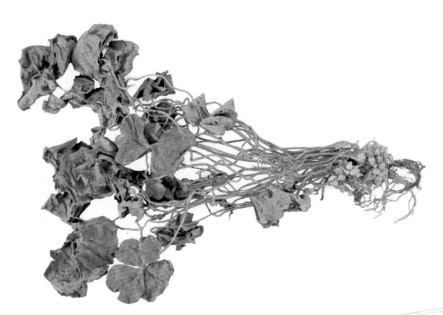

▲ 图5-66　红花酢浆草药材图

# 虎耳草

Hu' ercao
Herba Saxifragae

【壮名】Nyagoengzget

【别名】老虎耳，耳聋草，红线草，
红线绳，水耳朵，倒垂莲，
丝棉吊梅

【来源】为虎耳草科植物虎耳草 *Saxifraga stolonifera* Curt 的全草。

【植物形态】小草本。匍匐茎细长，紫红色，有时生出叶与不定根。叶基生，通常数片；叶片肉质，圆形或肾形，宽 4～6cm，有时较大，基部心形或平截，边缘有浅裂片和不规则细锯齿，上面绿色，常有白色斑纹，下面紫红色，两面被柔毛。圆锥状花序，轴与分枝、花梗被腺毛及茸毛；苞片披针形，被柔毛；萼片卵形，先端尖，向外伸展；花多数，花瓣 5，白色或粉红色，下方 2 瓣特长，椭圆状披针形，上方 3 瓣较小，卵形，基部有黄色斑点；雄蕊 10；子房球形。蒴果卵圆形，先端 2 深裂，呈喙状（图 5-67）。

◆ 图 5-67　虎耳草原植物图

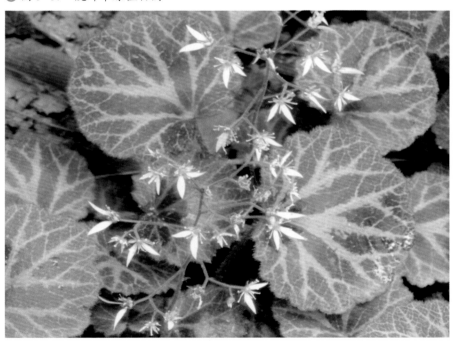

【分布】广西主要分布于武鸣、那坡、凌云、乐业、南丹、恭城等地。

【采集加工】夏、秋季采收，洗净，鲜用或晒干。

【药材性状】全体被毛。单叶，基部丛生，叶柄长，密生长柔毛；叶片圆形至肾形，肉质，宽 4 ～ 6cm，边缘浅裂，疏生尖锐齿牙；下面紫赤色，无毛，密生小球形的细点。花白色，上面 3 瓣较小，卵形，有黄色斑点；下面 2 瓣较大，披针形，倒垂，形似虎耳。蒴果卵圆形（图 5-68）。气微，味微苦。

【性味功用】味苦、辛，性寒，有小毒。清热毒，调龙路，止血。主治咳嗽，口疮，中耳炎，风疹，外伤出血，崩漏。

【用法用量】内服：煎汤，10 ～ 15g。外用：捣汁滴，或煎水熏洗。

【精选验方】

1. 口疮：用鲜虎耳草全草捣汁涂患处，或水煎含漱。

2. 中耳炎：鲜虎耳草叶捣烂取汁，先将患耳用双氧水洗净后滴耳，日滴数次。

3. 外伤出血、疮疖肿毒：虎耳草15g，水煎服，或用鲜叶适量，捣烂外敷患处。

4. 崩漏：虎耳草15g，仙鹤草10g，炒黑，水煎服。

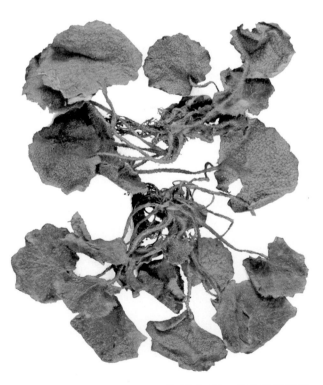

▲ 图 5-68　虎耳草药材图

# 黄药子

Huangyaozi
Rhizoma Dioscoreae Bulbiferae

【壮名】Ywhenj

【别名】黄药根，苦药子，三慈姑，
红药子，金钱吊蛤蟆

【来源】为薯蓣科植物黄独 *Dioscorea bulbifera* L. 的块茎。

【植物形态】缠绕草质藤本。块茎卵圆形至长圆形，表面密生多数细长须根。茎圆柱形。单叶互生，叶片宽卵状心形或卵状心形，长 5～26cm，宽 2～26cm，先端尾状渐尖，边缘全缘或微波状；叶腋内紫褐色的球形或卵圆形珠芽，外有圆形斑点。花单性，雌雄异株；雄花序穗状下垂；雄花基部有卵形苞片 2 枚；花被片披针形，新鲜时紫色；雄蕊 6；雌花序与雄花序相似，常二至数个丛生叶腋，退化雄蕊 6。蒴果反折下垂，三棱状长圆形，成熟时淡黄色，表面密生紫色小斑点（图 5-69）。

◆ 图 5-69　黄药子原植物图

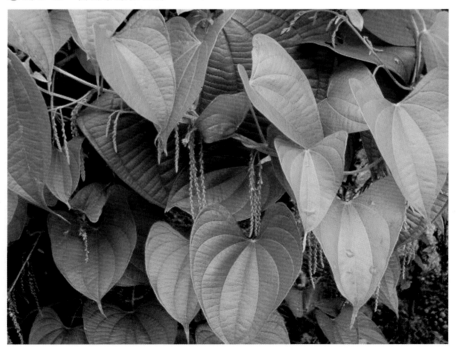

【分布】广西主要分布于上林、南宁、龙州、靖西、田林、隆林、罗城、资源、全州、岑溪、玉林。

【采集加工】挖出后，洗净泥土，除去毛须，切成片，晒干或烘干即可。

【药材性状】横切厚片圆形或近圆形，表面棕黑色，皱缩，有众多白色；点状突起的须根痕，或有弯曲残留的细根，栓皮易剥落；切面黄白色至黄棕色，平坦或凹凸不平；质坚脆，易折断，断面颗粒状，并散有橙黄色麻点（图5-70）。气微，味苦。

【性味功用】味苦，性凉，有小毒。清热毒，通龙路、火路，止咳，散结消瘿。主治瘿瘤，肿瘤，痈疮，百日咳，咳喘，各种血证，毒蛇咬伤。

【用法用量】内服：煎汤，3～9g；或浸酒；或1～2g研末。外用：鲜品捣敷，或研末调敷，或磨汁涂。

【精选验方】

1.食管癌：黄药子、乌梅、田七各9g，半枝莲、无根藤各15g，白花菜、万毒虎、白英、白花蛇舌草、山绿豆各30g，水煎服。

2.慢性白血病急变：黄药子9g，白花菜、生薏苡仁、白花舌蛇草各30g，乌梅12g，生甘草6g，水煎服。

3.瘿瘤：黄药子9g（15岁以下用量酌减），水煎冲白糖服，心脏病、肝炎、肺结核、高血压患者及孕妇忌服。

4.毒蛇咬伤：黄药子鲜品适量，捣烂敷患处。

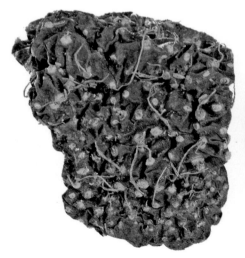
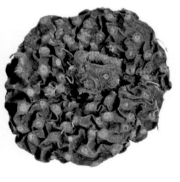

▲ 图5-70　黄药子药材图

# 火炭母

Huotanmu
Herba Polygoni Chinensis

【壮名】Gaeumei

【别名】火炭毛，乌炭子，地肤蝶，
火炭星，火炭藤，野辣蓼

【来源】为蓼科植物火炭母 *Polygonum chinense* L. 的地上部分。

【植物形态】草本。茎无毛。叶互生，叶柄基部两侧常各有一耳垂形的小裂片，常早落；托叶鞘通常膜质，斜截形；叶片卵形或长圆状卵形，长5～10cm，宽3～6cm，先端渐尖，基部截形，全缘，两面均无毛，有时下面沿脉有毛，下面有褐色小点。头状花序排成伞房花序或圆锥花序；花序轴密生腺毛；苞片膜质，卵形，无毛；花白色或淡红色；花被5裂，裂片果时增大；雄蕊8，花柱3。瘦果卵形，有3棱，黑色，光亮（图5-71）。

▼ 图 5-71　火炭母原植物图

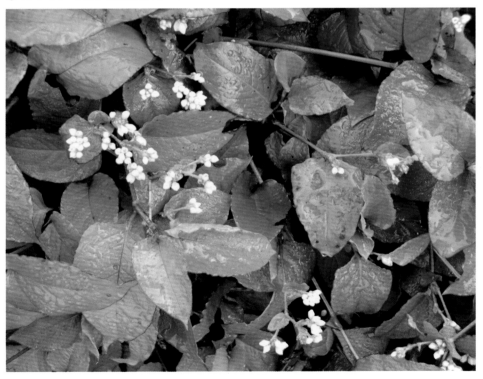

【分布】广西全区均有分布。

【采集加工】春、夏季采收，洗净，鲜用或晒干。

【药材性状】茎扁圆柱形，有分枝，节稍膨大，下部节上有须根；表面淡绿色或紫褐色，有细棱；质脆，易折断，断面灰黄色，多中空。叶互生，多卷缩、破碎；叶片展平后呈卵状长圆形，长5～10cm，宽2～4.5cm，先端短尖，基部截形或稍圆，全缘；上表面暗绿色（图5-72）。气微，味酸、微涩。

【性味功用】味辛、苦，性凉，有毒。清热毒，除湿毒，止痛。主治痢疾，泄泻，咽痛，白喉，咳嗽，百日咳，肝炎，带下，痈疮，中耳炎，湿疹，跌打损伤。

【用法用量】内服：煎汤，15～30g，鲜品30～60g。外用：捣敷，或煎水洗。

【精选验方】

1.痢疾：火炭母、毛算盘子根、岗稔根、羊蹄草、马齿苋各15g，水煎服。

2.肝炎：火炭母、鸡骨草、田基黄各30g，水煎服。

3.带下：火炭母、白矾、苦楝树皮各30g，蛇床子、苦参、地肤子、白鲜皮、穿心莲各15g，煎水洗阴部。

4.皮炎、湿疹：火炭母适量，水煎浓汁洗患处。

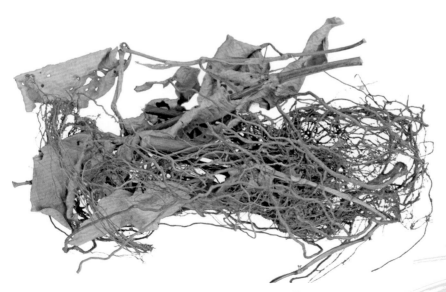

▲ 图 5-72　火炭母药材图

# 鸡蛋花

Jidanhua
Flos Plumeriae Acutifoliae

【壮名】Va' gyaeqgaeq

【别名】缅栀子，蛋黄花，甲脚木，番缅花，蕃花，蕃花仔

【来源】为夹竹桃科植物鸡蛋花 *Plumeria rubra* L. cv. Acutifolia 的花。

【植物形态】小乔木，全株具乳汁。枝条粗壮。叶互生；叶柄上面基部具腺体；叶片厚纸质，常聚集于枝上部，长圆状倒披针形或长椭圆形，长 20～40cm，宽 7～11cm，先端短渐尖，基部狭楔形，两面无毛；侧脉在叶缘结成边脉。顶生聚伞花序；花萼 5 裂，卵圆形，不张开而压紧花冠筒；花冠外面白色，内面黄色，裂片狭倒卵形，向左覆盖，比花冠筒长 1 倍，花冠筒圆筒形，内面密被柔毛；雄蕊 5，着生于花冠筒基部，花丝极短，花药长圆形；心皮 2，离生。蓇葖果双生（图 5-73）。

🔽 图 5-73　鸡蛋花原植物图

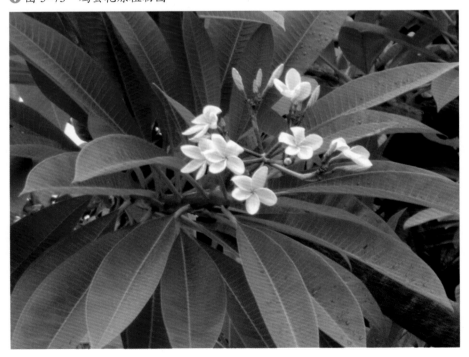

【分布】广西主要栽培于南宁、邕宁、武鸣。

【采集加工】夏季采收，洗净，晒干。

【药材性状】花多皱缩成条状，或扁平三角状，淡棕黄或黄褐色。湿润展平后，花萼较小；花冠裂片5，倒卵形，长约3cm，宽约1.5cm，呈旋转排列；下部合生成细管，长约1.5cm；雄蕊5，花丝极短；有时可见卵状子房（图5-74）。气香，味微苦。

【性味功用】味甘、微苦，性凉。清热毒，除湿毒。主治痧病，咳嗽，肝炎，泄泻，痢疾，尿路结石，中暑。

【用法用量】内服：煎汤，5～10g，茎皮10～15g。外用：捣敷。

【精选验方】

1. 痧病：鸡蛋花10g，水煎服。

2. 咳嗽：鸡蛋花或鸡蛋花茎皮、灯台叶各10g，水煎服。

3. 肝炎：鸡蛋花或鸡蛋花茎皮9g，水煎服。

4. 尿路结石：鸡蛋花10g，金钱草、鸡内金各6g，水煎服。

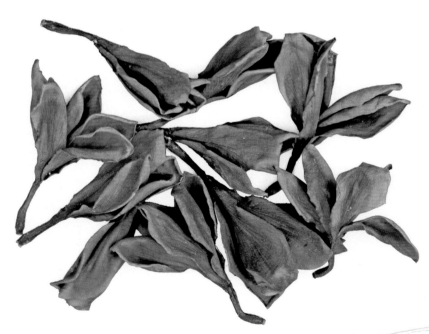

▲图5-74 鸡蛋花药材图

# 鸡骨草

Jigucao
Herba Abri Cantoniensis

【壮名】Gogukgaeq

【别名】黄头草，大黄草，红母鸡草，
猪腰草，黄食草

【来源】为豆科植物广东相思子 *Abrus cantoniensis* Hance 的全株。

【植物形态】攀援灌木。小枝及叶柄被粗毛。茎细，深红紫色，幼嫩部分密被黄褐色毛。偶数羽状复叶；小叶 7 ～ 12 对，倒卵形或长圆形，长 5 ～ 12mm，宽 3 ～ 5mm，先端截形而有小芒尖，基部浅心形，上面疏生粗毛，下面被紧贴的粗毛，小脉两面均突起；托叶成对着生。总状花序短，腋生；花萼钟状；花冠突出，淡红色；雄蕊9，合生成管状，与旗瓣紧贴，上部分离，子房近无柄，花柱短。荚果长圆形，扁平，被疏毛（图 5-75）。

【分布】广西主要分布于邕宁、武鸣、南宁、钟山、横县、藤县、北流、博白、容县、桂平、平南、岑溪、苍梧。

图 5-75　鸡骨草原植物图

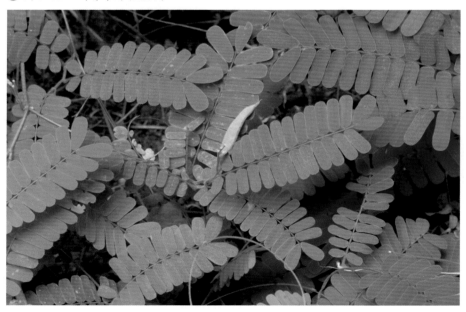

【采集加工】全年均可采挖，一般于11～12月或清明后连根挖出，除去泥沙及荚果，去净根部泥土，将茎藤扎成束。晒至八成干，发汗再晒干即成。

【药材性状】多缠绕成束。根圆柱形或圆锥形，有分枝，长短粗细不等，表面灰棕色，有细纵纹，质硬。根茎短，结节状。茎丛生，长藤状，表面灰褐色，小枝棕红色，疏被毛茸。偶数羽状复叶，小叶长圆形，长5～12mm，下表面被伏毛（图5-76）。气微，味微苦。

【性味功用】味甜、微苦，性凉。清热毒，除湿毒，散瘀止痛。主治乳痈，肝炎，胃痛，胁痛，蛊病，风湿痹痛，跌打损伤。

【用法用量】内服：煎汤，15～30g；或入丸、散剂。外用：鲜品捣敷。

【精选验方】

1.肝炎：鸡骨草、地耳草、茵陈各30g，山栀子、田基黄各15g，水煎服。

2.乳痈：鲜鸡骨草叶适量，捣烂敷患处。

3.蛊病（水蛊）：鸡骨草、田基黄、虎杖各20g，生地黄、枸杞子、麦冬、沙参各15g，石斛6g，当归、大腹皮各10g，赤小豆50g，白术30g，水煎服。

4.胁痛：鸡骨草、山辣椒各10g，盐肤木、金樱子、水石榴、川楝子各15g，水煎服。

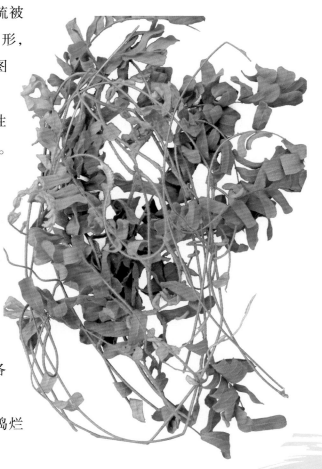

▲ 图5-76　鸡骨草药材图

# 绞股蓝

Jiaogulan
Herba Gynostemmatis

【壮名】Go'gyauhgulanz

【别名】七叶胆，小苦药，公罗锅底，
落花生，落地生，遍地生根

【来源】为葫芦科植物绞股蓝 *Gymostemma pentaphyllum*（Thunb.）makino 的地上部分。

【植物形态】攀援草本。茎细弱，多分枝，具纵棱和沟槽。叶互生；卷须纤细，2 歧；叶片膜质或纸质，鸟足状，小叶常 5～7 枚，卵状长椭圆状或卵状披针形，小叶先端急尖或短渐尖，基部渐狭，边缘具波状齿或圆齿状牙齿，两面均被短硬毛。雌雄异株，雄花为圆锥花序，花序多分枝；花萼筒极短，5 裂，裂片三角形；花冠淡绿色，5 深裂，裂片卵状披针形；雄蕊 5，花丝联合花柱；雌花为圆锥花序，较雄花小，花萼、花冠均似雄花；子房球形，具短小退化雄蕊 5。果实球形，成熟后黑色（图 5-77）。

◆ 图 5-77　绞股蓝原植物图

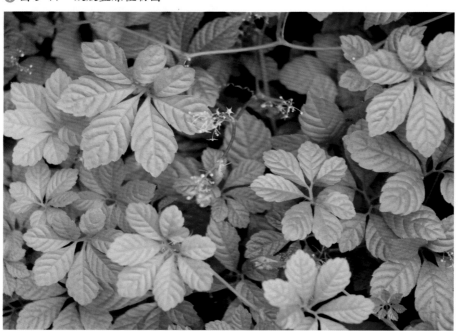

【分布】广西主要分布于灵山、龙州、靖西、那坡、隆林、凌云、河池、柳江、金秀、临桂、灵川、龙胜。

【采集加工】每年夏、秋两季可采收，洗净，晒干。

【药材性状】茎纤细，灰棕色或暗棕色，表面具纵沟纹，被稀疏毛茸；展开后，叶为复叶，小叶膜质，叶柄被糙毛；侧生小叶卵状长椭圆形或长圆状披针形，中央1枚较大，长4～12cm，宽1～3.5cm；先端渐尖，基部楔形，两面被粗毛，叶缘有锯齿，齿尖具芒；常可见到果实，圆球形（图5-78）。味苦，具草腥气。

【性味功用】味苦、微甘，性凉。清热毒，除湿毒，调气道，补虚。主治咳嗽，体虚乏力，遗精，高脂血症，肝炎，泄泻。

【用法用量】内服：煎汤，15～30g；研末，3～6g；或泡茶饮。外用：捣烂涂擦。

【精选验方】

1.咳嗽：绞股蓝、百部、枇杷叶各10g，水煎服。

2.癌症：绞股蓝30g，白花蛇舌草、七叶一枝花各15g，水煎加蜂蜜服。

3.肝炎：绞股蓝、田基黄、垂盆草各15g，水煎服。

4.泄泻：绞股蓝20g，白头翁10g，水煎服。

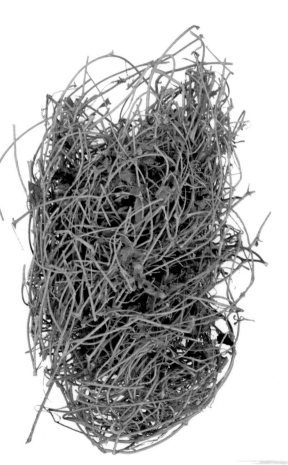

▲图5-78 绞股蓝药材图

# 金刚刺

Jingangci
Smilacis Chinae Rhizoma

【壮名】Ggeugimjangh

【别名】金刚骨，霸王利，铁刺苓，
金刚鞭，马加刺兜，马加勒

【来源】为百合科植物菝葜 *Smilsx china* L. 的根茎。

【植物形态】攀援灌木。疏生刺。根茎粗厚、坚硬，为不规则的块根。叶互生，叶柄具狭鞘，几乎都有卷须；叶片薄革质或坚纸质，卵圆形或圆形、椭圆形，长 3～10cm，宽 1.5～10cm，基部宽楔形至心形，下面淡绿色，较少苍白色，有时具粉霜。花单性，雌雄异株；伞形花序生于叶尚幼嫩的小枝上，具十几朵或更多的花，常呈球形；花序托稍膨大，近球形，较少稍延长，具小苞片；花绿黄色，外轮花被片 3，长圆形，内轮花被片 3，稍狭；雄蕊花药比花丝稍宽，常弯曲；雌花与雄花大小相似，有 6 枚退化雄蕊。浆果熟时红色，有粉霜（图5-79）。

🔽 图 5-79　金刚刺原植物图

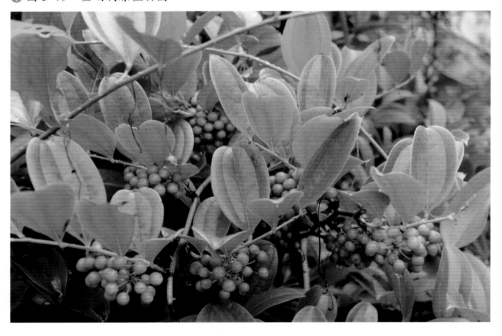

【分布】广西主要分布于马山、武鸣、南宁、上思、灵山、平南、岑溪、富川、阳朔、资源、天峨、南丹、都安、田林、隆林。

【采集加工】全年均可采收，洗净，切片，晒干。

【药材性状】根茎扁柱形，略弯曲，或不规则形，表面黄棕色或紫棕色，结节膨大处有圆锥状突起的茎痕、芽痕及细根断痕，或留有坚硬折断的细根，呈刺状，节上有鳞叶；有时先端残留地上茎；质坚硬，断面棕黄色或红棕色，粗纤维性（图5-80）。气微，味微苦。

【性味功用】味甘、酸，性平。清热毒，祛风毒，除湿毒，消痈。主治风湿痹痛，淋证，带下，泄泻，痢疾，痈疮，顽癣，烧烫伤。

【用法用量】内服：煎汤，10～30g；或浸酒；或入丸、散。

【精选验方】

1.风湿痹痛：金刚刺、虎杖各30g，寻骨风15g，九节风10g，白酒750g。上药泡酒7天，每次服15g，早晚各1次。

2.淋证：金刚刺根15g（盐水炒），金银花9g，萹蓄、木通各6g，水煎服。

3.血尿：金刚刺根、算盘子根各30g，水煎服。

4.牛皮癣：金刚刺30g，煎汤内服。

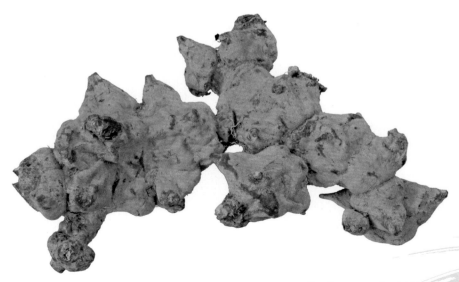

▲ 图 5-80 金刚刺药材图

# 金银花
Jinyinhua
Flos Lonicerae

【壮名】Rokgimjngeanz
【别名】双花，菰腺忍冬

【来源】为忍冬科植物红腺忍冬 *Lonicera hypoglauca* Miq. 的花蕾或初开的花。

【植物形态】攀援灌木。幼枝被微毛。叶卵形至卵状矩圆形，长 3～10cm，顶端短渐尖，基部近圆形，下面密生微毛并杂有橘红色腺毛。总花梗单生或多个集生，短于叶柄；萼筒无毛，萼齿长三角形，具睫毛；花冠 3.5～4.5cm，外疏生微毛和腺毛，先白色后变黄色，唇形，上唇具 4 裂片，下唇反转，约与花冠筒等长；雄蕊 5，与花柱均稍伸出花冠。浆果近球形，黑色（图 5-81）。

【分布】广西主要分布于桂林、梧州、玉林、柳州、河池、南宁、百色。

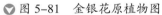 图 5-81　金银花原植物图

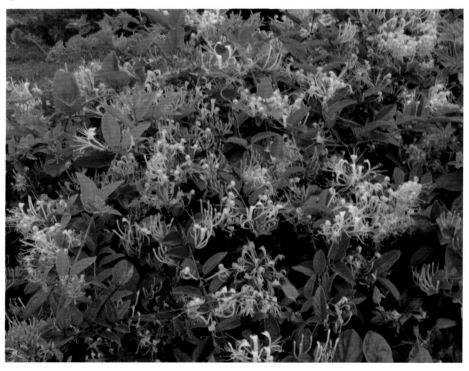

【采集加工】春末夏初花开放前采收，干燥；或用硫黄熏后干燥。

【药材性状】花蕾棒状，上粗下细，略弯曲，长 2～3cm；表面黄白色或绿白色，密被短柔毛；偶见叶状苞片；花萼绿色，先端 5 裂，裂片有毛。开放者花冠筒状，先端二唇形；雄蕊 5 个，附于筒壁，黄色；雌蕊 1 个，子房无毛（图 5-82）。味微苦，气清香。

【性味功用】味微甘、苦，性微寒。清热毒。主治痧病，痢疾，咽痛，火眼，肠痈，乳痈，外伤感染，无名肿毒，疮疡溃烂。

【用法用量】内服：煎汤，10～15g；或浸酒饮。外用：捣敷，或煎水洗。

【精选验方】

1. 痧病：金银花 15g，山芝麻、三叉苦各 20g，柴胡 10g，水煎服。

2. 咳嗽：金银花、水菖蒲、地胆头、路边菊、木贼、鱼腥草、枇杷叶、不出林、鼠曲草、罗汉果、七枝莲、九龙根、鸡血藤各 10g，配猪肉水煎，冲蜂蜜服。

3. 肠痈：金银花、虎杖、败酱草、山豆根、功劳木各 15g，红藤、旱莲草各 9g，一点红 6g，水煎服。

4. 痄腮：金银花、夏枯草各 15g，水煎服。

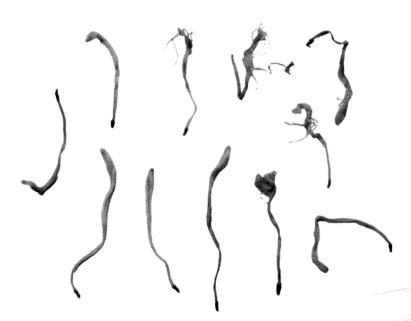

▲ 图 5-82 金银花药材图

# 筋骨草

Jingucao
Herba Ajugae Decumbentis

【壮名】Nywjlamzvaiz

【别名】白毛夏枯草，金疮小草，白头翁，散血草，白夏枯草，散血丹

【来源】为唇形科植物金疮小草 *Ajuga decumbens* Thunb. 的全草。

【植物形态】草本。茎基部倾斜或匍匐，上部直立，多分枝，四棱形，略带紫色，全株密被白色柔毛。单叶对生，具柄；叶片卵形或长椭圆形，长 4 ~ 11cm，宽 1 ~ 3cm，先端圆钝或短尖，基部渐窄下延，边缘有波状粗齿，下面及叶缘常带紫色，两面有短柔毛。轮伞花序，多花，腋生或在枝顶集成间断的多轮的假穗状花序；花萼漏斗形，齿5；花冠唇形，淡蓝色或淡紫红色，稀白色，花冠下唇长约为上唇的2倍；雄蕊4，二强；子房上位。小坚果倒卵状三棱形，背部灰黄色，具网状皱纹（图5-83）。

▼ 图 5-83 筋骨草原植物图

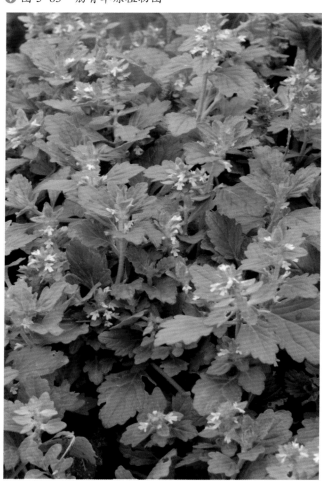

【分布】广西主要分布于凌云、南丹、都安、罗城、融安、三江、灵川、富川、桂平、龙州、马山。

【采集加工】第1年9~10月收获1次，第2、3年，

则在5～6月和9～10月各收获1次。齐地割起全草，去净杂质，鲜用或晒干。

【药材性状】地上部分灰黄色或暗绿色，密被白柔毛。茎细，具四棱，质较柔韧，不易折断。叶对生，多皱缩、破碎，完整叶片展平后呈匙形或倒卵状披针形，长3～6cm，宽1～2.5cm；绿褐色，两面密被白色柔毛，边缘有波状锯齿；叶柄具狭翅。轮伞花序腋生，花黄褐色（图5-84）。气微，味苦。

【性味功用】味苦、甘，性寒。清热毒，通气道，凉血散血。主治咽痛，咳嗽，肺痈，火眼，痢疾，痈疮，毒蛇咬伤，跌打损伤。

【用法用量】内服：煎汤，10～30g，鲜品30～60g；或捣汁。外用：捣敷，或煎水洗。

【精选验方】

1. 咽痛：筋骨草30g，穿心莲、射干各10g，水煎服。

2. 咳嗽：筋骨草20g，鱼腥草15g，枇杷叶、黄芩、桑白皮、不出林各10g，水煎服。

3. 痈疮：鲜筋骨草适量，捣烂外敷患处。

4. 外伤出血：筋骨草适量，研粉，撒敷包扎。

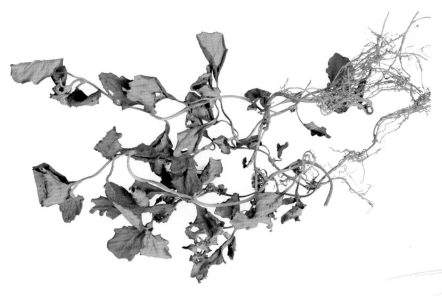

▲ 图5-84　筋骨草药材图

# 救必应

Jiubiying
Cortex Ilicis Rotundae

【壮名】Gogoupbietwngq

【别名】白银树皮，九层皮，熊胆木，铁冬青，龙胆仔，白沉香，冬青仔

【来源】为冬青科植物铁冬青 *Ilex rotunda* Thunb. 的根皮或树皮。

【植物形态】乔木或灌木。枝灰色，小枝多少有棱，红褐色。叶互生；叶片纸质，卵圆形至椭圆形，长 7～12cm，宽 2～4cm，先端短尖，全缘，上面有光泽；侧脉两面明显。花单性，雌雄异株，伞形花序；雄花花萼长约 1mm；花瓣 4～5，绿白色，卵状矩圆形；雄蕊 4～5；雌花较小，花柄较粗壮；子房上位。核果球形至椭圆形，熟时红色，顶端有宿存柱头（图 5-85）。

【分布】广西主要分布于邕宁、南宁、武鸣、宾阳、灵山、桂平、平南、岑溪、藤县、金秀。

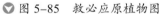 图 5-85　救必应原植物图

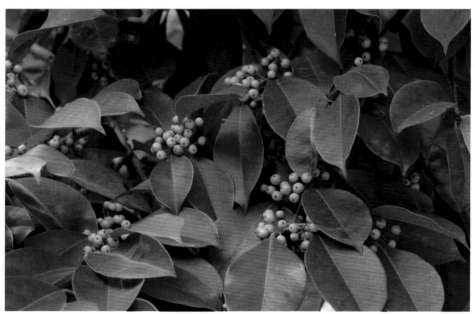

【采集加工】全年均可采收，环剥树皮，鲜用或晒干。

【药材性状】根皮呈卷筒状或略卷曲的板片状，长短不一；外表面灰黄色或灰褐色，粗糙，常有横皱纹或略横向突起；内表面淡褐色或棕褐色，有浅纵向条纹；质硬而脆，断面略平坦，稍呈颗粒性，黄白色或淡黄褐色。树皮较薄，边缘略向内卷，外表面有较多椭圆状突起的皮孔（图5-86）。气微，味苦、微涩。

【性味功用】味苦，性寒。清热毒，除湿毒，止痛。主治痧病，发热、咽痛，胃痛，泄泻，黄疸，痢疾，跌打损伤，风湿痹痛，湿疹，痈疮。

【用法用量】内服：煎汤，9～15g。外用：捣敷，或熬膏涂。

【精选验方】

1. 痧病：救必应、蓝花柴胡、山栀子、仙鹤草、马兰各10g，鱼腥草、金银花各15g，青蒿10g，水煎服。

2. 咽痛：救必应9g，金果榄6g，穿心莲5g，甘草3g，水煎服。

3. 胃痛：救必应、枳实、川楝子、延胡索、神曲各10g，白术、甘草各15g，水煎服。

4. 黄疸：救必应、紫背金牛、茵陈、小叶金花草各10g，人字草30g，薏苡根20g，水煎服。

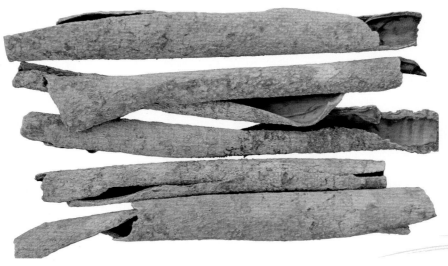

△ 图5-86　救必应药材图

237

# 决明子

Juemingzi
Semen Cassiae

【壮名】Gogukmbe

【别名】草决明，羊明，羊角，马蹄决明，狗屎豆，假花生，似绿豆

【来源】为豆科植物小决明 *Cassia tora* L. 的种子。

【植物形态】半灌木状草本。叶互生；羽状复叶；叶轴两小叶之间有棒状的腺体 1 个；小叶 3 对，膜质；托叶线形，被柔毛，早落；叶片倒卵形或倒卵状长椭圆形；长 2 ～ 6cm，宽 1.5 ～ 2.5cm，先端圆钝而有小尖头，基部渐狭，偏斜，上面被稀疏柔毛，下面被柔毛。花通常 2 朵，生于叶腋；萼片 5，稍不等大，卵形或卵状长圆形，膜质，外面被柔毛；花黄色，花瓣 5，下面 2 片略长；雄蕊 10，能育雄蕊 7；子房被白色细毛。果呈弓形弯曲，被疏柔毛（图 5-87）。

◆ 图 5-87 决明子原植物图

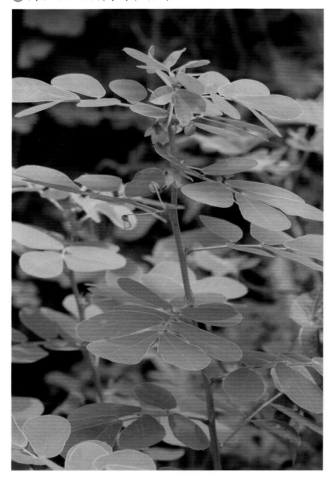

【分布】广西各地区均有分布。

【采集加工】秋末果实成熟，荚果变黄褐色时采收，将全株割下晒干，打下种子，去净杂质即可。

【药材性状】种子短圆柱

238

形，长 3～5mm，宽 2～2.5mm；棱线两侧各有 1 条宽广的浅黄棕色带；表面棕绿色或暗棕色，平滑，有光泽，背腹面各有 1 条凸起的棱线，棱线两侧各有 1 条从脐点向合点斜向的浅棕色线形凹纹；质坚硬（图 5-88）。完整种子气微，破碎后有微弱豆腥气；味微苦，稍带黏性。

【性味功用】味苦、甘、咸，性微寒。清热毒，通水道、谷道。主治火眼，夜盲，头痛头晕，肝硬化腹水，便秘，癣证。

【用法用量】内服：煎汤，6～15g，大量可用至 30g；或研末；或泡茶饮。外用：研末调敷。

【精选验方】

1. 火眼：决明子、菊花、蝉蜕、青葙子各 15g，水煎服。

2. 夜盲：决明子、枸杞子各 12g，猪肝适量，水煎，食肝服汤。

3. 头痛：决明子、野菊花各 9g，川芎、蔓荆子、藁本、全蝎各 6g，水煎服。

4. 便秘：决明子 15g，荆芥、枳实各 10g，当归 6g，火麻仁、郁李仁、莱菔子各 20g，水煎服。

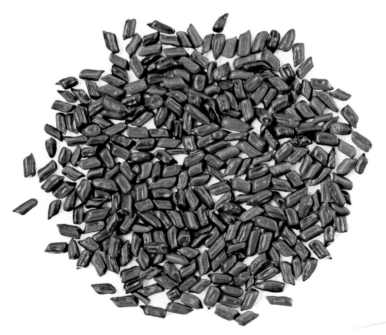

▲ 图 5-88 决明子药材图

# 苦丁茶

Kudingcha
Folium Ilicis Latifoliae

【壮名】Cazhaemz

【别名】苦灯茶，大叶茶

【来源】为冬青科植物苦丁茶冬青 *Ilex kudingcha* C. J. Tseng 的嫩叶。

【植物形态】乔木。树皮灰黑色，粗糙。小枝粗壮，有棱角。叶革质，长椭圆形或卵状长椭圆形，长 10 ～ 25cm，宽 4 ～ 6cm，边缘有锯齿，无毛。花序腋生，花朵多，常密集呈球状或张开呈聚伞状。果球形，成熟时红色，顶端有残存花柱（图 5-89）。

【分布】广西主要分布于上思、崇左、龙州。

【采集加工】全年可采，鲜用或晒干备用。

【药材性状】叶多卷成螺旋形条状，完整叶片展开呈长圆状椭圆形，长

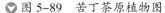
图 5-89 苦丁茶原植物图

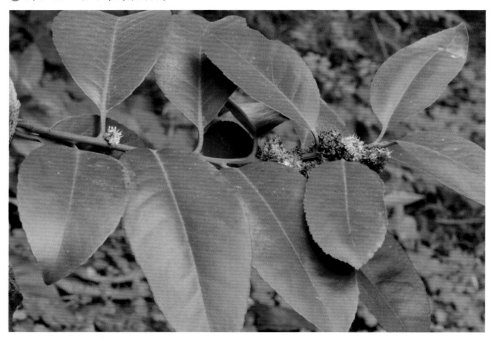

10 ～ 16cm，宽 4 ～ 6cm，边缘有锯齿；主脉于上表面凹下，下表面凸起，侧脉每边 10 ～ 14 条；叶柄直径 2 ～ 3mm；表面微橄榄绿色或淡棕色；叶片厚硬，革质（图 5-88）。气微，味苦、微甘。

【性味功用】味甘、淡、微苦，性凉。解热毒，除湿毒，通谷道。主治痧病，中暑，黄疸，泄泻，痢疾，痈疮。

【用法用量】内服：煎汤,3 ～ 10g。外用：水煎外洗，或捣烂敷患处，或研末调敷。

【精选验方】

1. 乳痈：苦丁茶、了哥王叶适量，水煎外洗或捣烂外敷患处。

2. 带状疱疹：苦丁茶、杠板归全草、三角泡各 120g，水煎外洗，或捣烂取汁涂患处。

3. 高血压、高血脂：苦丁茶 6g，山楂叶 10g，泡茶长期饮用。

4. 烧烫伤：苦丁茶适量，水煎外洗，研末调茶油外涂。

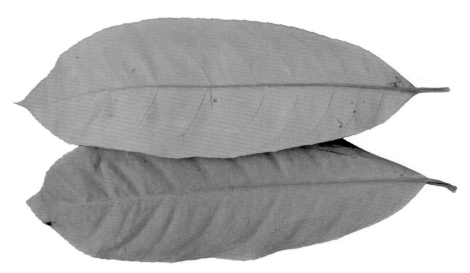

▲图 5-90　苦丁茶药材图

# 苦瓜

Kugua
Frutus Momordicae Charantiae

【壮名】Lwghaemz

【别名】锦荔枝，癞葡萄，红姑娘，凉瓜，癞瓜，红羊

【来源】为葫芦科植物苦瓜 *Momordica charantia* L. 的果实。

【植物形态】攀援草本。多分枝；卷须不分枝。叶片卵状椭圆状肾形或近圆形，长宽 4 ～ 12cm，膜质，上面绿色，脉上被明显的微柔毛，5 ～ 7 深裂，裂片卵状长圆形，边缘具粗锯齿或者不规则的小裂片，先端多为钝圆形，基部弯曲成半圆形，叶脉掌状。雌雄同株；雄花单生，苞片肾状圆心形，萼筒钟形，5裂，裂片卵状披针形，先端渐尖，花冠黄色，5裂，先端钝圆或微凹，雄蕊3，贴生于萼筒喉部；雌花单生，有苞片，子房纺锤形，具刺瘤，先端有喙。果实长椭圆形，具钝圆不整齐的瘤状突起，成熟时橘黄色（图 5-91）。

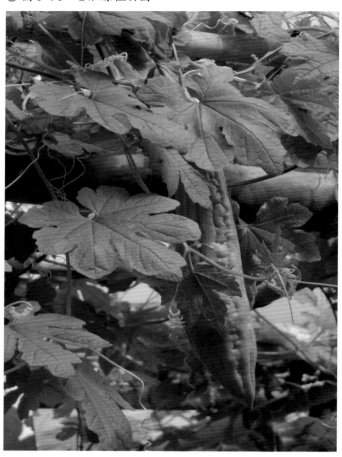

◆ 图 5-91　苦瓜原植物图

【分布】广西全区均有栽培。

【采集加工】夏、秋季果实近成熟时采收，晒干或鲜用。

【药材性状】干燥的苦

242

瓜片呈椭圆形或矩圆形，厚 2 ～ 8mm，长 3 ～ 15cm，宽 0.4 ～ 2cm，全体皱缩、弯曲。果皮浅灰棕色，粗糙，有纵皱或瘤状突起，中间有时夹有种子或种子脱落后留下的孔洞。质脆，易断（图 5-92）。气微，味苦。

【性味功用】味苦，性寒。清热毒，明目。主治中暑，火眼，痢疾，消渴，痈疮。

【用法用量】内服：煎汤，6 ～ 15g，鲜品 30 ～ 60g；或煅存性研末。外用：鲜品捣敷，或取汁涂。

【精选验方】

1. 中暑：苦瓜鲜品 20g，水煎服或泡开水代茶饮。

2. 火眼：苦瓜 15g，煅末，用灯心草汤送服，每日 2 次。

3. 痢疾：苦瓜鲜品 60g，捣烂绞汁，开水冲服。

4. 痈疮：苦瓜适量，研末调敷患处。

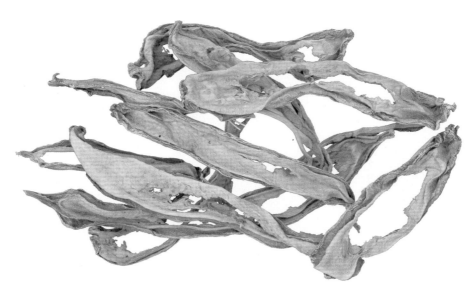

▲ 图 5-92　苦瓜药材图

# 苦玄参

Kuxuanshen
Herba Picriae Fel-terrae

【壮名】Godouh

【别名】鱼胆草，苦草，苦胆草，
地胆草，蛇总管

【来源】为玄参科植物苦玄参 *Picria fel-terrae* Lour. 的全草。

【植物形态】草本。全株被短粗毛。节上生根；枝有条纹，节常膨大。叶对生；叶片卵形，有时几为圆形，长 3～5cm，宽 2～3 cm，先端急尖，基部下延于柄，边缘有圆钝锯齿，两面被短毛。总状花序；萼裂片 4，外面 2 片长圆状卵形，果时增大，基部心脏形；花冠白色或红褐色，上唇直立，基部宽，向上较狭变舌状，下唇宽阔，3 裂，中裂向前突出；雄蕊 4，前方一对退化，着生于花冠管喉部，花丝贴生于花冠，密生长毛，先端膨大而弓曲，花丝游离。蒴果卵形，包于宿萼内（图 5-93）。

🔻 图 5-93　苦玄参原植物图

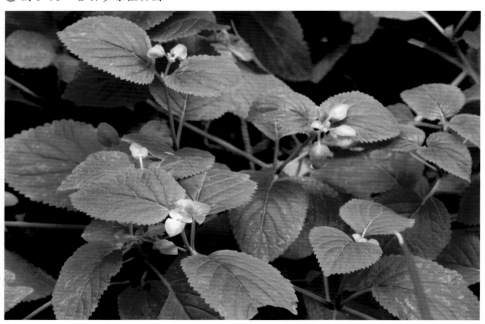

【分布】广西主要分布于龙州、平果、武鸣、忻城、梧州、苍梧。

【采集加工】春、夏季采收，洗净，鲜用或晒干。

【药材性状】节上生根，枝分叉，有条纹，被短糙毛，节常膨大。叶片卵圆形，长 3～5cm，边缘有圆钝锯齿，两面均被糙毛。总状花序的总苞片细小；萼裂 4，分生；花冠白色或红褐色，唇形，上唇顶端凹，下唇宽阔（图 5-94）。味苦。

【性味功用】味苦，性凉。清热毒，通谷道，消肿止痛。主治瘀病，咽痛，痢疾，毒蛇咬伤，跌打损伤，胃痛，纳呆。

【用法用量】内服：煎汤，6～9g。

【精选验方】

1. 瘀病：苦玄参9g，路边青15g，山芝麻10g，水煎服。

2. 咽痛：苦玄参9g，岗梅根10g，水煎服。

3. 胃痛：苦玄参、煅瓦楞子、海螵蛸各15g，水煎服。

4. 痢疾：苦玄参、马齿苋、白头翁、赤芍各12g，水煎服。

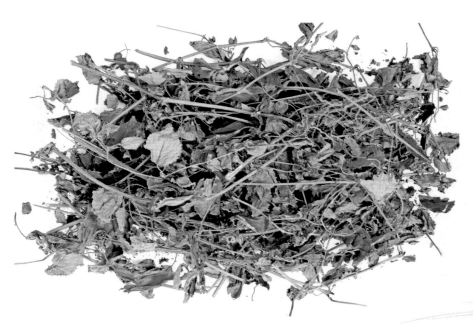

▲ 图 5-94　苦玄参药材图

# 雷公根

Leigonggen
Herba Centellae Asiaticae

【壮名】Byaeknok

【别名】崩大碗，地钱草，地细辛，
大马蹄草

【来源】为伞形科植物积雪草 *Centella asiatica*（L.）Urban 的全草。

【植物形态】草本。茎匍匐，细长，节上生根，无毛或稍有毛。单叶互生；叶柄长 2～15cm，基部鞘状；叶片肾形或近圆形，长 1～3cm，宽 1.5～5cm，基部阔心形，边缘有钝锯齿，两面无毛或在背面脉上疏生柔毛。苞片 2～3，卵形，膜质；伞形花序有花 3～6，聚集成头状；花瓣卵形，紫红色或乳白色。果实圆球形，基部心形或平截，每侧有纵棱数条，棱间有明显的小横脉，网状，平滑或稍有毛（图 5-95）。

【分布】广西各地区均有分布。

🔽 图 5-95 雷公根原植物图

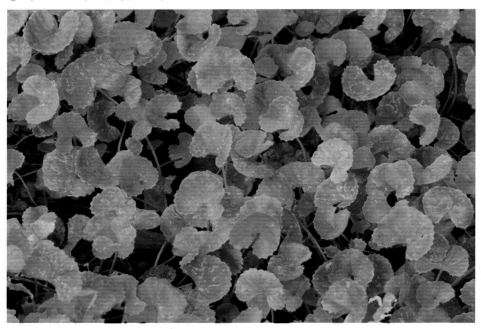

【采集加工】夏季采收全草，晒干或鲜用。

【药材性状】多皱缩成团。根圆柱形，淡黄色或灰黄色，有皱纹。茎细长、弯曲、淡黄色，在节处有明显的细根残迹或残留的细根。叶多皱缩破碎，灰绿色，完整的叶圆形或肾形，宽 1.5 ～ 5cm，边缘有钝齿，下面有细毛；叶柄长，常扭曲，基部具膜质叶鞘（图 5-96）。气特异，味淡、微辛。

【性味功用】味苦、辛，性寒。清热毒，利湿毒，通龙路，止血。主治痧病，咳喘，咽痛，泄泻，痢疾，黄疸，水肿，淋证，尿血，衄血，崩漏，痛经，丹毒，瘰疬，痈疮。

【用法用量】内服：煎汤，15 ～ 30g，鲜者 30 ～ 60g；或捣汁。外用：捣敷，或绞汁涂。

【精选验方】

1. 痧病：雷公根 30g，山芝麻 15g，水煎服。

2. 痢疾：鲜雷公根 60g，凤尾草、马齿苋、鲜紫花地丁全草各 30g，水煎服。

3. 淋证：雷公根、金钱草各 30g，海金沙、车前草、黄柏各 10g，甘草 6g，水煎服。

4. 黄疸：鲜雷公根 60g，鬼针草、茵陈、三叉苦各 30g，水煎服。

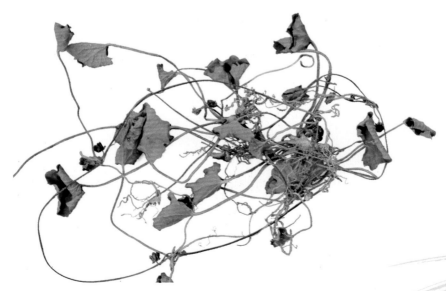

▲ 图 5-96　雷公根药材图

# 量天尺

Liangtianchi
Flos Hylocerei Undati

【壮名】Goyoeknuemz

【别名】霸王花，剑花，韦陀花，天尺花，龙骨花，七星剑花

【来源】为仙人掌科植物量天尺 *Hylocereus undatus*（Haw.）Britt. et Rose 的花。

【植物形态】多年生攀援植物。具气根。茎不规则分枝，深绿色，粗壮，肉质，具 3 棱，棱边波浪形，老时多少呈硬角质；棱边有小窠，窠内有退化的叶，呈褐色小刺状，常 1 ～ 3 枚。花大，单生，辐射对称，夜间开放；花萼花瓣状，黄绿色，有时淡紫色，裂片披针形，向外反卷，萼管外侧有大鳞片，无刺，鳞片腋部裸露无毛；花瓣纯白色，直立；雄蕊多数，乳白色，与花柱等长或较短；花柱粗壮，柱头裂片乳白色。浆果长圆形，红色，肉质，具鳞片，熟时近平滑。种子小，黑色（图 5-97）。

▼ 图 5-97　量天尺原植物图

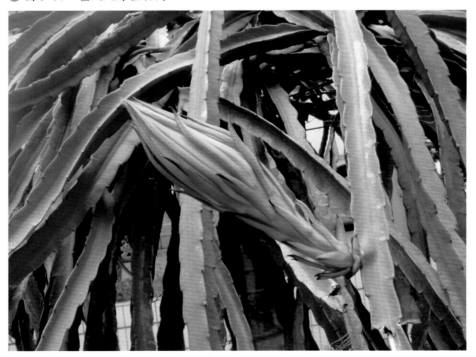

【分布】广西多栽培于庭园或树丛附近。

【采集加工】5～8月花开后采收，鲜用或置通风处晾干。

【药材性状】花纵向切开，呈不规则长条状，长15～17cm；萼片棕色至黄棕色，萼管下部细长、扭曲，外被皱缩的鳞片；花瓣数轮，棕色或黄棕色，狭长披针形，有纵脉；雄蕊多数（图5-98）。气微，味稍甜。

【性味功用】味甘，性微寒。清热毒，通气道，消肿。主治咳嗽，肺痨，瘰疬，痄腮。

【用法用量】内服：煎汤，9～15g。外用：鲜品捣敷。

【精选验方】

1.咳嗽：量天尺、鱼腥草、枇杷叶各15g，水煎调冰糖服。

2.瘰疬：量天尺、夏枯草、浙贝母各15g，水煎服。

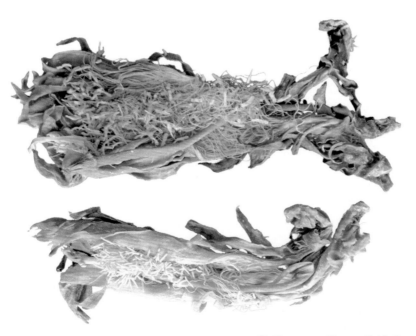

▲图5-98　量天尺药材图

# 了哥王

Liaogewang
Caulis et Folium Wikstroemiae
Indicae

【壮名】Go'nyozlox

【别名】雀儿麻，山棉皮，红灯笼，
九信草，石棉皮

【来源】为瑞香科植物南岭尧花 *Wikstroemia indica*（L.）C. A. Mey. 的茎叶。

【植物形态】小灌木。全株平滑无毛。茎直立，多分枝，幼枝红褐色。根皮和茎皮富含绵状纤维。叶对生，几无柄；叶片倒卵形至长椭圆形，长 2～5cm，宽 0.8～1.5cm，先端钝或短尖，全缘，基部楔形，侧脉多数，极纤细。花黄绿色，数花簇生于枝顶，聚伞状伞形花序或呈近无柄的头状花序；花两性，无苞片，花被管状，先端 4 裂，无毛；雄蕊 8，成上下两轮着生花被管内，子房倒卵形或长椭圆形。核果卵形或椭圆形，熟时鲜红色（图 5-99）。

【分布】广西全区

◆ 图 5-99　了哥王原植物图

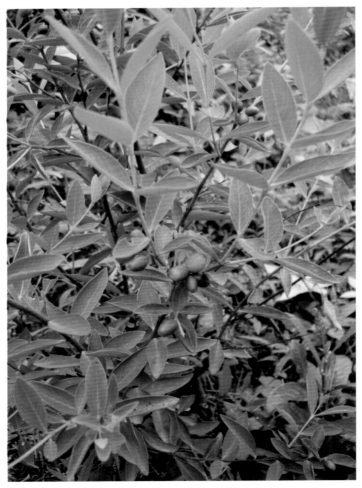

各地均有分布。

【采集加工】春、夏季采收，晒干。

【药材性状】茎圆柱形，有分枝，长短不等；粗茎表面淡棕色至棕黑色，有不规则粗纵皱纹，皮孔突起，往往两个横向相连，有的数个连接成环；细茎表面暗棕红色，有细纵皱纹，并有对生的叶痕，有时可见突起的小枝残基；质硬，折断面皮部有众多绵毛状纤维。叶不规则卷曲，展平后长椭圆形，全缘，淡黄绿色至淡绿色，叶脉下面稍突出；叶柄短；质脆，易碎（图5-100）。气微，味微苦。

【性味功用】味苦、辛，性寒，有毒。通水道、谷道，祛风毒，清热毒，除湿毒，调火路。主治痈疮，瘰疬，风湿痹痛，跌打损伤，蛇虫咬伤。

【用法用量】内服：煎汤（宜久煎4小时以上），6～9g。外用：捣敷，或研末调敷，或煎水洗。

【精选验方】

1. 骨折：了哥王30g，大茶叶根200g，猪棕草60g，生公鸡1只，捣烂外敷患处。

2. 骨髓炎：了哥王、小金樱根、鸟不站、千斤拔、苎麻根、落地杨梅、木芙蓉根各适量，捣烂敷患处。

3. 湿热型慢性前列腺炎：了哥王、通草、泽泻、白芍、车前子各10g，白花丹、罗裙带、大火草、怀牛膝、芡实、丹皮各20g，水煎服。

4. 小儿湿疹：了哥王、辣蓼各15g，硫黄3g，乌桕叶30g，水煎洗患处。

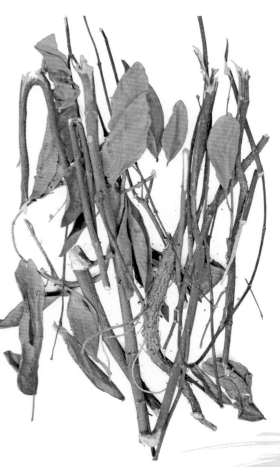

▲图5-100 了哥王药材图

# 六月雪

Liuyuexue
Herba Serissae Japonicae

【壮名】Ndukmax

【别名】满天星，路边金，六月冷

【来源】为茜草科植物六月雪 *Serissa foetida* Comm. 的全株。

【植物形态】落叶小灌木。枝粗壮，灰色。叶对生；有短柄；常聚生于小枝上部；托叶膜质，先端有锥尖状裂片数枚；叶较小，叶片椭圆形或椭圆状倒披针形，长 1.5 ～ 3cm，宽 5 ～ 15mm，先端短尖，基部渐狭，全缘，两面无毛或下面被疏毛。花无梗，丛生于小枝顶或叶腋；苞片 1，斜方状椭圆形，顶端针尖，白色；萼片三角形，较短，有睫毛；花冠管状，白色，内有茸毛 1 簇，5 棱，裂片长圆状披针形；雄蕊 5；雌蕊 1，柱头分叉，子房下位，5 棱，圆柱状。核果近球形，有 2 个分核（图 5–101）。

【分布】广西主要分布于大新、金秀、桂林等地。

◆ 图 5–101 六月雪原植物图

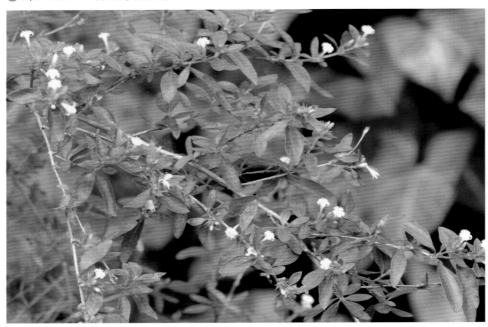

【采集加工】春、夏季采收，洗净，晒干。

【药材性状】根细长圆柱形，有分枝，长短不一，表面深灰色、灰白色或黄褐色，有纵裂纹，栓皮易剥落。粗枝深灰色，表面有纵裂纹，栓皮易剥落；嫩枝浅灰色，微被毛；断面纤维性，木质，坚硬。叶对生或簇生，薄革质，黄绿色，卷缩或脱落；完整者展平后叶狭椭圆形，先端短尖或钝，基部渐狭成短柄，全缘，两面羽状网脉突出，枝端叶间有时可见黄白色花，偶见近球形的核果（图5-102）。气微，味淡。

【性味功用】味淡、微辛，性凉。清热毒，除湿毒，通龙路，通谷道、气道。主治肝炎，水肿，痧病，咽痛，疳积，闭经。

【用法用量】内服：煎汤，15～30g。

【精选验方】

1.肝炎：六月雪30g，仙鹤草15g，田基黄10g，水煎服。

2.咽痛：六月雪15g，金线风6g，射干、金果榄各3g，水煎服。

3.痧病：六月雪、地胆头、吊水莲、毛算盘、一扫光各10g，水煎服。

4.水肿：六月雪、小凉伞、钩藤、黄连、虎杖、车前草、石油菜、一点红、吊水莲、金锁匙各15g，水煎服。

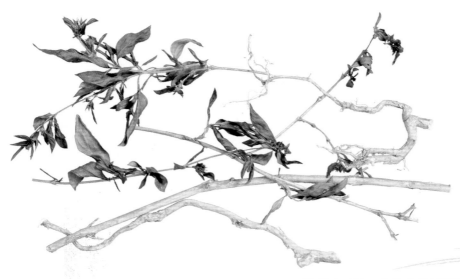

▲ 图5-102　六月雪药材图

# 龙葵

Longkui
Herba Solani Nigri

【壮名】Caekloekhauj

【别名】古钮菜，七粒扣，衣钮扣，
公炮草，乌点规，白花菜

【来源】为茄科植物少花龙葵 *Solanum photeinocarpum* Nakamura et Odashima 的全草。

【植物形态】草本。单叶互生；叶柄纤细；具疏柔毛；叶片薄，卵形至卵状长圆形，长 4 ～ 8cm，宽 2 ～ 4cm，先端渐尖，基部楔形，下延至叶柄而成翅，边缘微波状或具不规则波状粗齿，两面均具疏柔毛。花序近伞形；花小；萼绿色，5 裂，裂片卵形，具缘毛；花冠白色，筒部隐于萼内，5 裂，裂片卵状披针形；雄蕊 5，着生于花冠喉上，花丝极短，花药黏合成一圆锥体，顶裂；子房 2 室，胚珠多数。浆果球状，幼时绿色，成熟后黑色（图 5-103）。

◆ 图 5-103　龙葵原植物图

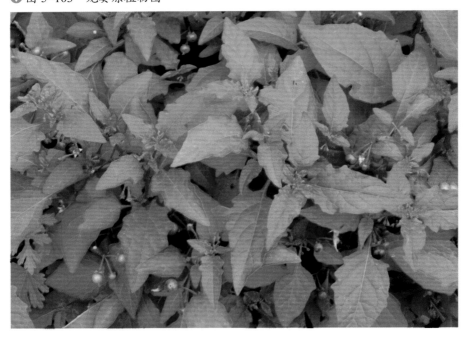

【分布】广西主要分布于马山、平南。

【采集加工】夏、秋季采收，洗净，切段，晒干备用。

【药材性状】根圆柱形，侧根多数，表面淡黄色。茎圆柱形，有分枝，表面黄绿色，近无毛；质脆，易折断，断面白色。叶皱缩或破碎，灰绿色，展开呈卵状长圆形，长4～8cm，宽2～4cm，先端渐尖，基部楔形，下延至叶柄而成翅膀（图5-104）。气微，味微苦。

【性味功用】味微苦，性寒。清热毒，除湿毒，消肿。主治高血压，咳嗽，痢疾，淋证，目赤，咽痛，癌肿，痈疮。

【用法用量】内服：煎汤，10～30g。外用：捣敷，或绞汁涂。

【精选验方】

1.咳嗽：龙葵根、千层纸、枇杷寄生、下山虎、磨盘根、土地骨皮、桑白皮各10g，鸡屎藤5g，水煎服。

2.癌肿：龙葵、半枝莲、半边莲、薏苡仁各20g，白花蛇舌草50g，七叶一枝花、红豆杉各10g，

水煎服。

3.目赤：龙葵、石决明、青葙子、菊花各9g，水煎服。

4.痈疮：龙葵鲜品适量，捣烂敷患处。

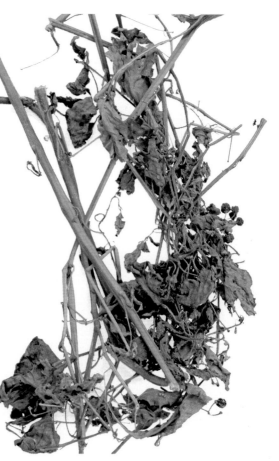

▲ 图5-104 龙葵药材图

255

# 露兜簕

Ludoule
Rhizoma Pandani Tectorii

【壮名】Ragla

【别名】路兜簕，露花，朗古，芦剑

【来源】为露兜树科植物露兜树 *Pandanus tectorius* Soland. 的根茎。

【植物形态】灌木或小乔木，常具气生根。叶簇生于枝顶，革质，带状，长约 1.5m，宽 3～5cm，顶端渐狭成一长尾尖，边缘和背面中脉上有锐刺。雄花序由数个穗状花序组成，佛焰苞长披针形，近白色，先端尾尖；雄花芳香，雄蕊着生于花丝束上，呈总状排列；雌花序头状，单生于枝顶，圆球形；佛焰苞多数，乳白色，边缘具疏密相间的细锯齿；心皮合为 1 束，中下部联合，上部分离。聚花果大，向下悬垂，由 40～80 个核果束组成，幼果绿色，成熟时橘红色（图5–105）。

【分布】广西主要分布于龙州、南宁、容县、桂平。

 图 5–105　露兜簕原植物图

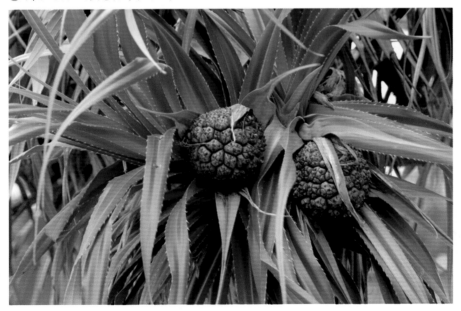

【采集加工】全年可采，洗净，切碎，鲜用或晒干。

【药材性状】根圆柱形，常截成长约20cm的段状，直径约1.5cm；表面棕褐色或黑褐色，皮皱缩形成纵棱，多见形成侧棱根的尖端突起；质稍软，体轻，不易折断，断面纤维性较强，淡黄色（图5-106）。气微。

【性味功用】味甘、淡、辛，性凉。清热毒，除湿毒，调气止痛，消肿。主治痧病，高热，肝炎，肝硬化腹水，水肿，黄疸，淋证，眼结膜炎，风湿痹痛，疝气，跌打损伤。

【用法用量】内服：煎汤，15～30g；或烧炭存性研末。

【精选验方】

1. 肝硬化腹水：露兜簕根30g，猪骨头适量，炖服。

2. 风湿病：露兜簕15g，海桐皮10g，芭蕉蕾、木棉树皮各20g，水煎服。

3. 风湿性心脏病：露兜簕、芭蕉蕾、厚朴、薤白各10g，水煎服。

4. 跌打损伤：露兜簕适量，烧炭存性研末，敷患处。

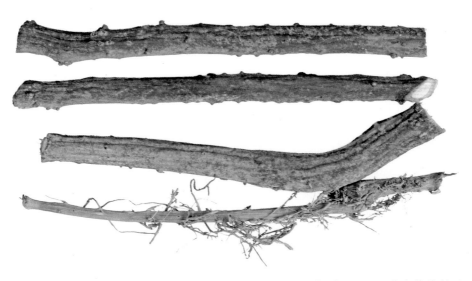

▲ 图5-106　露兜簕药材图

# 芦根

Lugen
Rhizoma Phragmitis

【壮名】Raggoluzdiz

【别名】苇，芦竹，蒲苇，苇子草

【来源】为禾本科植物芦苇 *Phragmites communis* Trin. 的根茎。

【植物形态】草本。地下茎粗壮，横走，节间中空，节上有芽。茎直立，中空。叶 2 列，互生；叶鞘圆筒状，叶舌有毛；叶片扁平，长 15 ～ 45cm，宽 1 ～ 3.5cm，边缘粗糙。穗状花序排列成大型圆锥花序，下部梗腋间具白色柔毛；小穗通常有 4 ～ 7 花；第 1 花通常为雄花，颖片披针形，不等长，第 1 颖片长为第 2 颖片之半或更短；外稃长于内稃；两性花，雄蕊 3，雌蕊 1，花柱 2，柱头羽状。颖果椭圆形，与内稃分离（图 5-107）。

【分布】广西主要分布于南宁、北流、永福等地。

【采集加工】春、夏季采收，洗净，鲜用或晒干。

▼ 图 5-107　芦根原植物图

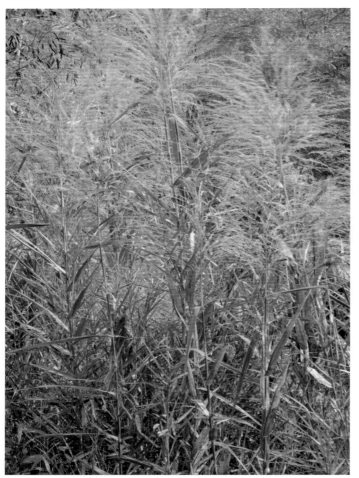

【药材性状】根茎呈压扁的长圆柱形；表面有光泽，黄白色；节处较硬，红黄色节间有纵皱纹；质轻而柔韧（图5-106）。无臭，味微甘。

【性味功用】味甘，性寒。清热毒，通气道、水道。主治热病烦渴，呕吐，咳嗽，肺痈，痧病，淋证。

【用法用量】内服：煎汤，15～30g，鲜品60～120g；或鲜品捣汁。外用：煎汤洗。

【精选验方】

1. 肺痈：芦根、薏苡仁各30g，鱼腥草、万寿菊叶10g，水煎服。

2. 痧病：芦根、功劳叶各15g，山芝麻、薄荷各10g，水煎服。

3. 水肿：芦根、磨盘草、芭蕉根各20g，茅根15g，水煎服。

4. 喘咳：芦根、茅根各30g，金银花、板蓝根、薏苡仁、黄芩、桑白皮各15g，甘草6g，水煎服。

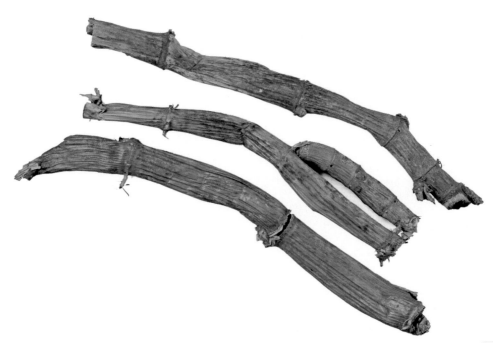

▲ 图5-108　芦根药材图

259

# 路边菊

Lubianju
Kalimeris Indicae Herba

【壮名】Nyaloxvit

【别名】马兰，全叶马兰

【来源】为菊科植物路边菊 *Kalimeris indica*（L.）Sch.–Bip. 的全草。

【植物形态】草本。茎被细硬毛。叶互生；中部叶多而密，无柄，叶片条状披针形、倒披针形或长圆形，长 2.5 ～ 4cm，宽 0.8 ～ 2cm，先端钝或渐尖，常有小尖头，基部渐狭，边缘稍反卷，下面灰绿，两面密被粉状短茸毛，上部叶较小，条形。头状花序单生于枝端并排成疏伞房状；总苞半球形，总苞片 3 层；舌状花 1 层，管部具毛，舌片淡紫色；管状花花冠管有毛。瘦果倒卵形，浅褐色，扁平，上部有短毛及腺点；冠毛带褐色，不等长，易脱落（图 5-109）。

▼ 图 5-109　路边菊原植物图

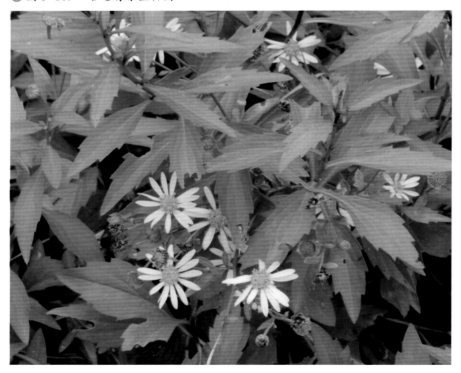

【分布】广西各地有分布。

【采集加工】全年均可采收，洗净，切段，晒干。

【药材性状】根茎呈细长圆柱形，着生多数浅棕黄色细根和须根。茎圆柱形；表面黄绿色，有细纵纹；质脆，易折断，断面中央有白色髓。叶互生，叶片皱缩卷曲，多已脱落；完整者展平后呈倒卵形、椭圆形或披针形，被短毛。有的于枝顶可见头状花序，花淡紫色或已结果。瘦果倒卵状长圆形、扁平，有毛（图5-110）。气微，味淡、微涩。

【性味功用】味苦，性寒。清热毒，通气道。主治痧病发热，咳嗽，咽炎，乳痈，癃闭，阴痒。

【用法用量】内服：煎汤，15～30g。

【精选验方】

1. 咳嗽：路边菊、水菖蒲、地胆头、木贼、鱼腥草、朝天罐、不出林、鼠曲草、罗汉果、七枝莲、九龙胆、金银花、鸡血藤各10g，配猪肉水煎，冲蜂蜜服。

2. 癃闭：路边菊、黄花菜根、地葱各15g，车前草20g，老鼠拉冬瓜、淡竹叶各10g，共捣烂，用第2次洗米水煎服。

3. 阴痒：路边菊、黄柏、苦参、蒲公英、龙船花、白鲜皮、蛇床子、川槿皮各30g，白花蛇舌草、川椒、芒硝各15g，水煎外洗。

4. 乳痈：路边菊、大力王、六耳铃各30g，白花蛇舌草15g，王不留行、甘草各6g，水煎服，药渣复煎熏洗患处。

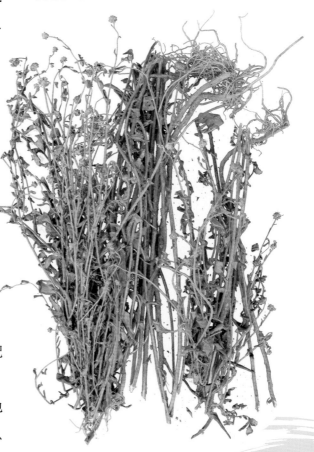

▲ 图5-110 路边菊药材图

261

# 路边青

Lubianqing
Folium Clerodendri Cyrtophylli

【壮名】Godacingh
【别名】牛屎青，大青

【来源】为马鞭草科植物大青 *Clerodendrum cyrtophyllum* Turcz. 的叶。

【植物形态】灌木或小乔木。幼枝黄褐色，被短柔毛，髓坚实，白色。单叶对生，叶片纸质，长圆状披针形，长圆形、卵状椭圆形，长 6～20cm，宽 3～9cm，先端渐尖或急尖，基部近圆形或宽楔形，全缘，两面无毛或沿叶脉疏生短柔毛，背面常有腺点。伞房状聚伞花序顶生或腋生，具线形苞片；花萼杯状，先端 5 裂，裂片三角状卵形，粉红色，外面被黄褐色短茸毛和不明显的腺点；花冠白色，花冠管细长，先端 5 裂，裂片卵形；雄蕊 4，与花柱同伸出花冠外。果实球形或倒卵形，绿色，成熟时蓝紫色，宿萼红色（图 5-111）。

【分布】广西主要分布于贵港、藤县、南宁、武鸣。

🔻 图 5-111　路边青原植物图

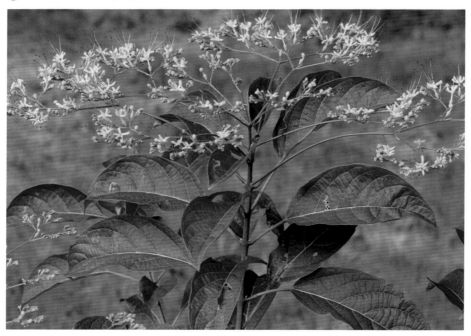

【采集加工】6月中旬割取为头刀，7～8月割取为二刀，10～11月与根同时起土割取为三刀，选晴日收割，拣去黄叶、烂叶及杂质晒干。

【药材性状】叶微皱褶，完整叶片展平后呈长椭圆形至细长卵圆形，长5～20cm，宽3～9cm，全缘，先端渐尖，基部钝圆；上面棕黄色、棕黄绿色至暗红棕色，下面色较浅；叶纸质而脆（图5-112）。气微臭，味稍苦而涩。

【性味功用】味苦，性寒。清热毒，凉血止血。主治瘰病，咽痛，口疮，衄血，黄疸，痢疾，泄泻，痈疮，血淋，外伤出血。

【用法用量】内服：煎汤，15～30g，鲜品加倍。外用：捣敷，或煎水洗。

【精选验方】

1.发热：路边青、透骨消、白马骨各15g，水煎服。

2.肝炎：路边青、黄花菜、虎杖各10g，三姐妹、马连鞍各15g，水煎服。

3.痢疾：路边青、毛算盘子各15g，草鞋根、野芙蓉、马齿苋、凤尾草各10g，水煎服。

4.痈疮：路边青鲜品适量，捣烂敷患处。

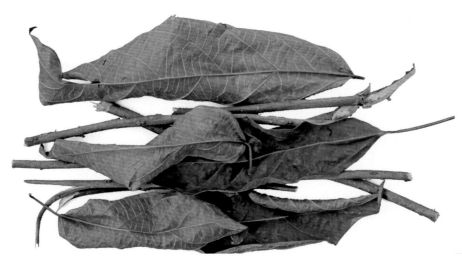

△图5-112 路边青药材图

# 绿豆

Lǜ dou
Semen Vignae Radiatae

【壮名】Duhheu
【别名】青小豆

【来源】为豆科植物绿豆 *Phaseolus radiatus* Linn. 的种子。

【植物形态】一年生直立或顶端微缠绕草本。被短褐色硬毛。三出复叶，互生；小叶 3，叶片阔卵形至菱状卵形，侧生小叶偏斜，长 6 ～ 10cm，宽 2.5 ～ 7.5cm，先端渐尖，基部圆形、楔形或截形，两面疏被长硬毛；托叶阔卵形，小托叶线形。总状花序腋生，总花梗短于叶柄或近等长；苞片卵形或卵状长椭圆形，有长硬毛；花绿黄色；萼斜钟状，萼齿 4，最下面一齿最长，近无毛；旗瓣肾形，翼瓣有渐窄的爪，龙骨瓣的爪截形，其中一片龙骨瓣有角；雄蕊 10，二体；子房无柄，密被长硬毛。荚果圆柱形，成熟时黑色，被疏褐色长硬毛。种子绿色或暗绿色，长圆形（图 5-113）。

图 5-113　绿豆原植物图

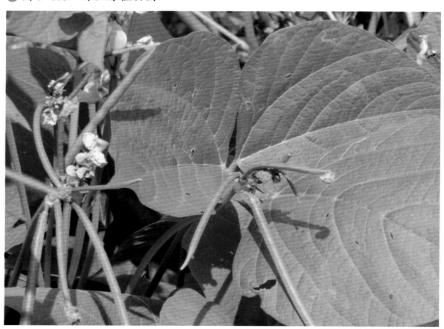

【分布】广西全区均有分布。

【采集加工】收割全株，晒干，打下成熟种子，晒干即可。

【药材性状】种子短矩圆形，表面绿黄色、暗绿色、绿棕色，光滑而有光泽；种脐位于种子的一侧，白色，条形；种皮薄而坚韧，剥离后露出淡黄绿色或黄白色2片肥厚的子叶（图5-114）。气微，嚼之具豆腥气。

【性味功用】味甘，性寒。清热毒，通水道。主治中暑，尿黄，痧病，呕吐，泄泻，哮喘，头痛，目赤，口疮，水肿，痈疮，风疹，丹毒，药物及食物中毒。

【用法用量】内服：煎汤，15～30g，大剂量可用120g；或研末；或生研绞汁。外用：研末调敷。

【精选验方】

1. 小儿湿疹：绿豆、鲜芸香草各10g，水煎服。

2. 痈疮：绿豆粉30g，鸡蛋清调敷。

3. 口疮：绿豆30g，黄连10g，石膏20g，甘草3g，水煎服。

4. 药物及食物中毒：绿豆适量，水煎服。

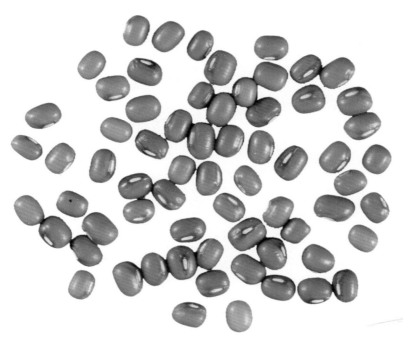

▲ 图 5-114　绿豆药材图

# 马利筋

Malijin
Herba Asclepiadis Curassavicae

【壮名】Gomanhndoi

【别名】金凤花，莲生桂子草，状元红，草木棉，细牛角仔树，野辣椒，水羊角

【来源】为萝藦科植物莲生桂子花 *Asclepias curassavical* L. 的全草。

【植物形态】灌木状草本。全株有白色乳汁。叶对生；叶片膜质，披针形或椭圆状披针形，先端短渐尖或急尖，基部楔形而下延至叶柄，长 6～13cm，宽 1～3.5cm。聚伞花序；花萼 5 深裂，被柔毛，内面基部有腺体 5～10 个；花冠裂片 5，紫红色，长圆形，反折；副花冠 5 裂，黄色，着生于合蕊冠上，有柄，内有舌状片。蓇葖果披针形，两端渐尖。种子卵圆形，先端具白色绢质种毛（图 5-115）。

▼ 图 5-115　马利筋原植物图

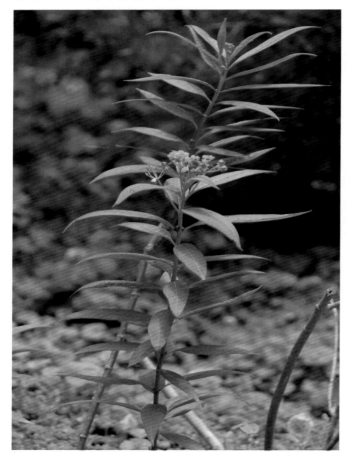

【分布】广西主要分布于北海、灵山、龙州、上林、天等、平果、凌云、河池、桂平、苍梧、那坡、藤县、德保。

【采集加工】全年均可采，晒干或鲜用。

【药材性状】茎直，圆

266

柱形，黄白色，较光滑，体轻，质脆。单叶对生，多皱缩，展开叶片披针形，长6～13cm，宽1～3.5cm，先端急尖，基部楔形，全缘。有的可见伞形花序，花梗被毛，或披针形蓇葖果，内有许多具白色绢毛的种子（图5-116）。气特异，味微苦。

【性味功用】味苦，性寒，有毒。清热毒，调龙路，止血，消肿止痛。主治咽痛，咳嗽，淋证，月经不调，崩漏，带下，痈疮，湿疹，顽癣，外伤出血。

【用法用量】内服：煎汤，6～9g。外用：鲜品适量，捣敷；或干品研末撒。

【精选验方】

1.痛经：鲜马利筋30g，元胡10g，水煎服，胡椒为引。

2.乳腺炎、痈疮：鲜马利筋6～9g，水煎服。

3.湿疹、顽癣：用马利筋折断后流出的乳汁擦患处。

4.外伤出血：马利筋花、叶晒干，研为末，撒敷伤口。

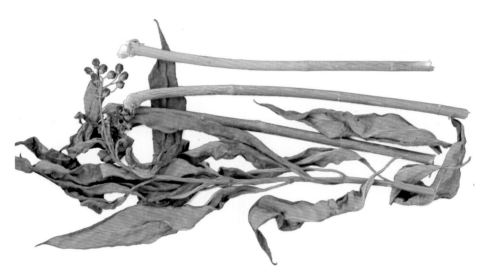

⚠ 图5-116 马利筋药材图

# 马蹄金

Matijin
Herba Dichondrae Repentis

【壮名】Byaekcenzlik

【别名】黄胆草，小金钱草，小马蹄草，荷包草，九连环，小碗碗草

【来源】为旋花科植物马蹄金 *Dichondra repens* Forst. 的全草。

【植物形态】多年生匍匐小草本。茎细长，被灰色短柔毛，节上生根。单叶互生；叶片肾形至圆形，直径 0.4～2.5cm，先端宽圆形或微缺，基部阔心形，叶面微被毛，背面被贴生短柔毛，全缘。花单生于叶腋，花柄短于叶柄，丝状；萼片 5，倒卵状长圆形至匙形，背面及边缘被毛；花冠钟状，黄色，深 5 裂，裂片长圆状披针形，无毛；雄蕊 5，着生于花冠 2 裂片间弯缺处，花丝等长；子房被疏柔毛，2 室；花柱 2，柱头头状。蒴果近球形，小，膜质。种子 1～2 颗，黄色至褐色，无毛（图 5-117）。

◆ 图 5-117　马蹄金原植物图

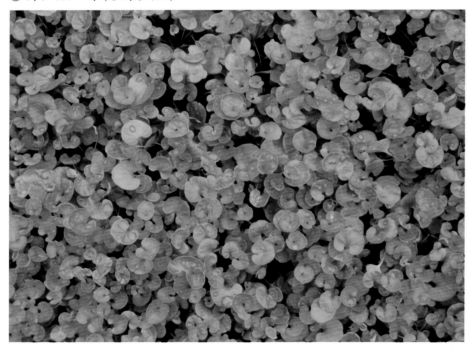

【分布】广西主要分布于梧州、金秀、全州、罗城、靖西、龙州等地。

【采集加工】全年随时可采，鲜用或洗净晒干。

【药材性状】全草缠绕成团。茎被灰色短柔毛，质脆，易折断，断面中有小孔。叶多皱缩，完整者展平后圆形或肾形，直径0.4～2cm，基部心形，上面微被毛，下面具短柔毛，全缘；质脆易碎。偶见灰棕色近圆球形果实，直径约2mm。种子1～2颗，黄色或褐色（图5-118）。气微，味辛。

【性味功用】味微辛，性平。清热毒，通水道，调龙路。主治肝炎，百日咳，急性胆囊炎，乳痈，痈疮，尿路结石，咯血。

【用法用量】内服：煎汤，25～50g。

【精选验方】

1.黄疸：马蹄金、鸡骨草各30g，山栀子、茵陈、车前草各15g，水煎服。

2.鼓胀：马蹄金20g，半枝莲、黄芪、丹参各30g，党参18g，赤芍、栀子、茯苓各15g，白术12g，丹皮、当归各10g，佛手6g，水煎服。

3.痔疮、便秘：马蹄金15g，水煎服。

4.淋证：马蹄金、车前草各20g，海金沙10g，金钱草、瞿麦各9g，水煎代茶饮。

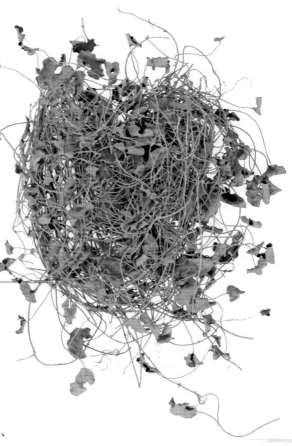

▲图5-118 马蹄金药材图

# 马蹄蕨

Matijue
Rhizoma Angiopteridis Fokiensis

【壮名】Gogutdaezmax

【别名】马蹄香，马蹄莲，马蹄风，
马蹄附子，观音莲

【来源】为莲座蕨科植物福建观音座莲 *Angiopteris fokiensis* Hieron 的根茎。

【植物形态】陆生蕨类。根状茎直立，块状，叶柄粗壮，肉质而多汁，基部有肉质托叶状附属物。叶簇生，草质，宽卵形，长宽各 60cm 以上，二回羽状；羽片互生，狭长圆形，宽 14～18cm；小羽片平展，上部的稍斜向上，中部小羽片长 7～10cm，宽 1～1.8cm，披针形，先端渐尖头，基部近截形或近全缘，具短柄，下部的渐短缩；叶缘均有浅三角形锯齿。孢子囊群棕色，长圆形，通常由 8～10 个孢子囊组成（图 5-119）。

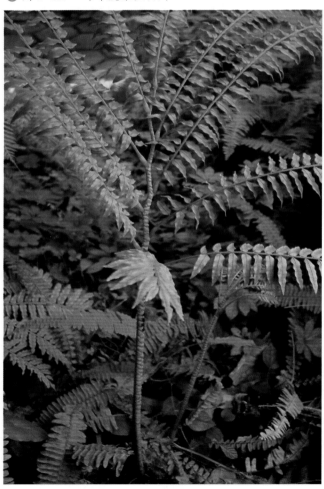

▼ 图 5-119 马蹄蕨原植物图

【分布】广西主要分布于马山、武鸣、陆川、阳朔。

【采集加工】全年均可采收，洗净，去须根，切片，晒干或鲜用。

【药材性状】根状茎呈块状，簇生，多数顶端有凹陷的叶基痕的残留叶柄；内

270

面呈弓形，背面隆起，两侧具纸质的翅状物；表面灰褐色或棕褐色，有纵纹或不规则的纹理；质坚硬，难折断，断面黄白色（图 5-120）。气芳香，味甜，微涩。

【性味功用】味微苦，性凉。清热毒，调龙路，调巧坞，止血。主治崩漏，乳痈，痄腮，跌打损伤，外伤出血，痈疮，风湿痹痛，产后腹痛，失眠，毒蛇咬伤。

【用法用量】内服：煎汤，10 ～ 30g，鲜品 30 ～ 60g；或研末，每次 3g，每日 9g。外用：鲜品捣烂敷，或干品磨汁涂，或研末外敷。

【精选验方】

1. 崩漏：马蹄蕨研末，每次 3g，开水冲服。

2. 痈疮：马蹄蕨适量，捣烂外敷患处。

3. 外伤出血：马蹄蕨适量研末，撒患处，外加包扎。

4. 风湿痹痛：马蹄蕨、大钻、小钻、九节风、牛膝、独活各 15g，水煎服。

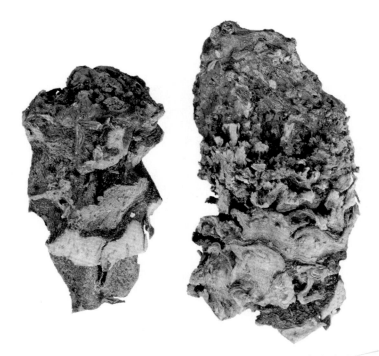

▲ 图 5-120 马蹄蕨药材图

# 茅莓

Maomei
Herba Rubi Parvifolii

【壮名】Makdumh

【别名】小叶悬钩子

【来源】为蔷薇科植物茅莓 *Rubus parvifolius* L. 的地上部分。

【植物形态】小灌木。枝有短柔毛及倒生皮刺。奇数羽状复叶；小叶 3，有时 5，先端小叶菱状圆形到宽倒卵形，侧生小叶较小，宽倒卵形至楔状圆形，长 2～5cm，宽 1.5～5cm，先端圆钝，基部宽楔形或近圆形，边缘具齿，上面疏生柔毛，下面密生白色茸毛；叶柄与叶轴均被柔毛和稀疏小皮刺；托叶条形。伞房花序有花 3～10 朵；总花梗和花梗密生茸毛；花萼外面密被柔毛和疏密不等的针刺，在花果时均直立开展；花粉红色或紫红色；雄蕊花丝白色，稍短于花瓣；子房具柔毛。聚合果球形，红色（图 5-121）。

图 5-121　茅莓原植物图

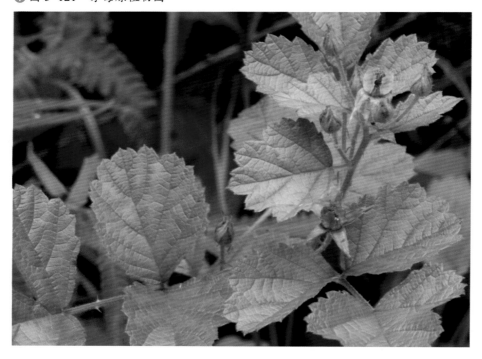

【分布】广西全区均有分布。

【采集加工】夏、秋季采收，除去杂质，洗净，切段，晒干。

【药材性状】枝和叶柄具小钩刺，枝表面红棕色或枯黄色；质坚，断面黄白色，中央有白色髓。叶多皱缩破碎，上面黄绿色，下面灰白色，被柔毛。枝上部往往附枯萎的花序，花瓣多已掉落；萼片黄绿色，外卷，两面被长柔毛（图5-122）。气微弱，味微苦、涩。

【性味功用】味甘、苦，性凉。清热毒，祛风毒，除湿毒，通龙路。主治痧病，发热，咽痛，风湿痹痛，肝炎，泄泻，痢疾，水肿，淋证，结石，跌打损伤，咳血，吐血，崩漏，瘰疬，痄腮。

【用法用量】内服：煎汤，6～15g；或浸酒。外用：捣敷，或煎汤熏洗，或研末调敷。

【精选验方】

1. 淋证：茅莓、金钱草、车前子各15g，玉米须25g，生甘草9g，水煎服。

2. 风湿痹痛：茅莓100g，白酒500mL，浸泡1周，每次服1小盅。

3. 瘰疬：茅莓、薏苡仁、王不留行各15g，老鼠拉冬瓜、金银花根各10g，常山6g，金果榄3g，水煎服。

4. 跌打损伤：茅莓适量，捣烂敷患处。

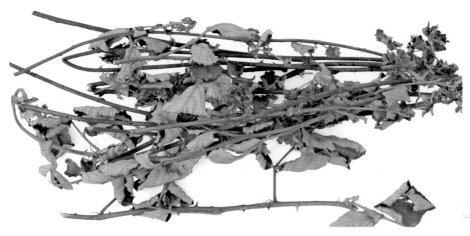

▲ 图5-122 茅莓药材图

# 密蒙花

Mimenghua
Flos Buddlejae

【壮名】Minung'vah

【别名】小锦花，羊耳朵，染饭花，米汤花，鸡骨头花，疙瘩皮树花

【来源】为醉鱼草科植物密蒙花 *Buddleja officinalis* Maxim. 的花蕾及花序。

【植物形态】灌木。小枝灰褐色，微具 4 棱，枝及叶柄、叶背、花序均密被白色星状毛及茸毛，茎上的毛渐次脱落。单叶对生；叶片宽披针形，长 5～12cm，宽 1～4cm，先端渐尖，基部楔形，全缘或具小锯齿。聚伞花序组成大圆锥花序，总苞及萼筒、花冠密被灰白色茸毛；花萼钟状，先端 4 裂，筒部紫堇色，口部橘黄色，内外均被柔毛；雄蕊 4，着生于花冠管中部；子房上位，柱头长卵形。蒴果长卵形，外果皮被星状毛，基部具宿存花被（图 5-123）。

【分布】广西主要分布于宾阳、邕宁、武鸣、隆安、德保、那坡、隆林、田

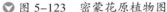 图 5-123　密蒙花原植物图

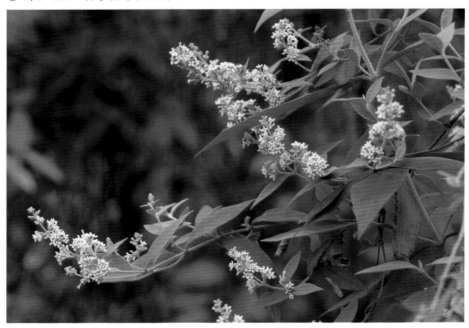

林、融安、柳江、贵港、藤县。

【采集加工】春季花未开放时采收，晒干。

【药材性状】为多数花蕾密集而成的花序小分枝，呈不规则团块，表面灰黄色或棕黄色，密被茸毛；单个花蕾呈短棒状，上端略膨大，花萼钟状，先端4齿裂；花冠筒状，与萼等长或稍长，先端4裂；花冠内表面紫棕色，毛茸极稀疏；质柔软（图5-124）。气微香，味微辛、苦。

【性味功用】味甘，性微寒。祛风毒，清热毒，明目。主治火眼，白内障，肝炎，咳嗽。

【用法用量】内服：煎汤,6～15g；或入丸、散。

【精选验方】

1.白内障：密蒙花、石决明（先煎）各12g，木贼、菊花、蒺藜各9g，水煎服。

2.火眼：密蒙花、羌活、菊花、蔓荆子、青葙子、木贼、石决明、白蒺藜、枸杞子各等份碾末，每次10g，饭后开水送服。

3.肝炎：密蒙花、鬼针草、虎杖各15g，鸭脚木12g，射干10g，水煎服。

4.咳嗽：密蒙花、百部、黄芩、桑白皮各12g，水煎服。

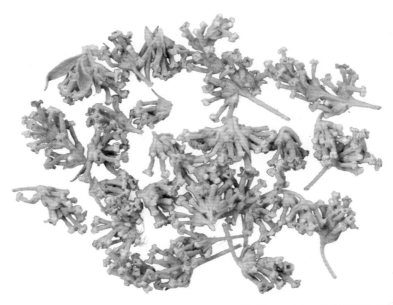

▲ 图5-124　密蒙花药材图

# 木鳖子

Mubiezi
Semen Momordicae

【壮名】Lwggomoegbied

【别名】土木鳖，壳木鳖，漏苓子，
地桐子，木鳖瓜

【来源】为葫芦科植物木鳖 *Momordica cochinchinensis*（Lour.）Spreng. 的种子。

【植物形态】藤本。卷须不分歧。叶柄基部和中部有 2～4 个腺体；叶片卵状心形或宽卵状圆形，长宽均为 10～20cm，3～5 中裂至不分裂，叶脉掌状。雌雄异株；雄花单生时，花梗顶端有大苞片，兜状，圆肾形，两面被短柔毛，花萼筒漏斗状，基部有齿状黄色腺体，基部有黑斑，雄蕊 3；雌花单生于叶腋，近中部生 1 苞片，苞片兜状；花冠花萼同雄花；子房卵状长圆形，密生刺状毛。果实卵球形，先端有 1 个短喙，成熟时红色，肉质，密生刺状突起（图 5-125）。

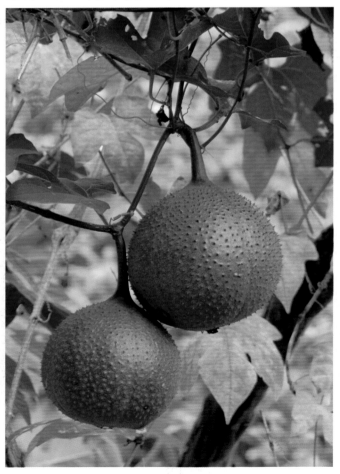

图 5-125　木鳖子原植物图

【分布】广西主要分布于龙州、上林、柳州、金秀、荔浦、临桂、恭城、苍梧、岑溪、容县、博白、贵港。

【采集加工】冬季采收

成熟的果实，剖开，晒至半干，除去果肉，取出种子，晒干。

【药材性状】种子呈扁平圆板状或略三角状，两侧多少不对称，中间稍隆起或微凹下；长2~4cm，宽1.5~3.5cm，厚约5mm；表面灰棕色至棕黑色，粗糙，有凹陷的网状花纹或仅有细皱纹；周边有十数个排列不规则的粗齿，有时波形（图5-126）。有特殊的油腻气，味苦。

【性味功用】味苦、微甘，性温，有毒。清热毒，祛风毒，止痛，消肿散结。主治牙痛，痈疮，乳痈，瘰疬，风湿痹痛，癣证。

【用法用量】内服：煎汤，0.6~1.2g；多入丸、散。外用：研末调醋敷，或磨汁涂，或煎水熏洗患处。

【精选验方】

1.牙痛：木鳖子适量，磨醋外涂面部相应皮肤处（勿入口腔内）。

2.脓疱疮：木鳖子、狗肝菜、黄鳝鱼头、田基黄各等份，共捣烂，用洗米水调匀敷患处。

3.乳痈：木鳖子适量，磨醋涂患处。

4.癣证：木鳖子9g，去壳蘸醋磨取药汁，临睡前涂患处。

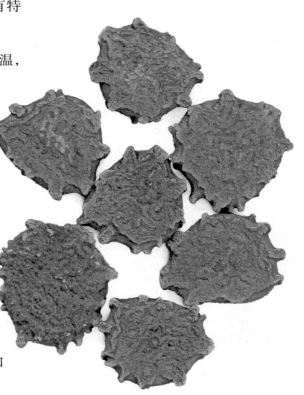

▲ 图5-126 木鳖子药材图

# 木芙蓉

Mufurong
Flos Hibisci Mutabilis

【壮名】Faexfuzyungz

【别名】七星花，旱芙蓉，三变花

【来源】为锦葵科植物木芙蓉 *Hibiscus mutabilis* L. 的花。

【植物形态】落叶灌木或小乔木。小枝、叶柄、花梗和花萼均密被星状毛与细绵毛。叶互生；托叶披针形，常早落；叶宽卵形至卵圆形或心形，直径 10～15cm，常 5～7 裂，裂片三角形，先端渐尖，具钝圆锯齿，上面疏被星状细毛和点，下面密被星状细茸毛。花梗近端具节；小苞片 8，线形；萼钟形，裂片 5，卵形；花初开时白色或粉红色，后变深红色，花瓣近圆形，外面被毛，基部具髯毛；雄蕊柱无毛，花柱 5，疏被毛。蒴果扁球形，被淡黄色刚毛和绵毛。种子肾形，背面被长柔毛（图 5-127）。

【分布】广西主要分布于南宁、河池、柳州、玉林、梧州等地。

图 5-127　木芙蓉原植物图

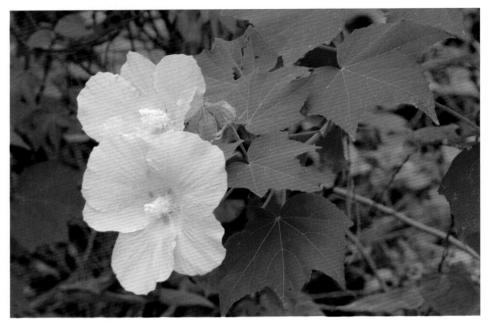

278

【采集加工】选择晴天早晨，花开半时采摘，摊放在竹匾内，置烈日下暴晒，经常翻动，约晒3天即可。

【药材性状】花呈不规则圆柱形，具副萼，10裂，裂片条形，花瓣5或为重瓣，为淡棕色至棕红色；花瓣呈倒卵圆形，边缘微弯曲，基部与雄蕊柱合生；花药多数，生于柱顶，雌蕊1枚，柱头5裂（图5-128）。气微香，味微辛。

【性味功用】味辛、微苦，性凉。清热毒，止血，消肿排脓。主治咳嗽，吐血，泄泻，腹痛，火眼，崩漏，带下，毒蛇咬伤，水火烫伤，跌打损伤，痈疮。

【用法用量】内服：煎汤,9～15g，鲜品30～60g。外用：研末调敷，或捣敷。

【精选验方】

1.痈疮：木芙蓉、金银花、雾水葛各适量，捣烂敷患处。

2.乳痈：木芙蓉适量，捣烂外敷患处。

3.咳嗽：木芙蓉、鱼腥草、枇杷叶、黄芩、桑白皮各10g，水煎服。

4.火眼：木芙蓉、石决明、车前子、密蒙花、菊花、枸杞子各15g，水煎服。

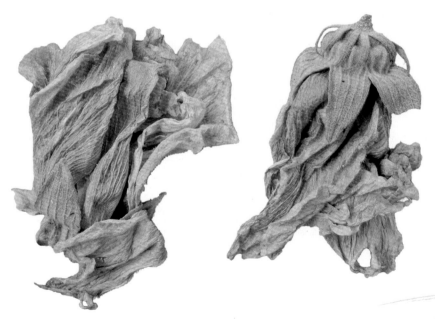

▲图5-128　木芙蓉药材图

# 木槿

Mujin
Flos Hibisci Syriaci

【壮名】Vadanhbeiz

【别名】里梅花，朝开暮落花，篱障花，
喇叭花，白槿花，白玉花，
藩篱花

【来源】为锦葵科植物木槿 *Hibiscus syriacus* L. 的花。

【植物形态】灌木。小枝密被黄色星状茸毛。叶互生；叶柄被星状柔毛；托叶线形，疏被柔毛；叶片菱形至三角状卵形，长 3 ～ 10cm，宽 2 ～ 4cm，具深浅不同的 3 裂或不裂，先端钝，基部楔形，边缘具不整齐齿缺，下面沿叶脉微被毛或近无毛。花单生于叶腋，花梗被星状短茸毛；小苞片线形，密被星状疏茸毛；花萼钟形，密被星状短茸毛，裂片5，三角形；花钟形，淡紫色，花瓣倒卵形，外面疏被纤毛和星状长柔毛；雄蕊柱无毛。蒴果卵圆形，密被黄色星状茸毛（图5-129）。

◆ 图 5-129　木槿原植物图

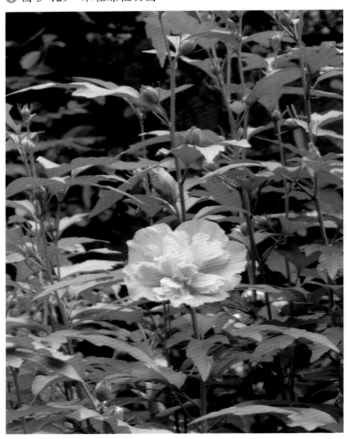

【分布】广西各地均有栽培。

【采集加工】选择晴天早晨，花开半时采摘，摊放在竹匾内，置烈日下暴晒，经常翻动，约晒3天即可。不宜用火烘干，否则色会变黄，影响质量。

【药材性状】本品多皱缩成团或不规则形，全体被毛；花萼钟形，黄绿色或黄色，先端5裂，裂片三角形，萼筒外方有苞片6～7，条形，萼筒下常带花梗，花萼、苞片、花梗表面均密被细毛及星状毛；花瓣5片或重瓣，黄白色至黄棕色，基部与雄蕊合生，并密生白色长柔毛；雄蕊多数，花丝下部连合成筒状，包围花柱，柱头5分歧，伸出花丝筒外；质轻、脆（图5-130）。气微香，味淡。

【性味功用】味甘、苦，性凉。清热毒，除湿毒。主治咳嗽，咳血，带下，痈疮，痢疾，痔疮，烫伤。

【用法用量】内服：煎汤，3～9g，鲜者30～60g。外用：研末或鲜品捣烂调敷。

【精选验方】

1.痢疾：鲜木槿花、凤尾草、冰糖各50g，水煎服。

2.痈疮：鲜木槿花适量，捣烂外敷患处。

3.带下：木槿花、黄柏、鸡血藤、功劳木、穿心莲各10g，水煎服。

4.烫伤：鲜木槿花适量，捣烂外敷患处。

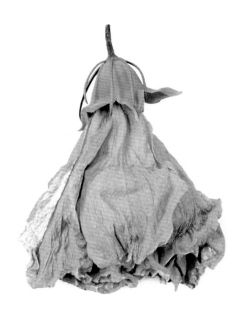
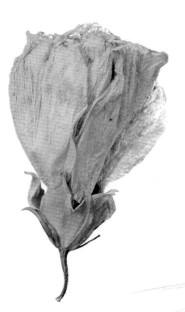

▲ 图5-130　木槿药材图

# 木棉

Mumian
Flos Bombacis

【壮名】Meizleuq

【别名】木棉花，斑枝花，琼枝

【来源】为木棉科植物木棉 *Gossampinus malabarica*（DC.）Merr. 的花。

【植物形态】大乔木。树皮深灰色，树干常有圆锥状的粗刺。掌状复叶；小叶 5 ～ 7 枚，长圆形至长圆状披针形，长 10 ～ 16cm，宽 3.5 ～ 5.5cm。花生于近枝顶叶腋，先叶开放，红色或橙红色；萼杯状，厚，3 ～ 5 浅裂；花瓣肉质，倒卵状长圆形，两面被星状柔毛；雄蕊多数，下部合生成短管，排成 3 轮，内轮部分花丝上部分 2 叉，中间 10 枚雄蕊较短，不分叉，最外轮集生成 5 束；花柱长于雄蕊；子房 5 室。蒴果长圆形，木质，被灰白色长柔毛和星状毛，室背 5 瓣开裂，内有丝状绵毛（图 5-131）。

【分布】广西主要分布于桂西、桂南。

图 5-131　木棉原植物图

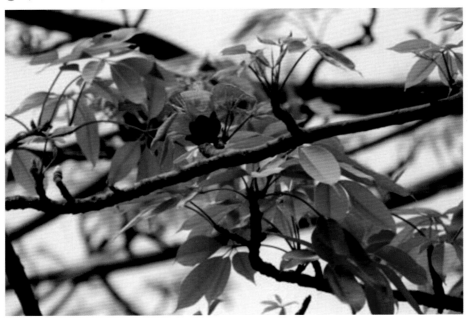

【采集加工】春季采收，阴干。

【药材性状】本品呈不规则团块状，子房及花柄多脱离；花萼杯状，3或5浅裂，裂片钝圆、反卷，厚革质而脆，外表棕褐色或棕黑色，有不规则细皱纹；内表面灰黄色，密被有光泽的绢毛。花瓣5片，皱缩或破碎，完整者倒卵状椭圆形或披针状椭圆形，外表棕黄色或深棕色，密被星状毛，内表面紫棕色或红棕色，疏被星状毛；雄蕊多数，卷曲，残留花柱稍粗，略长于雄蕊（图5-132）。气微，味淡，微甘、涩。

【性味功用】味甘、淡，性凉。清热毒，除湿毒，止血。主治咳血，吐血，崩漏，泄泻，痢疾，痈疮，湿疹。

【用法用量】内服：煎汤，9～15g；或研末服。外用：研末或鲜品捣烂调敷，或外洗。

【精选验方】

1.咳血：木棉、茅根、旱莲草各15g，水煎服，每日2次。

2.痢疾：木棉、槐花、金银花各15g，水煎服，每日2次。

3.痈疮：鲜木棉、鸡蛋花各等量，捣烂敷患处。

4.湿疹：木棉适量，水煎外洗。

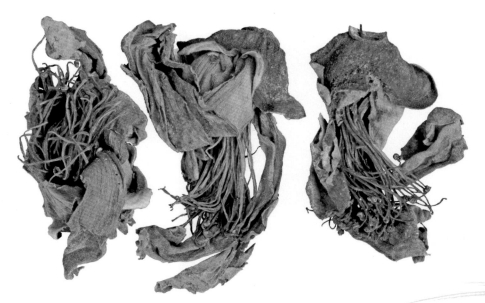

▲ 图 5-132　木棉药材图

# 牛筋草

Niujincao
Herba Eleusines Indicae

【壮名】Nya'nyinxmox

【别名】千金草，千千踏，千人拔，穇子草，牛顿草，鸭脚草，野鸡爪

【来源】为禾本科植物牛筋草 *Eleusine indica*（L.）Gaertn. 的全草。

【植物形态】草本。根系极发达。秆丛生，基部倾斜。叶鞘压扁，有脊，鞘口具柔毛；叶片线形，长 10 ～ 15cm，宽 3 ～ 5mm，无毛或上面常具有疣基的柔毛。穗状花序着生于秆顶；小穗有 3 ～ 6 小花；颖披针形，具脊，脊上粗糙；第 1 颖长 1.5 ～ 2mm，第 2 颖长 2 ～ 3mm；第 1 外稃长 3 ～ 4mm，卵形，膜质具脊，脊上有狭翼，内稃短于外稃，具 2 脊，脊上具狭翼。颖果卵形，基部下凹，具明显的波状皱纹，鳞皮 2，折叠，具 5 脉（图 5-133）。

【分布】广西主要分布于恭城、金秀、平南、藤县、北流、南宁、武鸣、凤山。

【采集加工】8 ～ 9 月采挖，洗净，鲜用或晒干。

【药材性状】根呈须状，

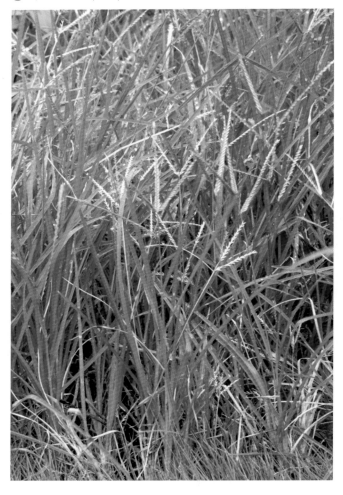
图 5-133　牛筋草原植物图

黄棕色，直径 0.5～1mm。茎呈扁圆柱形，淡灰绿色，有纵棱，节明显。叶线形，长 10～15cm，叶脉平行条状。穗状花序数个呈指状排列于茎顶端，常为 3 个（图 5-134）。气微，味淡。

【性味功用】味甘、淡，性凉。清热毒，祛湿毒，凉血。主治发热，小儿惊风，乙脑，流脑，黄疸，淋证，痢疾，便血，痈疮，跌打损伤。

【用法用量】内服：煎汤，9～15g，鲜品 30～90g。

【精选验方】

1. 痧病：牛筋草、板蓝根、贯众、鱼腥草各 15g，水煎服，早晚各 1 次。

2. 预防流行性乙型脑炎：牛筋草 15g，水煎服，早晚各 1 次。

3. 泄泻、痢疾：牛筋草、马齿苋、凤尾草各 15g，水煎调红糖服。

4. 跌打损伤：牛筋草 15g，丝瓜络 30g，水煎兑黄酒服。

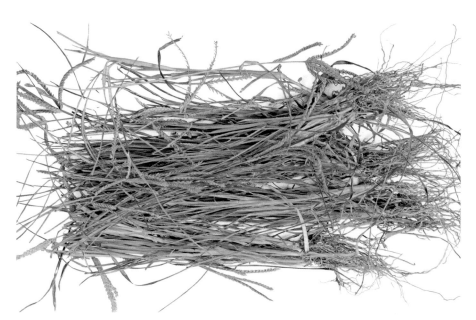

▲ 图 5-134　牛筋草药材图

# 蒲公英
Pugongying
Herba Taraxaci Mongolici

【壮名】Gvicaenglongz

【别名】蒲公草，仆公英，黄花地丁，蒲公丁，狗乳草，奶汁草，黄花草，古古丁

【来源】为菊科植物蒲公英 *Taraxacum mongolicum* Hand.–Mazz. 的全草。

【植物形态】草本。全株含白色乳汁，被白色疏软毛。叶根生，排列成莲座状；具叶柄，柄基部两侧扩大呈鞘状；叶片线状披针形、倒披针形或倒卵形，长6～15cm，宽2～3.5cm，先端尖或钝，基部狭窄，下延，边缘浅裂或不规则羽状分裂，裂片间有细小锯齿，绿色或有时在边缘带淡紫色斑迹，被白色蛛丝状毛。花茎上部密被白色蛛丝状毛；头状花序单一，全为舌状花，两性；总苞片多层，外面数层较短，卵状披针形，内面一层线状披针形，边缘膜质，缘具蛛丝状毛；花冠黄色，先端平截；雄蕊5；雌蕊1，子房下位。瘦果倒披针形，具纵棱，并有横纹相连，果上全部有刺状突起，果顶具喙；冠毛白色（图5-135）。

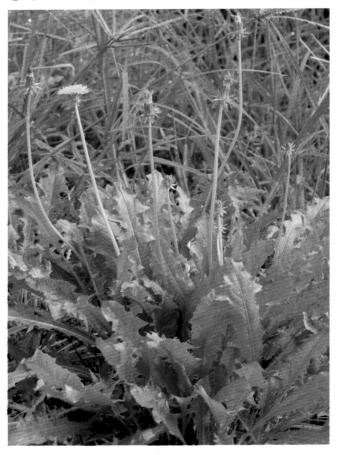

图 5-135　蒲公英原植物图

【分布】广西主要分布于那坡、隆林、南丹等地。

【采集加工】夏、秋季采收，鲜用或切段晒干。

【药材性状】全草呈皱缩卷曲的团块。根圆锥状，多弯曲，表面棕褐色，根头部有棕褐色或黄白色的茸毛，有的已脱落。叶基生，多皱缩破碎，完整叶倒披针形，长6～15cm，宽2～3.5cm，绿褐色或暗灰色，先端尖或钝，边缘倒向浅裂或羽状分裂；裂片齿牙状或三角形，基部渐狭，下延呈柄状；下表面主脉明显，被蛛丝状毛（图5-136）。气微，味微苦。

【性味功用】味苦、甘，性寒。清热毒，除湿毒，消痈散结。主治乳痈，肺痈，肠痈，疳腮，瘰疬，痈疮，火眼，痧病，发热，咳嗽，咽痛，胃痛，泄泻，痢疾，肝炎，胆囊炎，淋证，蛇虫咬伤。

【用法用量】内服：煎汤，10～30g，大剂量60g；或捣汁；或入散剂。外用：适量捣敷。

【精选验方】

1.肠痈：蒲公英、马齿苋、败酱草各30g，水煎服。

2.痈疮：蒲公英15g，四叶参30g，水煎服；鲜品适量，捣烂外敷。

3.乳痈：蒲公英25g，穿山甲、王不留行、路路通、当归尾、炒香附、柴胡各10g，金银花、地丁草各20g，生黄芪15g，赤芍12g，生甘草6g，水煎服。

4.肝炎：蒲公英、南板蓝根、功劳木各15g，鸡骨草20g，水煎服。

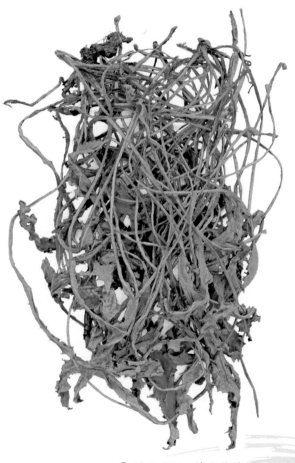

▲ 图5-136　蒲公英药材图

# 千里光

Qianliguang

Herba Senecionis Scandentis

【壮名】Gogoujleixmingz

【别名】千里及，千里急，百花草，
九龙光，九里明

【来源】为菊科植物千里光 *Senecio scandens* Buch.–Ham. 的全草。

【植物形态】攀援草本。茎曲折，初常被密柔毛，后脱毛，皮淡褐色。叶互生，具短柄；叶片卵状披针形至长三角形，长 6～12cm，宽 2～4.5cm，先端渐尖，基部宽楔形、截形、戟形或稀心形，边缘有浅或深齿，或叶的下部有 2～4 对深裂片，稀近全缘，两面无毛或下面被短柔毛。头状花序排列成复总状伞房花序，总花梗被密微毛，有细条形苞叶；总苞筒状，基部有数个条形小苞片；总苞片 1 层，条状披针形；舌状花黄色；筒状花多数。瘦果圆柱形，有纵沟；冠毛白色（图 5–137）。

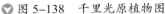 图 5–138　千里光原植物图

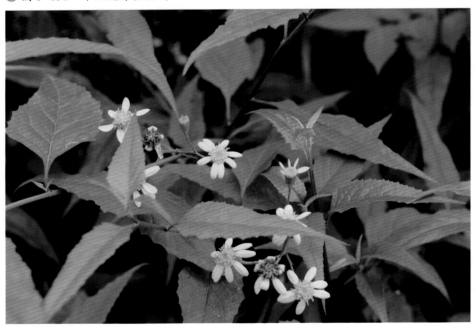

【分布】广西各地均有分布。

【采集加工】夏、秋季采收，鲜用或切段晒干。

【药材性状】茎细长，表面深棕色或黄棕色，具细纵棱；质脆，易折断，断面髓部白色。叶多卷缩破碎，完整者展平后呈椭圆状三角形或卵状披针形；边缘具不规则锯齿，暗绿色或灰棕色；质脆。有时枝梢带有枯黄色头状花序。瘦果有纵沟，冠毛白色（图5-138）。气微，味苦。

【性味功用】味苦、辛，性寒。清热毒，除湿毒，通龙路，明目。主治痧病，肝炎，痄腮，咽痛，痢疾，肠痈，泄泻，胆囊炎，火眼，湿疹，痈疮，烫伤。

【用法用量】内服：煎汤，15～30g，鲜品加倍。外用：煎水洗，或熬膏擦，或鲜草捣敷，或捣取汁点眼。

【精选验方】

1. 火眼：鲜千里光200g，路边菊50g，密蒙花10g，水煎趁热熏眼，待温洗之，2天即见效。

2. 痈疮：千里光、半边莲、犁头草各适量，共捣烂，敷患处。

3. 夜盲症、近视、老花眼：千里光、羊角豆各25g，野菊花、荆芥、当归各10g，红花、黄连各3g，水煎服，每日2次。

4. 皮肤湿疹：千里光、三叉苦、六耳铃各15g，土荆芥10g，研末加米酒调敷患处。

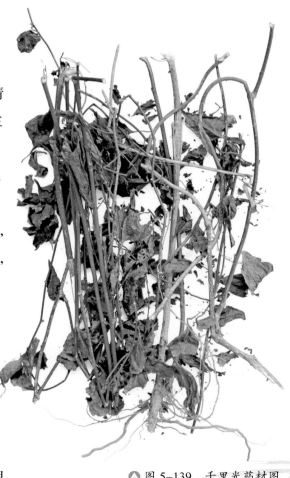

▲ 图5-139 千里光药材图

# 三叉苦

Sanchaku
Ramulus Evodiae

【壮名】Gosamnga

【别名】三叉虎，三丫苦，跌打王，
三桠苦，三岔叶

【来源】为芸香科植物三叉苦 *Evodia lepta*（Spreng.）Merr. 的茎。

【植物形态】灌木或小乔木。树皮灰白色，全株味苦。三出复叶对生；叶长圆形或长椭圆形，长 5～15cm，宽 2～6cm，先端长尖，基部楔形，全缘或不规则浅波状，纸质，有腺点。聚伞花序排成伞房花序式，腋生，花轴及花柄初时被短柔毛，花后渐脱落；小苞片三角形；花单性，黄白色；花萼 4 深裂，广卵形至长圆形，有腺点；雄花的雄蕊 4；雌花的退化雄蕊 4，较花瓣短，子房上位，密被毛。蓇葖果 2～3；外果皮暗黄褐色至红褐色，具半透明的腺点（图 5-139）。

【分布】广西各地均有分布。

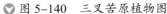

图 5-140　三叉苦原植物图

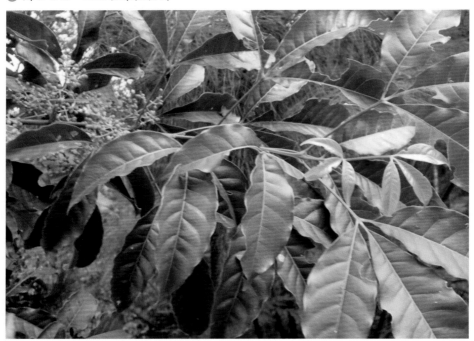

【采集加工】夏、秋季采收，鲜用或切段晒干。

【药材性状】茎表面灰棕色或灰绿色，有细纵皱纹；嫩枝近方形，质硬而脆；折断表面色较深，皮部稍薄，木部中央可见细小的髓部（图5-140）。气微，味苦。

【性味功用】味苦，性寒。清热毒，祛风毒，除湿毒，通龙路，止痛。主治痧病，发热，咽痛，咳嗽，胃痛，风湿痹痛，湿疹，痈疮，虫蛇咬伤，跌打损伤。

【用法用量】内服：煎汤,9～15g。

外用：捣敷，或煎水洗。

【精选验方】

1. 痧病、瘴病：三叉苦、黄皮叶各15g，桉树叶12g，水煎服。

2. 咳嗽：三叉苦、鱼腥草、枇杷叶各15g，水煎服。

3. 风湿痹痛：三叉苦、千斤拔、牛大力、鸡血藤各15g，了刁竹5g，水煎服。

4. 湿疹：三叉苦、千里光、六耳铃各15g，土荆芥10g，研末加米酒调敷患处。

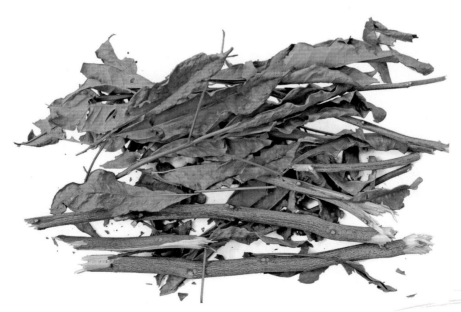

▲ 图 5-141　三叉苦药材图

# 三叶五加

Sanyewujia
Radix Acanthopanacis Trifoliati

【壮名】Gosanhgyahbiz

【别名】三加皮，白茨叶，白勒远

【来源】为五加科植物白簕 *Acanthopanax trifoliatus*（L.）Merr. 的根。

【植物形态】攀援灌木。老枝灰白色，新枝棕黄色，疏生向下的针刺，刺先端钩曲，基部扁平。叶互生，有 3 小叶，稀 4～5；叶柄有刺或无刺；叶片椭圆状卵形至椭圆状长圆形，稀倒卵形，中央一片最大，长 4～10cm，宽 3～6.5cm，先端尖或短渐尖，基部楔形，上面脉上疏生刚毛，下面无毛，边缘有细锯齿或疏钝齿。顶生的伞形花序或圆锥花序；萼筒边缘有 5 小齿；花黄绿色，花瓣 5，三角状卵形，开花时反曲；雄蕊 5；子房 2 室，花柱 2，基部或中部以下合生。核果浆果状，扁球形，成熟时黑色（图 5–141）。

【分布】广西主要分布于北海、灵山、上思、龙州、宁明、天等、平果、

◆ 图 5–141　三叶五加原植物图

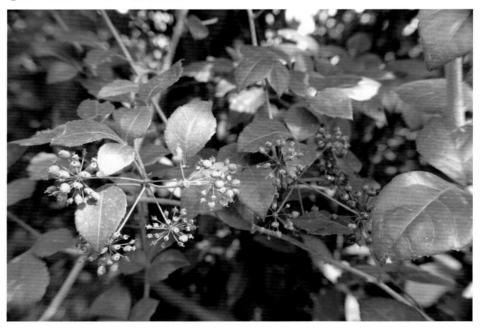

凌云、南丹、金秀、贺州、平南、玉林。

【采集加工】9～10月间挖取，除去泥沙、杂质，鲜用或晒干。

【药材性状】根呈圆柱形，稍扭曲；长5～20cm，直径0.3～3cm；表面灰褐色，有细纵皱纹及支根痕，皮孔横长；根头略膨大；质硬而脆，易折断，断面皮部暗褐色，木部浅黄色，木射线明显（图5-142）。气微。

【性味功用】味苦、辛，性凉。清热毒，祛风毒，除湿毒，通龙路。主治头痛，咽痛，痧病，发热，咳嗽，胸痛，胃痛，痄腮，乳痛，黄疸，泄泻，痢疾，淋证，带下，风湿痹痛，跌打骨折，疮疡肿毒。

【用法用量】内服：煎汤，15～30g，大剂量可用至60g；或浸酒。外用：研末调敷，或捣敷，或煎水洗。

【精选验方】

1.痧病、发热：三叶五加30g，水煎服。

2.咳喘：三叶五加、倒生根、葵花杆芯各15g，水煎服。

3.带下、月经失调：三叶五加9g，红牛膝6g，鸡血藤10g，水煎服。

4.风湿痹痛：三叶五加、当归、牛膝、杜仲、续断、炒黑豆各等份，米酒浸服，每次20mL。

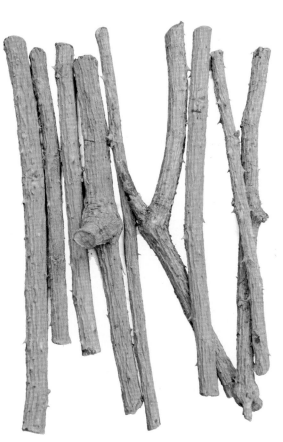

● 图5-142 三叶五加药材图

# 桑白皮

Sangbaipi
Cortex Mori

【壮名】Mbawsang
【别名】家桑，桑椹树

【来源】为桑科植物桑 *Morus alba* L. 的根皮。

【植物形态】灌木或小乔木。树皮灰白色，有条状浅裂。单叶互生；叶片卵形或宽卵形，长 5～20cm，宽 4～10cm，先端锐尖或渐尖，基部圆形或近心形，边缘有粗锯齿或圆齿，有时有不规则的分裂，下面脉有短毛，腋间有毛，基出脉 3 条与细脉交织成网状；托叶披针形，早落。花单性，雌雄异株；雌、雄花序均排列成穗状柔荑花序，腋生；雌花序被毛；雄花花被 4，雄蕊 4，中央有不育的雌蕊；雌花具花被片 4，基部合生，柱头 2 裂。瘦果，多数密集成一卵圆形或长圆形的聚合果，初时绿色，成熟后变肉质，黑紫色或红色（图 5-143）。

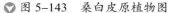 图 5-143　桑白皮原植物图

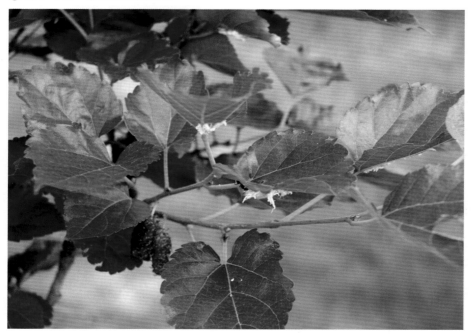

【分布】广西全区均有栽培。

【采集加工】秋末叶落时至次春发芽前采挖根部，趁新鲜时除去泥土及须根，刮去黄棕色粗皮，纵向剖开皮部，剥取根皮晒干。

【药材性状】根皮呈扭曲的卷筒状、槽状或板片状，长短宽窄不一；外表面白色或淡黄白色，较平坦，有的残留橙黄色或棕黄色鳞片状粗皮；内表面黄白色或灰黄色，有细纵纹；体轻，质韧，纤维性强，难折断，易纵向撕裂，撕裂时有粉尘飞扬（图5-144）。气微，味微甘。

【性味功用】味甘、辛，性寒。清热毒，通气道、水道。主治喘咳，水肿，脚气，淋证。

【用法用量】内服：煎汤，9～15g；或入散剂。外用：捣汁涂，或煎水洗。泻肺、利水生用；治肺虚咳嗽蜜炙用。

【精选验方】

1. 百日咳：桑白皮、黄芩、款冬花各9g，千层纸、桔梗各5g，胖大海10g，甘草3g，水煎冰糖调服。

2. 痧病：桑白皮、山麻黄、鱼腥草、枇杷叶、一枝黄花、板蓝根各10g，茯苓15g，水煎服。

3. 白内障：桑白皮、密蒙花、木贼草、青葙子、菊花、生山药各15g，水煎服。

4. 咳嗽多痰：桑白皮、浙贝母、茅根各15g，四叶参50g，桔梗10g，水煎服。

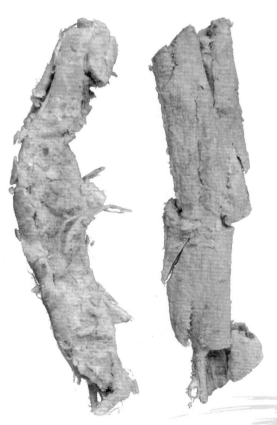

▲图5-144　桑白皮药材图

295

# 扇叶铁线蕨

Shanyetiexianjue
Herba Adianti Flabellulati

【壮名】Gvutndaemz

【别名】乌脚枪，铁线草，黑骨芒，秧居草，黑脚蕨，五爪黑蕨

【来源】为铁线蕨科植物扇叶铁线蕨 *Adiantum flabellulatum* L. 的全草。

【植物形态】根茎短，近直立，密被棕色、有光泽的线状披针形鳞片。叶簇生；叶柄亮紫黑色，微有光泽；叶片近革质，叶轴和羽轴密被红棕色短刚毛，扇形至不整齐的阔卵形，长15～20cm，宽8～22cm，二至三回不对称的鸟足状二叉分枝；通常中央羽片较大，线状披针形，顶端钝；小羽片互生，平展，有短柄，斜方状椭圆形至扇形，长约1cm，宽约1.5cm，上缘及外缘圆形，有细锯齿，下缘成直角形，基部阔楔形；叶脉扇形分叉，伸达叶缘，两面均明显。孢子囊群椭圆形，背生于小羽片上缘及外缘的小脉先端；囊群盖椭圆形，黑褐色，膜质，全缘（图5-145）。

【分布】广西各地均有分布。

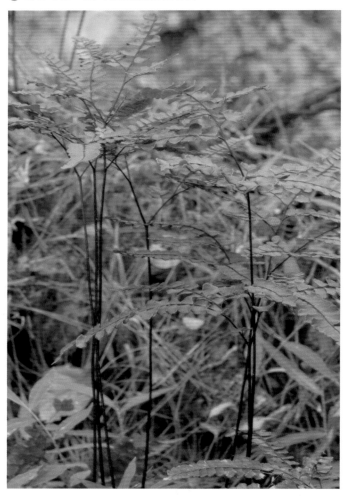

🔽 图 5-145　扇叶铁线蕨原植物图

【采集加工】全年均可采收，洗净，鲜用或晒干。

【药材性状】根茎短，被披针形鳞片。叶簇生，坚韧，深褐色至紫黑色，光亮，基部有鳞片；叶片近革质，两面均裸净，呈不整齐的阔卵形；长约20cm，宽约15cm；二至三回不对称的二叉分枝，中央羽片最大，呈线状披针形，小羽片斜方状椭圆形至扇形，交错生于叶轴两侧。孢子囊群椭圆形，生于小羽片上缘及外缘的叶脉顶端（图5-146）。气微，味微苦。

【性味功用】味苦、辛，性凉。清热毒，除湿毒，散结。主治痧病，发热，泄泻，痢疾，黄疸，淋证，痈疮，瘰疬，蛇虫咬伤，跌打肿痛。

【用法用量】内服：煎汤,15g～30g,鲜品加倍；或捣汁。外用：捣敷，或研末撒，或调敷。

【精选验方】

1. 外伤出血：扇叶铁线蕨晒干，研末调敷。

2. 痢疾：扇叶铁线蕨30g，凤尾蕨60g，水煎服。

3. 淋证：扇叶铁线蕨、木通、滑石、萹蓄、车前草各10g，水煎服。

4. 跌打肿痛：扇叶铁线蕨鲜品适量，捣烂敷患处。

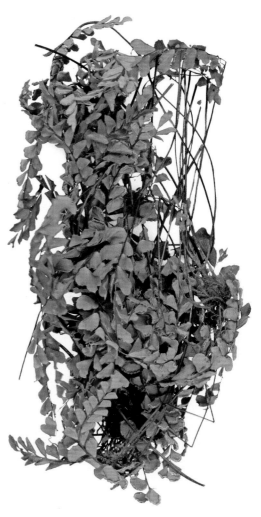

▲ 图5-146 扇叶铁线蕨药材图

# 蛇莓

Shemei
Herba Duchesneae Indicae

【壮名】Gohaungoux

【别名】蚕莓，鸡冠果，野杨梅，蛇含草，
蛇泡草，蛇盘草，麻蛇果

【来源】为蔷薇科植物蛇莓 *Duchesnea indica*（Andrews）Focke 的全草。

【植物形态】草本。匍匐茎多数，有柔毛，在节处生不定根。基生叶数个，茎生叶互生，均为三出复叶；叶柄有柔毛；托叶窄卵形到宽披针形；小叶片倒卵形至菱状长圆形，长 2～3cm，宽 1～3cm，先端钝，边缘有钝锯齿。花单生叶腋，有柔毛；萼片 5，卵形，先端锐尖，外面有散生柔毛；副萼片 5，倒卵形，比萼片长，先端常具锯齿；花瓣 5，倒卵形，黄色，先端圆钝；雄蕊 20～30；心皮多数，离生；花托在果期膨大，海绵质，鲜红色，有光泽，外面有长柔毛。瘦果卵形，鲜时有光泽（图 5-147）。

🔻 图 5-147　蛇莓原植物图

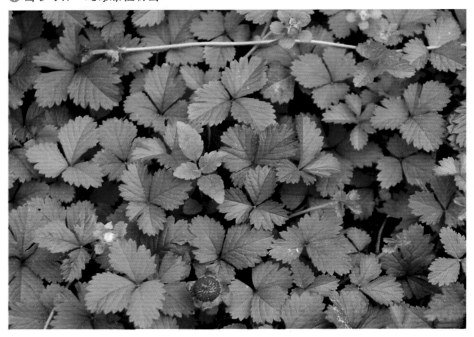

【分布】广西主要分布于龙州、邕宁、来宾、贵港、桂平、平南、玉林、容县、藤县、梧州、贺州、富川、灌阳、全州、资源、龙胜、罗城、南丹、凤山。

【采集加工】6～11月采收全草，洗净，晒干或鲜用。

【药材性状】全草多缠绕成团，被白色毛茸，具匍匐茎，叶互生。三出复叶，小叶多皱缩，完整者倒卵形，长2～3cm，宽1～3cm，基部偏斜，边缘有钝齿，表面黄绿色，上面近无毛，下面被疏毛。花单生于叶腋，具长柄。聚合果棕红色，瘦果小，花萼宿存（图5-148）。气微，味微涩。

【性味功用】味甘、苦，性寒，有小毒。清热毒，通龙路、火路，止血。主治痧病，发热，惊风，痢疾，黄疸，火眼，口疮，咽痛，痄腮，疔肿，毒蛇咬伤，吐血，崩漏，月经不调，烫火伤，跌打肿痛。

【用法用量】内服：煎汤，9～15g，鲜品30～60g；或捣汁饮。外用：捣敷，或研末撒。

【精选验方】

1. 黄疸：蛇莓15g，茵陈、栀子各10g，水煎服。

2. 白喉：蛇莓鲜草20g，捣成泥状，水煎加糖调服。

3. 痢疾：蛇莓10g，凤尾草、马齿苋各6g，水煎服。

4. 月经不调：蛇莓、当归、香附、益母草、川芎各9g，水煎服。

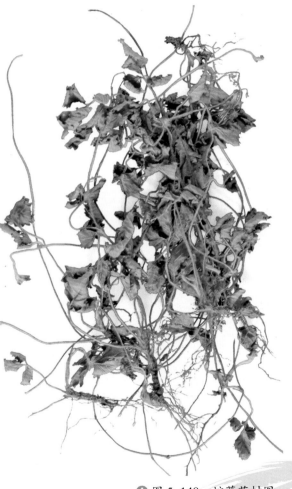

▲ 图5-148　蛇莓药材图

# 甜茶

Tiancha
Folium Rubi Suavissimi

【壮名】Cazvan
【别名】甜茶悬钩子，甜叶莓

【来源】为蔷薇科植物甜茶 *Rubus suavissimus* S.Lee 的叶。

【植物形态】灌木。幼苗时紫红色；枝条圆柱状，被白粉，疏生皮刺。单叶互生，幼苗时初生叶 5 深裂，长 5.2～11cm，宽 5～13cm，基部近心形，被灰白色或灰褐色短柔毛，间或有 1～2 小刺，叶柄下面具小刺 1～2 枚；托叶常不脱落，下半部贴生于叶柄；苗时托叶下部于叶柄两侧延伸成翼状，紫红色。花单生于短枝先端；花萼 5 深裂，两面均密被短柔毛；花瓣 5，白色，倒卵形；雄蕊生花萼口部，基部合生，排成不规则的三层；雌蕊多，生于突起的花托上，子房密生灰白色短柔毛。聚合果卵球形，熟时橙红色（图 5-149）。

【分布】广西主要分布于金秀、桂平、藤县、岑溪、昭平、贺州等地。

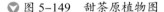

◆ 图 5-149　甜茶原植物图

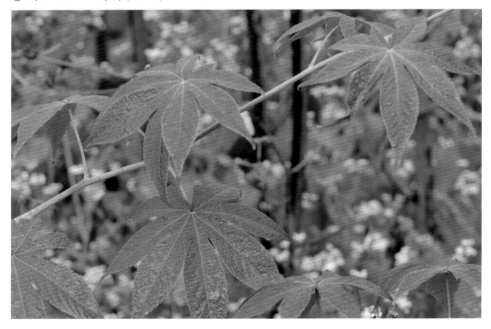

【采集加工】夏季采收，除去杂质，晒干。

【药材性状】叶片呈灰绿色至黄棕色，薄纸质，多皱缩或破碎；完整叶片展平呈掌状，5～8深裂，裂片披针形或椭圆形，长4～7cm，宽5～13cm；边缘具细锯齿；基出脉5或7条，两面稍突起，被灰白色或灰褐色柔毛，中脉上有1～2枚小刺；托叶线形，多脱落（图5-150）。味甜。

【性味功用】味甘、平，性凉。清热毒，通龙路，调气道、水道。用于疟疾、淋证、糖尿病、高血压等疾病的辅助治疗。

【用法用量】内服：煎汤，15～20g，或泡茶。

【精选验方】

1.消渴、高血压：甜茶15g，泡茶饮。

2.淋证：甜茶20g，玉米须10g，水煎服。

3.疟疾：甜茶、常山、青蒿、柴胡各9g，水煎服。

4.水肿：甜茶、泽泻、茯苓、猪苓各10g，水煎服。

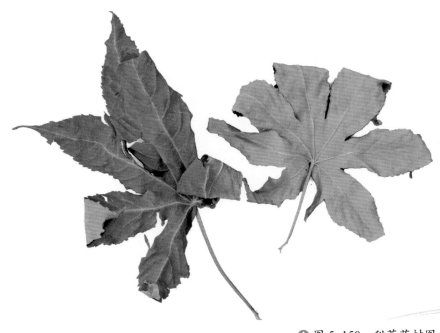

▲ 图5-150　甜茶药材图

# 铁包金

Tiebaojin
Radix Berchemiae Lineatae

【壮名】Gohouznouh

【别名】老鼠乌，鼠乳头，乌金藤，老鼠乳，鼠米，乌儿仔，老鼠屎

【来源】为鼠李科植物铁包金 *Berchemia lineata*（L.）DC. 的根。

【植物形态】藤状灌木。嫩枝黄绿色，密被短柔毛。叶互生；托叶披针形，略长于叶柄，宿存；叶片卵形至卵状椭圆形，长 1.5 ～ 2cm，宽 0.4 ～ 1.2cm，先端钝，有小凸点，基部圆或微心形，全缘，上面深绿色，下面灰绿色。花两性或杂性，簇生于叶腋或枝顶，呈聚伞总状花序，花序轴被毛；萼片 5，线形或狭披针形；花瓣 5，匙形，白色；雄蕊 5；子房 2 室。核果圆柱形，肉质，熟时黑色或紫黑色，有宿存的花盘和萼筒（图 5-151）。

🔻 图 5-151 铁包金原植物图

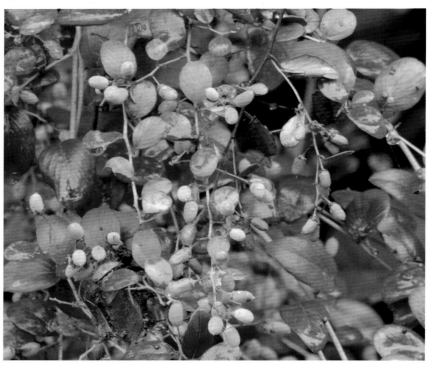

【分布】广西主要分布于都安、那坡、凤山、百色、大新、防城、灵山、桂平、北流、容县、藤县、梧州、钟山、全州、岑溪。

【采集加工】秋后采根，鲜用或切片晒干。

【药材性状】根呈圆柱形，皮部较厚、坚实，表面棕褐色或黑褐色，有明显的网状裂隙及纵皱纹；木质部宽，橙黄色或暗黄棕色；质坚，纹理致密（图5-152）。气微，味淡。

【性味功用】味苦、微涩，性平。清热毒，调龙路，除湿毒，止血，镇痛。主治咳血，鼻衄，胃出血，疳积，水肿，黄疸型肝炎，跌打损伤，毒蛇咬伤。

【用法用量】内服：煎汤，15～30g，鲜品30～60g。外用：适量捣敷。

【精选验方】

1. 鼻衄、胃出血：铁包金20g，白及、百合各12g，桃仁6g，白茅根9g，水煎服。

2. 疳积：铁包金15g，水煎服。

3. 风湿痹痛：铁包金30g，千斤拔15g，水煎加黄酒冲服。

4. 跌打损伤：铁包金鲜根皮适量，捣烂外敷，或浸酒外擦。

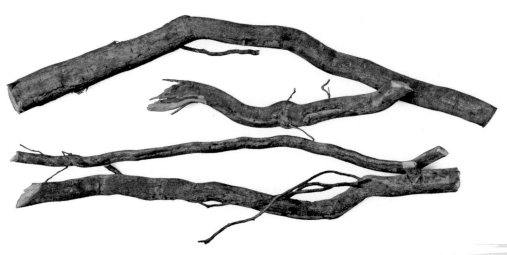

▲ 图5-152　铁包金药材图

# 铁苋菜

Tiexiancai
Herba Acalyphae Australis

【壮名】Rumhamzcaw

【别名】人苋，海蚌含珠，半边珠，痢疾草，金盘野苋菜，下合草

【来源】为大戟科植物铁苋菜 *Acalypha australis* L. 的全草。

【植物形态】草本。茎被微柔毛。叶互生；叶片卵状菱形或卵状椭圆形，长2～7.5cm，宽1.5～3.5cm，先端渐尖，基部楔形或圆形；基出脉3条，边缘有钝齿，两面均粗糙无毛。穗状花序腋生；花单性，雌雄同株；通常雄花序极短，生于极小苞片内；雌花序生于叶状苞片内；苞片展开时肾形，合时如蚌，边缘有钝锯齿，基部心形，花萼4裂；无花瓣；雄蕊7～8枚；雌花3～5朵；子房被疏柔毛；花柱羽状分裂至基部。蒴果小，三角状半圆形，被粗毛（图5-153）。

【分布】广西主要分布于马山、隆安、邕宁、苍梧、贺州、全州。

【采集加工】5～7月间采收，除去泥土，晒干或鲜用。

图 5-153　铁苋菜原植物图

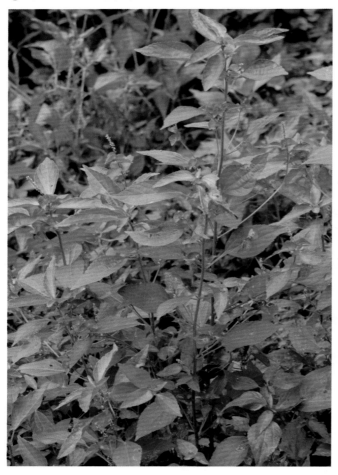

【药材性状】茎棕绿色，有纵条纹，具灰白色细柔毛。单叶互生，皱缩，展开呈卵形或卵状菱形，长2～5.5cm，宽1.2～3cm；先端稍尖，基部广楔形，边缘有钝齿；表面棕绿色，两面略粗糙，均有白色细柔毛。蒴果小，三角状半圆形（图5-154）。气微，味苦、涩。

【性味功用】味苦、涩，性凉。清热毒，除湿毒，通谷道。主治痢疾，泄泻，疳积，各种血证，痈疮，湿疹。

【用法用量】内服：煎汤，10～15g，鲜品30～60g。外用：水煎洗，或捣敷。

【精选验方】

1. 疳积：鲜铁苋菜、铁包金各15g，同猪肝煮服食。

2. 痢疾：鲜铁苋菜30g，水煎服，每日2次。

3. 吐血、便血、尿血：铁苋菜15g，地榆、槐花各10g，甘草6g，水煎服，每日2次。

4. 蛇虫咬伤：铁苋菜15g，半边莲、大青叶各30g，捣烂敷患处。

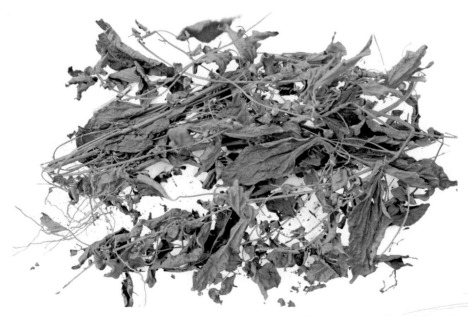

△ 图5-154 铁苋菜药材图

# 铁轴草

Tiezhoucao
Herba Teucrii Quadrifarii

【壮名】Rumdietyouz

【别名】凤凰草，绣球防风，黄香科，
小裂石蚕，红油麻，红痧药，
红毛将军

【来源】为唇形科植物铁轴草 *Teucrium quadrifarium* Buch.-Ham. 的全草。

【植物形态】半灌木。茎基部常聚结成块状，密被金黄色、锈棕色或艳紫色的长柔毛或糙毛。叶具短柄至近无柄；叶片卵圆形或长圆状卵圆形，长 3～7.5cm，上面被短柔毛，下面脉上与叶柄被有与茎同一式毛，余为灰白色茸毛。假穗状花序组成顶生圆锥花序；苞片极发达；花具短梗；花萼筒状钟形，二唇形，上唇中齿极发达，倒卵状扁圆形，具明显网状侧脉，下唇 2 齿披针形，喉部内具毛环；花冠淡红色，筒稍伸出萼外，檐部单唇形，唇片与筒成直角，中裂片倒卵形，喉部下有白色微柔毛；雄蕊伸出；花盘盘状，4 浅裂。小坚果倒卵状近圆形，背面具网状雕纹（图 5-155）。

【分布】广西主要分布于南宁、天峨、南丹、罗城、

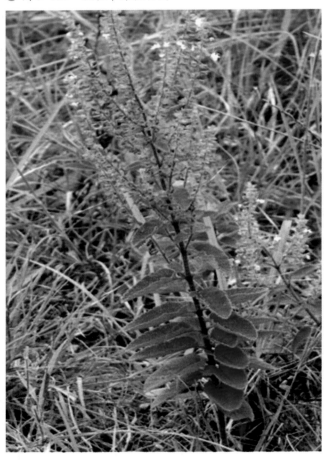

图 5-155 铁轴草原植物图

融水、三江、来宾、金秀等地。

【采集加工】全年均可采收，切段晒干。

【药材性状】茎略呈方柱形，表面棕紫色，密被锈色或金黄色长柔毛；质脆，易折断，断面白色，有髓。叶多皱缩、破碎；完整叶片展平后呈卵形或长卵形，长3～7.5cm，宽1.5～4cm；先端钝或急尖，基部近心形，上面被锈色柔毛，下面密被灰白色柔毛（图5-156）。气微香，味微苦、涩。

【性味功用】味辛、苦，性凉。祛风毒，清热毒，除湿毒，消肿。主治痧病，中暑，咳嗽，肺痈，痢疾，水肿，风湿痹痛，风疹发痒，吐血，便血，乳痈，湿疹，跌打损伤，外伤出血，蛇虫咬伤，蜂蜇伤。

【用法用量】内服：煎汤，6～15g；或泡酒。外用：捣敷，或研末撒敷，或煎汤洗。

【精选验方】

1. 咳嗽：铁轴草、黄荆芥各15g，路边菊、石菖蒲各6g，水煎服。

2. 中暑：铁轴草15g，水煎服。

3. 痢疾：铁轴草15g，铁苋菜30g，水煎服。

4. 水肿：铁轴草15g，水煎服；也可水煎外洗。

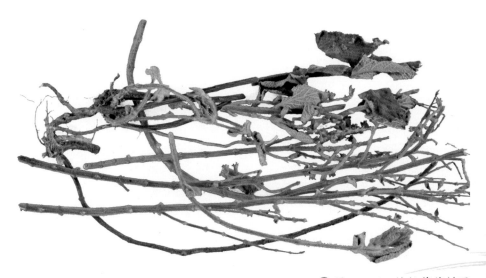

▲ 图5-156 铁轴草药材图

# 头花蓼

Touhualiao
Herba Polygoni Capitati

【壮名】Rumdaengngonz

【别名】石莽草，水绣球，草石椒，满地红，绣球草，小红蓼，小红藤，沙滩子

【来源】为蓼科植物头花蓼 *Polygonum capitatum* Buch.–Ham. ex D. Don 的全草。

【植物形态】草本。枝由根状茎丛出，匍匐或斜升，分枝紫红色，节上有柔毛或近于无毛。单叶互生；叶柄短或近无柄，柄基耳状抱茎；托叶膜质，鞘状，被长柔毛；叶片卵形或椭圆形，长 1.5 ～ 3cm，宽 1 ～ 2cm，先端急尖，基部楔形，全缘，有缘毛，边缘叶脉常带红色。花序头状，单生或 2 个着生于枝的顶端，花序梗具腺毛；花小，淡红色，花被 5 深裂，裂片椭圆形，先端略钝；雄蕊 8 个，基部有黄绿色腺体；子房上位，花柱上部 3 深裂，柱头球形。瘦果卵形，有 3 棱，包于宿存花被内；黑色，光泽（图 5–157）。

▼ 图 5–157　头花蓼原植物图

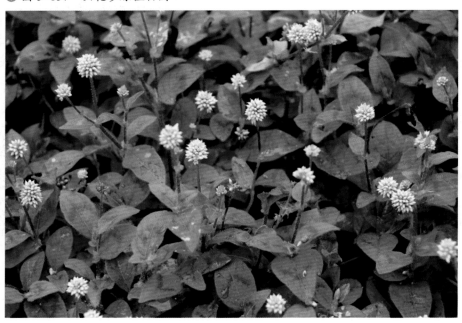

【分布】广西主要分布于隆林、田林、凌云、南丹、都安、金秀、恭城等地。

【采集加工】全年均可采收，鲜用或晒干。

【药材性状】茎圆柱形，红褐色，节处略膨大并有柔毛，断面中空。叶互生，多皱缩，展平后呈椭圆形，长1.5～3cm，宽1～2cm，先端钝尖，基部楔形，全缘，具红色缘毛，上面绿色，常有人字形红晕，下面绿色带紫红色，两面均被褐色疏柔毛；叶柄短或近无柄；托叶鞘筒状，膜质，基部有草质耳状片。花序头状。瘦果卵形，具3棱，黑色（图5-158）。气微，味微苦、涩。

【性味功用】味苦、辛，性凉。清热毒，除湿毒，通龙路，止痛。主治痢疾，淋证，风湿痹痛，跌打损伤，疟腮，痈疮，湿疹。

【用法用量】内服：煎汤，15～30g。外用：捣敷，或煎水洗，或熬膏涂。

【精选验方】

1.痢疾：头花蓼30g，凤尾草、马齿苋、穿心莲各10g，水煎服。

2.淋证：鲜头花蓼30g，车前草、海金沙、泽泻各10g，水煎服。

3.跌打损伤：头花蓼打烂，酒炒外敷。

4.痈疮：头花蓼500g，九里明、爬山虎、桉树叶各150g，水煎成膏，加梅片6g搅匀，涂患处。

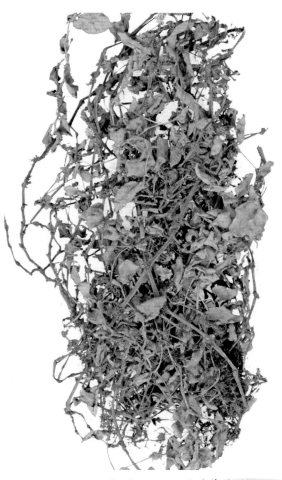

▲ 图5-158 头花蓼药材图

# 土牛膝

Tuniuxi

Herba Achyranthis Asperae

【壮名】faetdauq

【别名】倒扣草，牛七风，白牛七，

倒挂草，倒刺草，倒勒草

【来源】为苋科植物粗毛牛膝 *Achyranthes aspera* L. 的全草。

【植物形态】草本。根细长，土黄色。茎四棱形，有柔毛，节部稍膨大。叶对生；叶片纸质，宽卵状倒卵形或椭圆状长圆形。长 1.5～7cm，宽 0.4～4cm，先端圆钝，具突尖，基部楔形或圆形，全缘或波状，两面密生粗毛。穗状花序顶生；总花梗具棱角，密生白色柔毛；花疏生；苞片披针形，先端长渐尖；小苞片刺状，坚硬，光亮，常带紫色，基部两侧各有 1 个薄膜质翅，全缘，全部贴生在刺部；花被片披针形，长渐尖，花后变硬且锐尖，具 1 脉；雄蕊长 2.5～3.5mm；退化雄蕊先端截状或细圆齿状，有具分枝流苏状长缘毛。胞果卵形（图 5-159）。

▼ 图 5-159 土牛膝原植物图

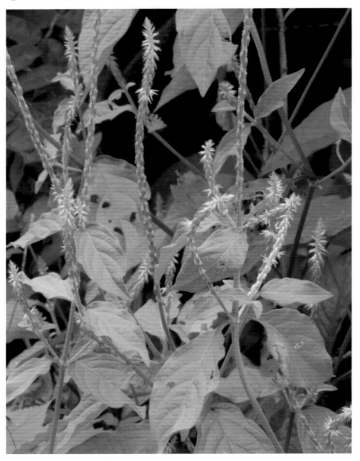

【分布】广西主要分布于防城、宁明、马山、乐业、凤山、东

兰、藤县。

【采集加工】夏、秋季采收全株，洗净，鲜用或晒干。

【药材性状】根圆柱形，微弯曲，表面灰黄色，具细顺纹及侧根痕；质柔韧，不易折断，断面纤维性，小点状维管束排成数个轮环。茎类圆柱形，表面褐绿色，嫩枝被柔毛，节膨大如膝状；质脆，易折断，断面黄绿色。叶片多皱缩，完整者长圆状倒卵形、倒卵形或椭圆形；长 1.5～7cm，宽 0.4～4cm，两面均被粗毛。穗状花序细长，花反折如倒钩。胞果卵形，黑色（图 5-160）。气微，味甘。

【性味功用】味苦、酸，性微寒。清热毒，除湿毒，调水道，驱瘴毒。主治闭经，痛经，月经不调，淋证，带下，咽痛，痢疾，瘴病（疟疾），痧病，水肿。

【用法用量】内服：煎汤，10～15g。外用：捣敷，或研末吹喉。

【精选验方】

1. 瘴病：土牛膝、青蒿、山奈各 15g，水煎服。

2. 闭经：土牛膝 15g，马鞭草全草 30g，水煎，调酒服。

3. 淋证：土牛膝、头花蓼各 15g，以酒煎服。

4. 冻疮：鲜土牛膝 60g，生姜 30g，水煎外洗。

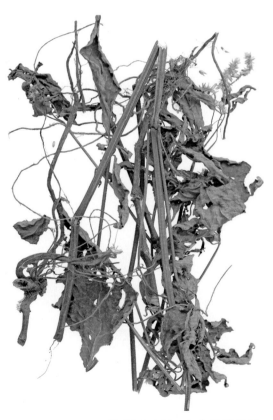

▲图 5-160 土牛膝药材图

# 小飞扬

Xiaofeiyang
Herba Euphorbiae Thymifoliae

【壮名】Go'gyakiq

【别名】铺地草，飞扬草，痢子草，
乳汁草，痢疾草，细叶飞扬草，
苍蝇翅

【来源】为大戟科植物千根草 *Euphorbia thymifolia* Linn. 的全草。

【植物形态】草本。茎纤细，匍匐，多分枝，通常红色，稍被毛。单叶对生；有短柄；托叶膜质，披针形或线形；叶片长圆形、椭圆形或倒卵形，长4～8mm，宽3～4mm，先端圆钝，基部偏斜，叶缘具细锯齿，稀全缘，两面被稀疏的短柔毛。杯状花序单生或少数聚伞状；总苞陀螺状，先端5裂，裂片内面被贴伏的短柔毛；腺体4，漏斗状，有短柄及极小的白色花瓣状附属物；花单性，无花被；雌雄花同生于总苞内；雄花多数，具雄蕊1；雌花1，生于花序中央，子房3室，花柱2，离生，先端2裂。蒴果三角状卵形，被短柔毛（图5-161）。

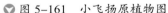 图5-161 小飞扬原植物图

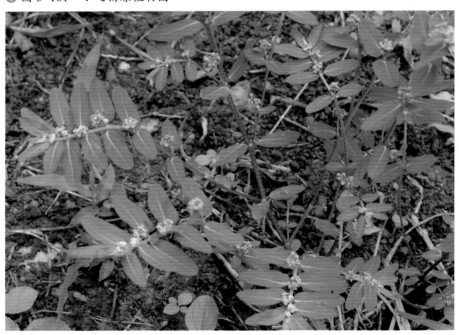

【分布】广西主要分布于凌云、陆川、桂平、南宁、武鸣、邕宁、平南、岑溪、钟山。

【采集加工】夏、秋间采收，鲜用或晒干。

【药材性状】根细小。茎细长，红棕色，稍被毛，质稍韧，中空。叶对生，多皱缩，灰绿色或稍带紫色。花序生于叶腋，花小，干缩。有的带有三角形的蒴果（图5-162）。气微，味微酸、涩。

【性味功用】味辛、微苦，性平。通乳汁，调水道，清热毒。主治乳汁不通，水肿，泄泻，痢疾，皮炎，湿疹，烧烫伤。

【用法用量】内服：煎汤，15～30g；或捣汁。外用：鲜品捣敷。

【精选验方】

1. 产后缺乳：小飞扬30g，番木瓜100g，与猪脚共炖服。

2. 牙龈出血：鲜小飞扬60g，白及20g，水煎漱口。

3. 痢疾、泄泻：小飞扬30g，老茶叶15g，水煎冲蜜糖服。

4. 湿疹：鲜小飞扬、酒糟、红糖、冷饭团各适量，捣烂敷患处。

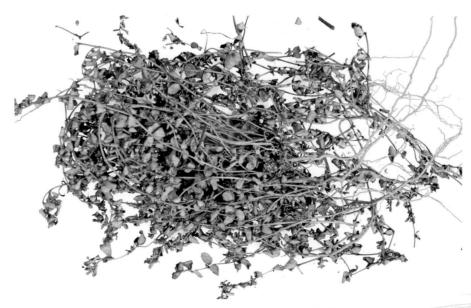

▲图5-162 小飞扬药材图

# 小蜡树

Xiaolashu
Ramulus et Folium Ligustri Sinenses

【壮名】Mbawbikningj

【别名】水冬青，鱼蜡，鱼蜡树，水白蜡，
冬青，山指甲，水黄杨

【来源】为木犀科植物小蜡树 *Ligustrum sinense* Lour. 的枝叶。

【植物形态】灌木或小乔木。小枝幼时被淡黄色短柔毛或柔毛。单叶，对生；
叶片纸质或薄革质，卵形或近圆形，长 2～7cm，宽 1～3cm，先端锐尖、短尖
至渐尖，基部宽楔形或近圆形，上面深绿色，沿叶中脉被短柔毛。圆锥花序，花
序轴被淡黄色柔毛；花梗被短柔毛或无毛；花萼先端呈截形或呈浅波状齿；花冠
管裂片长圆状椭圆形或卵状椭圆形；花丝与裂片近等长或长于裂片，花药长圆
形。果近球形（图 5-163）。

【分布】广西各地均有分布。

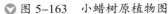 图 5-163　小蜡树原植物图

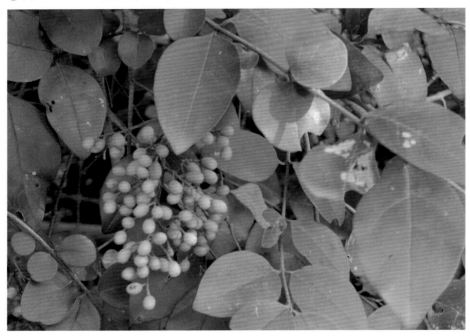

【采集加工】春、夏季采收，洗净，切段，晒干。

【药材性状】枝圆柱形，被浅黄色短柔毛，皮孔密布；表面浅黄白色，木部浅黄色。叶互生，被短柔毛，叶片纸质或薄革质，皱缩；展开呈卵形至披针形，或近圆形；长 2 ～ 5cm，宽 1 ～ 3cm；先端锐尖、短尖至渐尖，或钝而微凹，基部宽楔形至近圆形；上表面深绿色，沿中脉被短柔毛（图 5-164）。气微，味涩。

【性味功用】味苦，性凉。清热毒，除湿毒，通龙路。主治痧病，发热，咳嗽，咽喉炎，口疮，黄疸，痢疾，痈疮，湿疹，跌打损伤，烫伤。

【用法用量】内服：煎汤，10 ～ 15g，鲜者加倍。外用：适量煎水含漱，或熬膏涂，捣烂或绞汁涂敷。

【精选验方】

1. 黄疸型肝炎：小蜡树鲜枝叶 15 ～ 30g，水煎服。

2. 黄水疮：小蜡树适量，研末，撒敷患处，或用清油调敷。

3. 跌打损伤、疮疡：小蜡树鲜嫩叶捣烂外敷，每日换药 1 ～ 2 次。

4. 烫伤：小蜡树鲜叶适量，用凉开水洗净捣烂，加少量凉开水，纱布包裹挤压取汁，用棉球蘸汁擦患处。

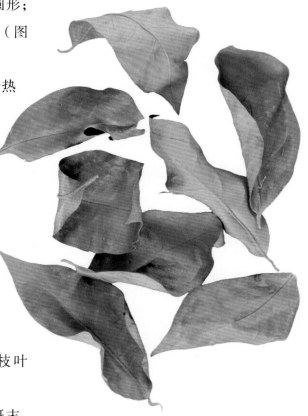

▲ 图 5-164 小蜡树药材图（叶）

# 玄参

Xuanshen
Radix Scrophulariae

【壮名】Caemhmbaemx

【别名】逐马，馥草，黑参，野脂麻，元参，山当归，水萝卜

【来源】为玄参科植物玄参 *Scrophularia ningpoensis* Hemsl. 的根。

【植物形态】草本。根肥大，近圆柱形，皮灰黄或灰褐色。茎四棱形，有沟纹。下部叶对生，上部叶有时互生，均具柄；叶片卵形或卵状椭圆形，长7～20cm，宽3.5～12cm，先端渐尖，基部圆形或近截形，边缘具细锯齿，背面脉上有毛。聚伞花序疏散开展，呈圆锥形；花序轴和花梗均被腺毛；萼5裂，裂片卵圆形，先端钝，边缘膜质；花冠暗紫色，管部斜壶状，先端5裂，不等大；雄蕊4，二强，另有一退化雄蕊，呈鳞片状，贴生于花冠管上，深绿色或暗绿色，萼宿存（图5-165）。

【分布】广西全区均有栽培。

【采集加工】于10～11月采挖，挖起全株，摘下块根，晒至半干时，堆

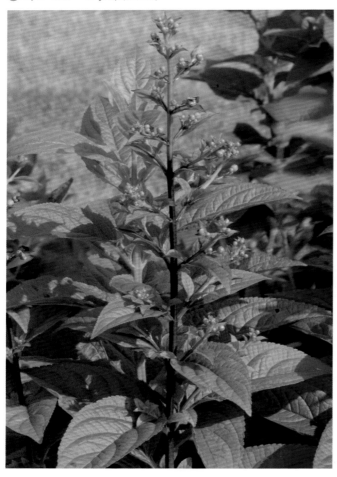

▼ 图5-165　玄参原植物图

积盖草压实，经反复堆晒，待块根内部变黑，再晒至全干。

【药材性状】根类圆柱形，中部略粗，或上粗下细，有的微弯似羊角状；表面灰黄色或棕褐色，有明显纵沟或横向皮孔，偶有短的细根或细根痕；质坚实，难折断，断面略平坦，乌黑色，微有光泽；以水浸泡，水呈墨黑色（图5-166）。有焦糖气，味甘、微苦。

【性味功用】味甘、苦、咸，性微寒。清热毒，滋阴降火，解毒散结。主治发热口渴，齿龈炎，咽喉炎，白喉，便秘，瘰疬。

【用法用量】内服：煎汤，9～15g；或入丸、散。外用：捣敷，或研末调敷。

【精选验方】

1. 膀胱湿热：玄参15g，车前子30g，龙胆草10g，水煎服，每日2次。

2. 瘰疬：玄参15g，夏枯草10g，水煎服，每日2次。

3. 咽喉炎、口疮：玄参15g，水煎服，每日2次。

4. 高血压：玄参10g，苦丁茶3g，泡茶饮。

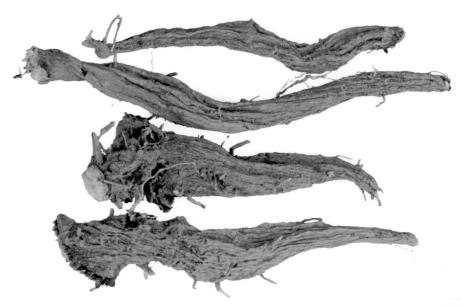

▲ 图5-166 玄参药材图

# 鸦胆子

Yadanzi
Fructus Bruceae

【壮名】Gorenhiq

【别名】老鸦胆，鸦胆，苦榛子，
苦参子，鸦蛋子，鸭蛋子，
鸭胆子，解苦楝

【来源】为苦木科植物鸦胆子 *Brucea javanica*（L.）**Merr.** 的果实。

【植物形态】灌木或小乔木，全株均被黄色柔毛。小枝具有黄白色皮孔。奇数羽状复叶；小叶常 7，卵状披针形，长 4～11cm，宽 2～4.5cm，先端渐尖，基部宽楔形，偏斜，边缘具三角形粗锯齿，上面疏被、下面密被伏柔毛。聚伞状圆锥花序腋生，狭长；雄花序长过于叶，萼片 4，卵形，外面疏被淡黄色硬伏毛，边缘疏生腺体，花瓣 4，长圆状披针形，外面有硬毛，边缘有腺体，雄蕊 4，花盘半球形；雌花序短于叶，萼片、花瓣同雄花，但稍大，雄蕊具不发育的花药，花盘杯状，4 浅裂；心皮通常 4，卵圆形，花柱反折，紧贴子房。核果椭圆形，紫红色转黑色（图 5-167）。

⬇ 图 5-167　鸦胆子原植物图

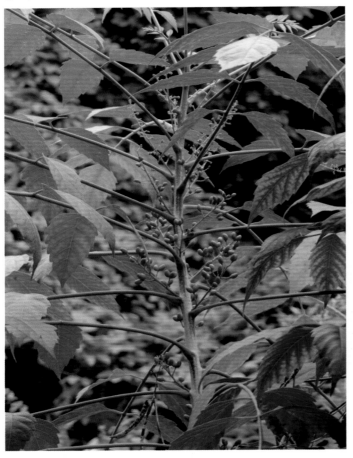

【分布】广西主要分布于北流、陆川、博白、灵山。

【采集加工】秋、冬季果实成熟，待果皮变黑色时分批采收、扬净，晒干。有大毒，注意保护皮肤。

【药材性状】核果卵形或椭圆形，略扁；表面黑色，有隆起网状皱纹；顶端有鸟嘴状短尖的花柱残基，腹背两侧有较明显的棱线；基部钝圆，有凹点状果柄痕；果肉易剥落；果核坚硬，破开后内面灰棕色平滑，内含种子1颗，种子卵形（图5-168）。气微特异，味极苦。

【性味功用】味苦，性寒，小毒。清热毒，除湿毒，除瘴毒（截疟），杀虫消疣。主治泄泻，痢疾，疟疾，痔疮，阴痒，带下，痈疮，赘疣，鸡眼，毒蛇咬伤。

【用法用量】内服：多去壳取仁，用胶囊或龙眼肉包裹吞服，治疟疾每次10～15粒，治痢疾每次10～30粒。外用：捣敷，或制成鸦胆子油局部涂敷，或煎水洗。

【精选验方】

1.阿米巴痢疾：鸦胆子去皮，每次10粒，囫囵吞服。去皮时果仁有破者勿服。

2.慢性鼻炎：将鸦胆子油涂于双鼻腔下、鼻腔黏膜前后端和游离缘，2～4日1次。

3.蛇虫咬伤：鸦胆子、半边莲、七枝莲、两面针各适量，捣烂敷患处。

4.痈疮：鸦胆子适量，捣烂敷患处。

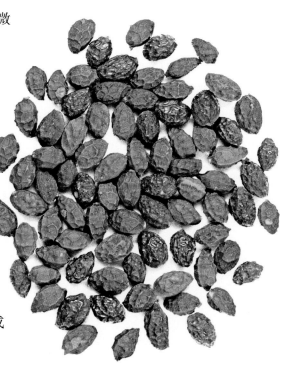

▲图5-168　鸦胆子药材图

# 羊角拗

Yangjiaoniu
Folium Strophanthi Divaricati

【壮名】Rumsaejgoenq

【别名】羊角纽，羊角藕，大羊角扭蕴，
菱角扭，打破碗花，鲤鱼橄榄，
金龙角

【来源】为夹竹桃科植物羊角拗 *Strophanthus divaricatus*（Lour.）Hook. et Arn.
的茎叶。

【植物形态】灌木或藤本。秃净，有乳汁，小枝通常棕褐色，密被灰白色皮
孔。叶对生，具短柄；叶片厚纸质，椭圆形或长圆形，长 4～10cm，宽 2～
4cm，先端短渐尖或急尖，基部楔形，全缘；侧脉于叶缘前网结。花黄白色；苞
片和小苞片线状披针形；萼片 5，披针形，先端长渐尖，绿色或黄绿色，内面基
部有腺体；花冠黄色，漏斗形，花冠筒淡黄色，上部 5 裂，裂片基部卵状披针形，
先端线形长尾状，裂片内面具由 10 枚舌状鳞片组成的副花冠；雄蕊 5，内藏，花
药箭形，基部具耳，各药相连于柱头；子房由 2 枚离生心皮组成，半下位；花柱
圆柱状，柱头棍棒状，先端浅裂。蓇葖果木质，双出扩展，极厚（图 5-169）。

▼ 图 5-169 羊角拗原植物图

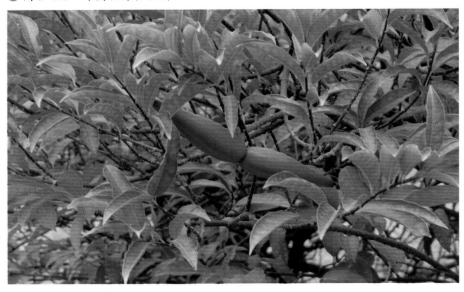

【分布】广西主要分布于南宁、梧州、玉林等地。

【采集加工】全年均可采收，切段，晒干。

【药材性状】茎枝圆柱形，略弯曲，表面棕褐色，有明显的纵沟及纵皱纹；粗枝皮孔灰白色，横向凸起；嫩枝密布灰白色小圆点皮孔；质硬脆，断面黄绿色，木质，中央可见髓部。叶对生，皱缩，展开后呈椭圆状长圆形；长 4～8cm，宽 2～3.5cm；全缘，中脉于下面突起（图 5-170）。气微，味苦，有大毒。

【性味功用】味苦，性寒，大毒。清热毒，祛风毒，除湿毒，通龙路，杀虫。主治风湿痹痛，小儿麻痹后遗症，跌打损伤，痈疮，疥癣。

【用法用量】外用：煎水洗，或捣敷，或研末调敷。

【精选验方】

1.乳痈初期：羊角拗鲜叶、红糖同捣烂，烤热外敷。

2.骨折：羊角拗、辣椒根、柳树根各等量，研末，韭菜头捣烂绞汁拌匀，温敷损伤或骨折处（要先复位，夹板固定）。

3.跌打损伤：羊角拗鲜叶适量，捣烂敷患处。

4.疥癣：羊角拗适量，水煎外洗。

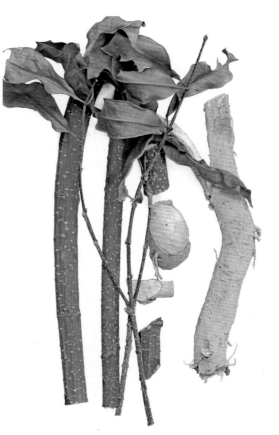

▲ 图 5-170　羊角拗药材图

# 野牡丹

Yemudan
Herba Melastomatis Candidi

【壮名】Gomauxdanndoi

【别名】山石榴，地茄，豹牙郎木，
活血丹，倒罐草，爆牙狼

【来源】为野牡丹科植物野牡丹 *Melastoma candidum* D. Don 的全株。

【植物形态】灌木。茎钝四棱形或近圆柱形，茎、叶柄密被紧贴的鳞片状糙伏毛。叶对生；叶片坚纸质，卵形或广卵形，长 4～10cm，宽 2～6cm，先端急尖，基部浅心形或近圆形，全缘，两面被糙伏毛及短柔毛；基出脉 7 条。伞房花序生于分枝顶端，近头状，有花 3～5 朵，稀单生，基部具叶状总苞 2；苞片、花梗及花萼密被鳞片状糙伏毛；花 5 数，花萼裂片卵形或略宽，与萼管等长或略长，先端渐尖，两面均被毛；花瓣玫瑰红色或粉红色，倒卵形，先端圆形，密被缘毛；雄蕊 5 长 5 短，长者药隔基部伸长，弯曲，末端 2 深裂，短者药室基部具 1 对小瘤；子房半下位，密被糙伏毛，先端具一圈刚毛。蒴果坛状球形，与宿存萼贴生，密被鳞片状糙伏毛；种子镶于肉质胎座内（图 5-171）。

【分布】广西主要分布于

▼ 图 5-171　野牡丹原植物图

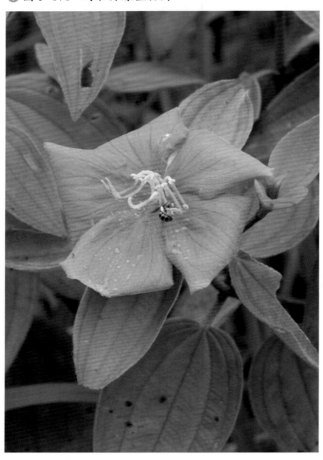

桂南和桂西等地。

【采集加工】全年均可采收，洗净，切段，晒干。

【药材性状】本品多皱缩破碎。茎四棱形，有伏贴或稍伏贴的鳞片状毛；表面灰褐色，有节；质坚韧，断面纤维性。叶对生，多皱缩破碎，展开后呈宽卵形；长 4 ～ 6.8cm，宽 2 ～ 3.5cm；基部浅心形，两面有毛，棕褐色。花聚生于枝头，粉红色；萼筒密生伏贴的、稍分枝的鳞片状毛；5 裂片，有毛，花瓣 5（图 5-172）。气微，味酸。

【性味功用】通龙路，清热毒，除湿毒，消食积，止血。主治食积，泄泻，痢疾，肝炎，跌打损伤，各种血证，产后腹痛，带下，乳汁不下，肠痈，痈疮，毒蛇咬伤。

【用法用量】内服：煎汤，9 ～ 15g；或研末；或泡酒；或绞汁。外用：捣敷，或研末调敷，或煎汤洗，或口嚼（叶）敷。

【精选验方】

1. 咳血：野牡丹叶 15g，水煎服，早晚各 1 次。

2. 跌打损伤：野牡丹、金樱子根各 15g，瘦猪肉适量，酌加红酒炖服。

3. 绞肠痧：野牡丹叶、布渣叶各 15g，花稔叶（鲜）10 ～ 15 片，枇杷叶 12g，樟木 4.5g，水煎服。

4. 乳汁不通：野牡丹 15g，王不留行 10g，猪瘦肉 100g，酌加酒、水炖服。

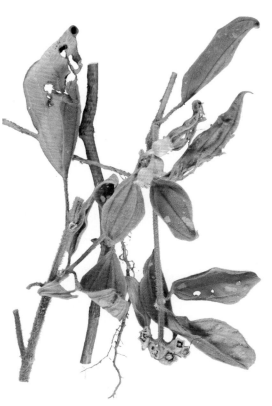

▲ 图 5-172　野牡丹药材图

# 叶下珠

Yexiazhu

Herba Phyllanthi Urinariae

【壮名】Nyagvanjdouj

【别名】日开夜闭，珍珠草，阴阳草，真珠草，珠仔草，夜盲草

【来源】为大戟科植物叶下珠 *Phyllanthus urinaria* L. 的带根全草。

【植物形态】草本。茎常带紫红色，具翅状纵棱。单叶互生，排成 2 列；几无柄；托叶小，披针形或刚毛状；叶片长椭圆形，长 1.5 ～ 5cm，宽 0.7 ～ 3cm，先端斜或有小凸尖，基部偏斜或圆形，下面灰绿色；下面叶缘处有 1 ～ 3 列粗短毛。花小，单性，雌雄同株；无花瓣；雄花 2 ～ 3 朵簇生于叶腋，通常仅上面一朵开花；萼片 6，雄蕊 3，花丝合生成柱状，花盘腺体 6，分离，与萼片互生，无退化子房；雌花单生于叶腋，表面有小凸刺或小瘤体，萼片 6，卵状披针形，结果后中部紫红色，花盘圆盘状，子房近球形，花柱顶端 2 裂。蒴果无柄，扁圆形，赤褐色，表面有鳞状凸起物（图 5-173）。

◆ 图 5-173　叶下珠原植物图

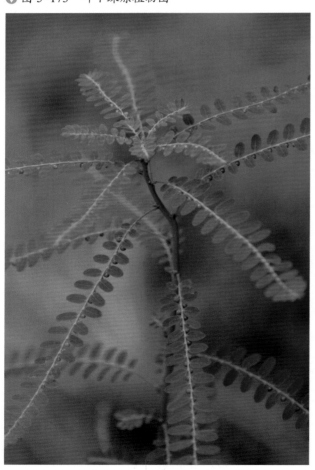

【分布】广西主要分布于南宁、武鸣、邕宁、河池、灌阳、恭城、昭平、平南、陆川等地。

【采集加工】全年均可采

收，洗净，切段，晒干。

【药材性状】根茎外表浅棕色，主根不发达，须根多数，浅灰棕色；老茎基部灰褐色。茎枝有纵皱，灰棕色、灰褐色或棕红色；质脆易断，断面中空；分枝有纵皱及不甚明显的膜翅状脊线。叶片薄而小，长椭圆形，尖端有短突尖，基部圆形或偏斜，边缘有白色短毛；灰绿色，皱缩，易脱落。花细小，腋生于叶背之下，多已干缩。有的带有三棱状扁球形黄棕色果实，其表面有鳞状凸起，常6纵裂（图5-174）。气微香，味微苦。

【性味功用】味甘、苦，性凉。清热毒，调水道，明目消积。主治痢疾，泄泻，黄疸，肾炎水肿，淋证，疳积，毒蛇咬伤。

【用法用量】内服：煎汤，15～30g。外用：鲜草捣烂敷伤口周围。

【精选验方】

1.肝炎：鲜叶下珠、鲜黄疸草、冰糖各60g，田螺7粒，鸭肝1个，水炖服。

2.疳积：叶下珠鲜根、老鼠耳鲜根各20g，猪肝或猪瘦肉酌量，水炖服。

3.急性肾炎：叶下珠、白花蛇舌草各12g，紫珠草、石韦各15g，水煎服。

4.淋证：叶下珠、鱼腥草、茅莓各15g，金钱草20g，三白草、草鞋跟各10g，老鼠拉冬瓜6g，水煎服。

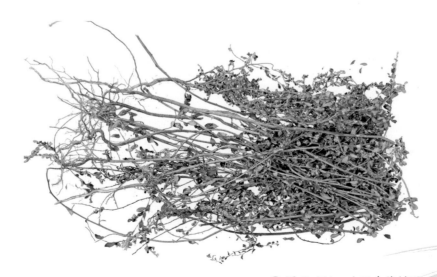

▲ 图5-174 叶下珠药材图

# 余甘子
Yuganzi
Fructus Phyllanthi Emblicae

【壮名】Makyid

【别名】牛甘子，喉甘子，鱼木果，油甘子

【来源】为大戟科植物余甘子 *Phyllanthus emblica* L. 的果实。

【植物形态】小乔木或灌木。树皮灰白色。叶互生于细弱的小枝上，2列，密生，极似羽状复叶；近无柄；托叶线状披针形；叶片长方线形或线状长圆形，长1～2cm，宽3～5mm。花簇生于叶腋，花小，黄色；单性，雌雄同株；每花簇有1朵雌花，花萼5～6，无花瓣；雄花花盘有6个极小的腺体，雄蕊3，合生成柱；雌花花盘杯状，边缘撕裂状，子房半藏其中。果实肉质，圆而略带6棱，初为黄绿色，成熟后呈赤红色，味先酸涩而后回甜（图5-175）。

【分布】广西主要分布于南宁、百色等地。

【采集加工】秋季果实成熟后采摘，晒干。

◥ 图5-175　余甘子原植物图

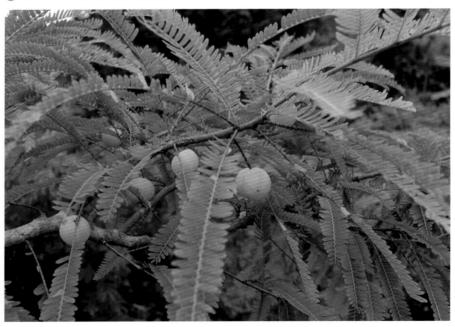

【药材性状】果实球形或扁球形，表面棕褐色至墨绿色，有淡黄色颗粒状突起，具皱纹及不明显的6棱；果肉厚1～4mm，质硬而脆；内果皮白色，硬核样，表面略有6棱，背缝线的偏上部有数条维管束，干后裂成6瓣；种子6颗，近三棱形，棕色（图5-176）。气微，味酸涩，回甜。

【性味功用】味苦、甘、酸，性凉。清热毒，通火路，调气道、谷道，解毒生津，止咳化痰。主治痧病，发热，咳嗽，咽痛，白喉，高血压。

【用法用量】内服：煎汤，15～30g；或鲜品取汁。

【精选验方】

1. 发热、咳嗽、咽痛：鲜余甘子30g，射干、贯众各9g，水煎服。

2. 食积呕吐、腹痛、泄泻：余甘子5～10个，或盐渍果5～8个，嚼食。

3. 高血压：余甘子鲜果5～8个，生食，每日2次。

4. 痧病：余甘子、野牡丹各30g，水煎服。

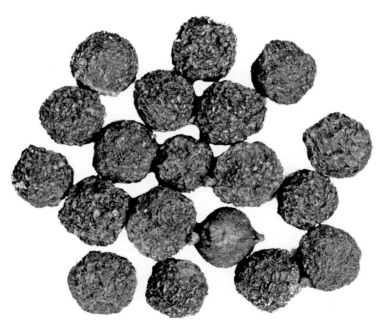

▲ 图5-176　余甘子药材图

# 鱼腥草

Yuxingcao
Herba Houttuyniae Cordatae

【壮名】Yizsinghcauj

【别名】蕺菜，紫背鱼腥草，紫蕺，
臭猪巢，侧耳根，折耳根，
猪鼻孔

【来源】为三白草科植物蕺菜 *Houttuynia cordata* Thunb. 的带根全草。

【植物形态】草本。茎下部伏地，节上生根，上部直立，无毛或节上被毛。叶互生，薄纸质，有腺点；托叶膜质，条形，下部与叶柄合生为叶鞘，基部扩大，略抱茎；叶片卵形或阔卵形，长 4 ～ 10cm，宽 3 ～ 6cm，先端短渐尖，基部心形，全缘，上面绿色，下面常呈紫红色，两面脉上被柔毛。穗状花序生于茎顶，与叶对生；总苞片 4 枚，长圆形或倒卵形，白色；花小而密，无花被；雄蕊 3，花丝下部与子房合生；雌蕊 1，由 3 心皮组成，子房上位，花柱 3，分离。蒴果卵圆形，先端开裂，具宿存花柱（图 5-177）。

◆ 图 5-177　鱼腥草原植物图

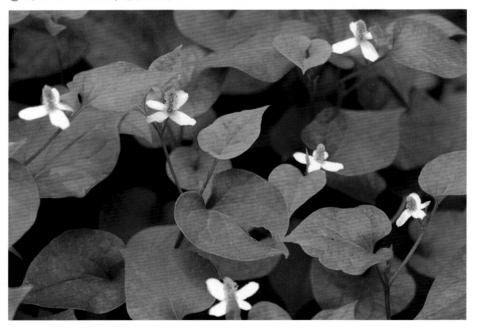

【分布】广西主要分布于龙州、武鸣、马山、那坡、田阳、田林、隆林、凌云、南丹。

【采集加工】采收后去净泥土连根晒干即可。

【药材性状】茎扁圆形，皱缩而弯曲，表面黄棕色，具纵棱，节明显，下部节处有须根残存；质脆，易折断。叶互生，多皱缩，展平后心形，长3～5cm，宽3～4.5cm；上面暗绿或黄绿色，下面绿褐色或灰棕色；叶柄细长，基部与托叶合成鞘状。穗状花序顶生（图5-178）。搓碎有鱼腥气，味微涩。

【性味功用】味辛，性微寒。清热毒，调水道，消痈排脓。主治肺痈，喘咳，咽痛，痢疾，痈肿，热淋。

【用法用量】内服：煎汤，15～25g，不宜久煎；或鲜品捣汁，用量加倍。外用：捣敷，或煎汤熏洗。

【精选验方】

1.慢性鼻窦炎：鲜鱼腥草适量，捣烂，绞汁，每日滴鼻数次。

2.咽痛：鲜鱼腥草、鲜筋骨草各20g，柚子（种子）适量，共捣烂绞汁，调蜜服。

3.咳嗽：鱼腥草、厚朴、连翘各10g，研末；桑枝30g，水煎，冲服药末。

4.淋证：鱼腥草根茎9g，灯心草、车前草6g，水煎服。

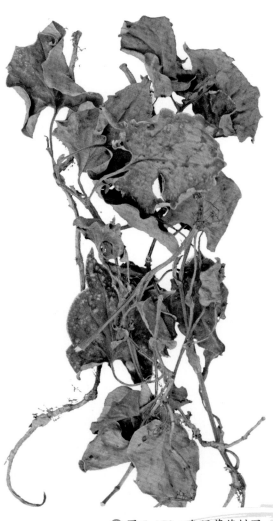

▲ 图5-178 鱼腥草药材图

# 珍珠

Zhenzhu
Margarita

【壮名】Margarita

【别名】真珠，蚌珠，真珠子，药珠，
珠子，濂珠

【来源】为珍珠贝科动物合浦珠母贝 *Pinctada martensii*（Dunker）贝壳中外套膜受刺激形成的珍珠。

【动物形态】贝壳为斜四方形，壳质较脆，壳长 50 ~ 90mm，宽 18 ~ 32mm，高与长相近。壳顶位于前方，两侧有耳，前后耳稍小。两壳不等，右壳则较平，左壳稍凸，右壳前耳下方有一明显的足丝凹陷。背缘平直；腹缘圆，壳面淡黄褐色，同心生长轮脉极细密，成片状，薄脆易脱落，壳中部常呈磨损状，近腹缘的排列紧密，延伸成小舌状，末端稍翘起，足丝孔大，足丝呈毛发状。壳内面中部珍珠层厚而发达，具极强的珍珠光泽。有的外套膜受刺激后，上皮组织急剧裂殖，形成珍珠囊，且不断分泌珍珠质，才逐渐形成珍珠。壳内面边缘淡黄色，无珍珠层。铰合线直，有一突起主齿，沿铰合线下方有一长齿片。韧带紫褐色，前上掣肌痕明显，位于壳顶下方，闭壳肌痕大，长圆形，前端稍尖，位于壳中央稍近后方（图 5-179）。

▼ 图 5-179　合浦珠母贝原动物图

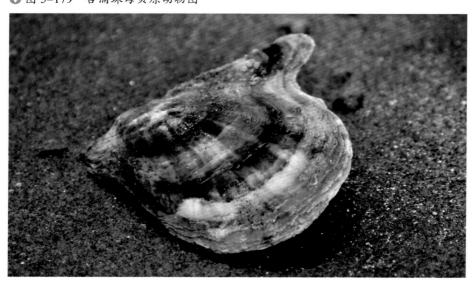

【分布】广西主要分布于合浦、钦州、北海，合浦产量最高。

【药材性状】类球形、长圆形、卵圆形、棒形等，直径 1.5 ～ 8mm；表面类白色、浅粉红色、浅黄色、浅蓝色等；半透明，光滑或微有凹凸，具特有的彩色光泽；质坚硬，破碎面显层纹（图 5-180）。无臭，无味。

【性味功用】味甘、咸，性寒。清热毒，调巧坞，明目，生肌。主治惊悸，失眠，惊风，癫痫，中耳炎，白内障，口疮，烫伤，疮疡。

【用法用量】内服：研末，每次 0.3 ～ 1g，多入丸、散，不入汤剂。外用：研末干撒、点眼，或吹喉。

【精选验方】

1. 皮肤溃疡、疥疮：珍珠粉、蛇床子粉各等量，用麻油调成膏，外敷。

2. 烫伤：珍珠粉、地榆粉各等量，用麻油调成膏，外敷。

3. 中耳炎：珍珠 1 枚，冰片 0.3g，共研细末，和匀，用核桃油适量调成膏药，滴入耳内，每日 1 ～ 2 次，每次 2 ～ 3 滴。

4. 心绞痛：珍珠粉、人参、三七各 0.3g，研成细粉，温开水送服。

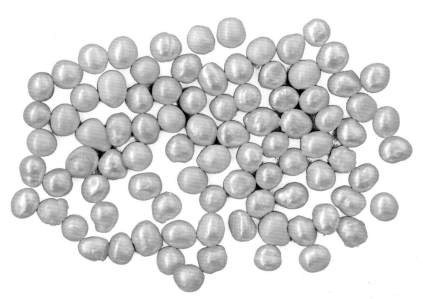

▲ 图 5-180　珍珠药材图

# 栀子

Zhizi
Fructus Gardeniae

【壮名】Gocihswj

【别名】木丹，鲜支，卮子，越桃，
支子，山栀子

【来源】为茜草科植物栀子 *Gardenia jasminoides* Ellis 的果实。

【植物形态】灌木。小枝幼时被毛，后近无毛。单叶对生，稀三叶轮生，叶柄短；托叶 2，生于叶柄内侧；叶片革质，椭圆形、阔倒披针形或倒卵形，长 6～14cm，宽 2～7cm，先端急尖，基部楔形，全缘，上面光泽，仅下面脉腋内簇生短毛。花大，极芳香；萼筒稍长；花冠高脚碟状，白色，后变乳黄色，基部合生成筒，上部 6～7 裂，旋转排列，先端圆；雄蕊与花冠裂片同数，着生于花冠喉部，花丝极短，花药线形；雌蕊 1，子房下位，1 室。果实深黄色，倒卵形或长椭圆形，有 5～9 条翅状纵棱，先端有条状宿存萼（图 5-181）。

【分布】广西各地区均有分布。

【采集加工】采下果实后，晒至足干或及时烘干，但此法很难保持内部的颜

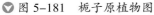
图 5-181　栀子原植物图

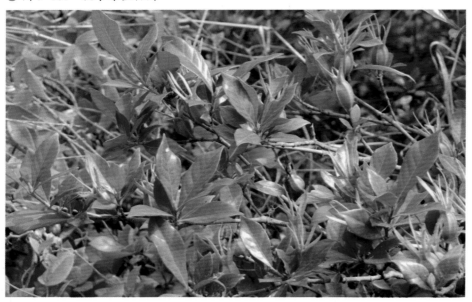

色。另法可将果实放入沸水中烫一下，或放入蒸笼内约蒸半小时，取出沥净水后暴晒数天，再放置通风阴凉处晾1～2日，使内部水分完全散失，再晒至足干即为成品。

【药材性状】果实倒卵形、椭圆形或长椭圆形，表面红棕色或红黄色，微有光泽，有翅状纵棱6～8条，每二翅棱间有纵脉1条，先端有暗黄绿色残存宿萼，先端有6～8条长形裂片；果皮薄而脆，内表面鲜黄色或红黄色，有光泽，具隆起的假隔膜2～3条；折断面鲜黄色。种子多数，扁椭圆形或扁矩圆形，聚成球状团块，棕红色（图5-182）。气微，味微酸、苦。

【性味功用】味苦，性寒。清热毒，利湿毒。主治热病心烦，火眼，头痛，黄疸，淋证，吐血，衄血，血痢，尿血，口疮，痈疮，扭伤肿痛。

【用法用量】内服：煎汤，5～10g；或入丸、散。外用：研末掺，或调敷。清热泻火多生用，止血多炒焦用。

【精选验方】

1.黄疸：栀子、龙胆草、茵陈、柴胡、黄花倒水莲各10g，白花苋15g，木通6g，水煎服，早晚各1次。

2.高血压：栀子、蓝花柴胡、野菊花、大青叶各10g，防风草、牛膝、归尾、磁石各12g，钩藤、桑寄生各15g，水煎服，早晚各1次。

3.泄泻：栀子、功劳木、虎杖、枫树根皮、一点红、凤尾草各10g，水煎服，早晚各1次。

4.痈疮：栀子适量，捣烂敷患处。

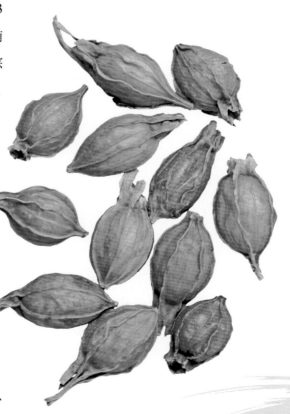

▲ 图5-182 栀子药材图

# 猪屎豆

Zhushidou
Herba Crotalariae Pallidae

【壮名】Duhhaexmou

【别名】白猪屎豆，野苦豆，野黄豆草，
猪屎青，野花生，大马铃

【来源】为豆科植物猪屎豆 *Crotalaria pallida* Ait. 的全草。

【植物形态】小灌木。茎枝被紧贴的短柔毛。叶互生，三出复叶；叶柄被密毛；托叶细小，刚毛状而早落；小叶片倒卵状长圆形或窄椭圆形，长 3～5cm，宽 1.5～2cm，先端钝圆，有时微缺，基部楔形，上面无毛，下面略被丝光质毛；叶脉明显。总状花序；苞片早落；萼筒杯状，先端 5 裂，裂片三角形，外折，约与萼筒等长；蝶形花冠，黄色，旗瓣嵌以紫色条纹，雄蕊 10，上部分离；子房长圆形，花柱内弯，柱头小。荚果长圆形，嫩时被毛，熟时近于无毛，果瓣开裂时扭转（图 5-183）。

▼ 图 5-183　猪屎豆原植物图

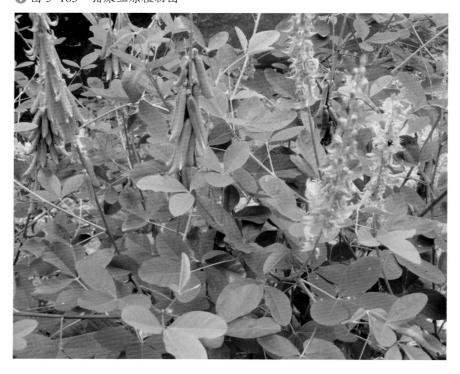

【分布】广西主要分布于田东、南宁、桂平、北流、蒙山、柳江、岑溪。

【采集加工】秋季采收茎叶，打去荚果及种子，晒干用。

【药材性状】根圆柱形，表面灰褐色，有不规则皱纹；质硬，断面白色。茎圆柱形，表面褐色，具短毛，可见浅棱；易折断，断面髓部明显，白色。叶小，皱缩，灰绿色。枝端常可见荚果，褐色，长 3 ～ 4cm，腹缝线常凹下（图 5-184）。气微，味苦。

【性味功用】味苦、辛，性平，有毒。清热毒，利湿毒，通龙路。主治痢疾，腹泻，淋证，小儿疳积，乳痈。

【用法用量】内服：煎汤，6 ～ 12g。外用：适量捣敷。

【精选验方】

1. 痢疾：猪屎豆 10g，大飞扬、凤尾草各 10g，水煎服。

2. 乳痈：猪屎豆适量，和酒糟涂敷患处。

3. 淋证：猪屎豆、车前草、海金沙、滑石、金钱草各 12g，水煎服。

4. 腹泻：猪屎豆、石榴皮各 12g，水煎服。

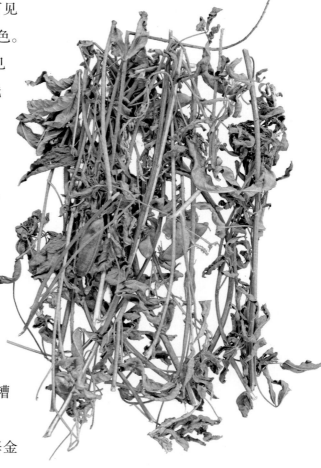

▲ 图 5-184　猪屎豆药材图

# 竹节蓼

Zhujieliao
Herba Homalocladii Platycladi

【壮名】Nyacijrip

【别名】观暗竹，铁扭边，上石百竹，飞天蜈蚣，蜈蚣竹，扁竹花，斩蛇剑，鸡爪蜈蚣

【来源】为蓼科植物竹节蓼 *Homalocladium platycladum*（F. Muell. ex Hook.）L. H. Bailey 的全草。

【植物形态】多年生草本。茎基部圆柱形，木质化，上部枝扁平，呈带状，深绿色，具光泽，有明显的细线条，节处略收缩。叶互生，多生于新枝上；无柄；托叶鞘退化成线状，分枝基部较宽，先端锐尖；叶片菱状卵形，长 4 ～ 20mm，宽 2 ～ 10mm，先端渐尖，基部楔形，全缘或在近基部有一对锯齿。花小，两性，簇生于节上，具纤细柄；苞片膜质，淡黄棕色；花被 5 深裂，淡绿色，后变红；雄蕊 6 ～ 7，花丝扁，花药白色，比花被短；雌蕊 1，花柱短，3 枚，柱头分叉。瘦果三角形，平滑，包于肉质紫红色或淡紫色的花被内，呈浆果状（图 5-185）。

◆ 图 5-185　竹节蓼原植物图

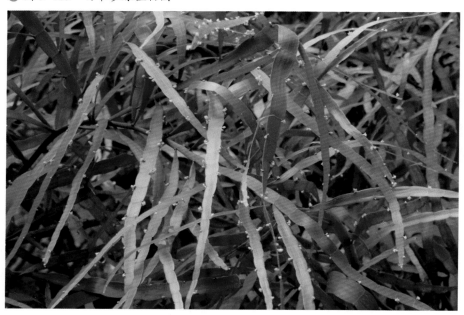

336

【分布】广西各地多栽于庭园。

【采集加工】全年均可采收，鲜用或晒干。

【药材性状】带叶茎枝平滑无毛。枝扁平，节明显，节间长 1 ～ 2cm；表面有细密平行条纹，浅绿色或褐绿色，质柔韧。叶片菱状卵形，长 0.4 ～ 2cm，宽 0.2 ～ 1cm，先端长渐尖，基部楔形，全缘；叶柄极短；托叶鞘退化为一横线条纹（图 5-186）。气微，味微涩。

【性味功用】味甘、淡，性平。清热毒，通龙路。主治痈疮，风湿痹痛，跌打损伤，虫蛇咬伤。

【用法用量】内服：煎汤，15 ～ 30g，鲜品 60 ～ 120g。外用：适量捣敷。

【精选验方】

1. 跌打损伤：竹节蓼、苏木、骨碎补、红药各 15g，血竭 5g，水煎服。

2. 风湿痹痛：竹节蓼 3g，鸡屎藤、血藤各 10g，宽筋藤、扁担藤、麻骨风、九节风、骨碎补各 15g，芸香草 2g，水煎服。

3. 蛇虫咬伤：鲜竹节蓼、红乌柏木、苏木、假紫苏各 60g，千斤拔 30g，共捣烂，以 1/3 冲酒服，2/3 浸醋外涂伤口周围。

4. 蜈蚣咬伤：竹节蓼适量，捣烂涂伤口周围。

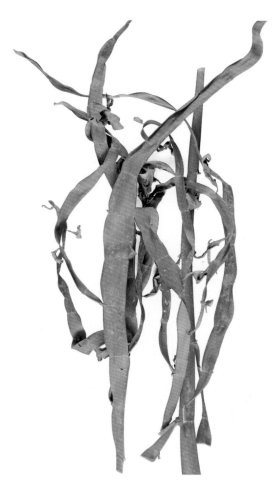

▲ 图 5-186 竹节蓼药材图

337

# 紫茉莉

Zimoli
Radix Mirabilis Jalapae

【壮名】Yenhcijvah

【别名】白花参，粉果根，入地老鼠，花粉头，水粉头，粉子头，胭脂花头

【来源】为紫茉莉科植物紫茉莉 *Mirabilis jalapa* L. 的根。

【植物形态】草本。根圆锥形或纺锤形，肉质，表面棕褐色，粉质。茎圆柱形，节膨大。叶对生，下部叶柄长，上部叶近无柄；叶片纸质，卵形或卵状三角形，长 3～10cm，宽 3～5cm，先端锐尖，基部截形或稍心形，全缘。聚伞花序顶生；每花基部有 1 个萼状总苞，绿色，5 裂；花两性，单被，红色、粉红色、白色或黄色，花被筒圆柱状，上部扩大呈喇叭形，5 浅裂，平展；雄蕊 5～6；雌蕊 1，子房上位，卵圆形。瘦果，近球形，熟时黑色，有细棱，为宿存苞片所包（图 5-187）。

【分布】广西全区均有栽培。

◆ 图 5-187　紫茉莉原植物图

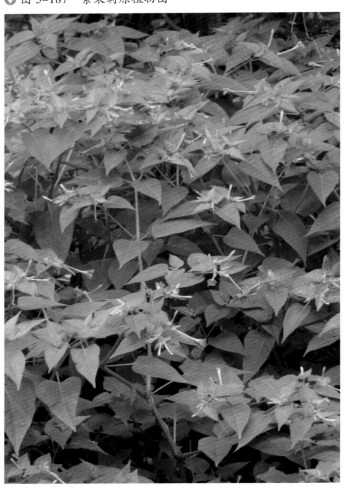

【采集加工】全年均可采挖，将根挖出后，洗净泥沙，晒干。

【药材性状】根长圆锥形或圆柱形，有的压扁，有的可见支根；表面灰黄色，有纵皱纹及须根痕；顶端有茎基痕；质坚硬，不易折断，断面不整齐，可见环纹，经蒸煮者断面角质样（图5-188）。无臭，味淡，有刺喉感。

【性味功用】味甘、淡，性微寒。清热毒，除湿毒，通龙路。主治淋证，水肿，带下，关节肿痛，痈疮，乳痈，跌打损伤。

【用法用量】内服：煎汤，15～30g，鲜品30～60g。外用：鲜品捣敷。

【精选验方】

1. 带下：紫茉莉30g（去皮），茯苓15g，水煎，饭前服。

2. 淋证：紫茉莉、车前草、海金沙藤各30g，三白草根、木槿花各15g，水煎服。

3. 尿血：紫茉莉60g（鲜），侧柏叶30g，冰糖少许，水煎，饭前服。

4. 消渴病：紫茉莉30g（去皮，切片），猪胰120～180g，白果10g，水煎1小时，饭前服。

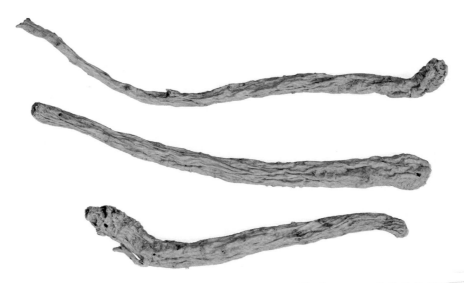

▲ 图5-188　紫茉莉药材图

# 薄荷

Bohe
Menthae Canadaensis Herba

【壮名】Gobozhoz

【别名】南薄荷，猫儿薄荷，野薄荷，升阳菜，鱼香草，真薄荷

【来源】为唇形科植物薄荷 *Mentha haplocalyx* Briq. 的全草。

【植物形态】芳香草本。具匍匐的根茎，茎锐四棱形。单叶对生；叶形变化较大，披针形、卵状披针形、长圆状披针形至椭圆形，长 2～7cm，宽 1～3cm，先端锐尖或渐尖，基部楔形至近圆形，边缘疏生粗大锯齿，两面具柔毛及黄色腺鳞。轮伞花序腋生，小苞片数枚，线状披针形；花萼管状钟形，外被柔毛及腺鳞，萼齿 5，狭三角状钻形；花冠淡紫色至白色，冠檐 4 裂，上裂片先端 2 裂，较大，喉部被微柔毛；雄蕊 4，前对较长，常伸出花冠外或包于花冠筒内；花柱略超出雄蕊。小坚果长卵球形，黄褐色或淡褐色，具小腺窝（图 5-189）。

▼ 图 5-189　薄荷原植物图

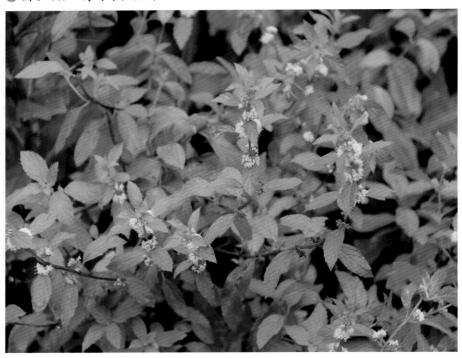

【分布】广西全区均有栽培。

【采集加工】全年均可采收，洗净，切段，晒干。

【药材性状】茎方柱形，表面紫棕色或淡绿色，质脆，断面白色，髓部中空。叶片皱缩卷曲，完整叶片展平后呈披针形或卵状披针形，长2～7cm，宽1～3cm，边缘疏生粗大锯齿，两面具柔毛及黄色腺鳞。常有腋生的轮伞花序（图5-190）。揉搓后有特殊香气，味辛、凉。

【性味功用】味辛，性凉。清热毒，祛风毒，清头目，利咽喉，透疹，解郁。主治风热表证，头痛目赤，咽喉肿痛，麻疹不透，瘾疹瘙痒，肝郁胁痛。

【用法用量】内服：煎汤，3～6g，不可久煎；或入丸、散。外用：煎水洗，或捣汁涂敷。

【精选验方】

1.风热感冒、风温初起：薄荷6g，金银花、连翘、牛蒡子、竹叶、芦根各10g，水煎服。

2.麻疹：薄荷、蝉蜕、牛蒡子、荆芥、防风各10g，水煎服。

3.胸胁胀痛：薄荷、甘草各6g，柴胡、白芍、当归、川楝子各9g，水煎服。

4.慢性前列腺炎：薄荷、薄荷脑、细辛、白芷、牛膝各10g，了哥王、杠板归、三叉苦、半枝莲、假葡萄、马鞭草、姜黄、绞股蓝各20g，煎汤外洗患处。

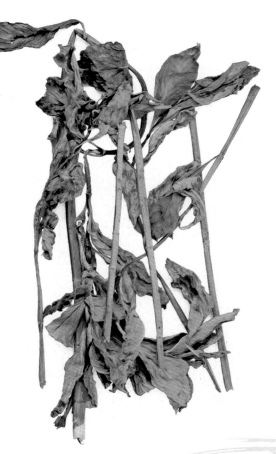

▲ 图 5-190　薄荷药材图

341

# 鬼针草

Guizhencao
Bidentis Herba

【壮名】Nyagemzbuh

【别名】鬼针草，鬼黄花，针包草，一把针，鬼菊，粘身草，小鬼针，刺针草

【来源】为菊科植物鬼针草 *Bidens bipinnata* L. 的全草。

【植物形态】草本。茎中部叶和下部叶对生；叶片长 5～14cm，二回羽状深裂，裂片再次羽状分裂，小裂片三角状或菱状披针形，先端尖或渐尖，边缘具不规则细齿或钝齿两面略有短毛，上部叶互生，羽状分裂。头状花序；总苞片条状椭圆形，先端尖或钝，被细短毛；舌状花黄色，通常有 1～3 朵不发育；筒状花黄色，发育，裂片 5。瘦果条形，具 3～4 棱，有短毛；先端冠毛芒状，3～4 枚（图 5-191）。

◆ 图 5-191　鬼针草原植物图

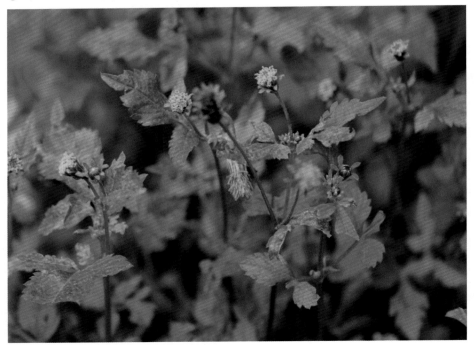

【分布】广西各地有分布。

【采集加工】在夏、秋季开花盛期，收割地上部分，拣去杂草，鲜用或晒干。

【药材性状】茎略呈方形，幼茎有短柔毛。叶纸质而脆，多皱缩、破碎，常脱落。茎顶常有扁平盘状花托，着生10余个呈条形、有3～4棱的瘦果，冠毛3～4枚，有时带有头状花序（图5-192）。气微，味淡。

【性味功用】味苦，性寒。清热毒，散瘀毒，解痧毒，止痛。主治咽痛，泄泻，痢疾，疔疮，毒蛇咬伤，风湿骨痛，跌打损伤，黄疸，肠痈。

【用法用量】内服：煎汤，15～30g，鲜品倍量；或捣汁。外用：捣敷，或取汁涂，或煎水熏洗。

【精选验方】

1. 尖锐湿疣：鬼针草、马齿苋、白花蛇舌草、卜芥、白花丹各20g，水煎服。

2. 小儿单纯性消化不良：鬼针草鲜草3～5株。水煎浓汁，连渣放在桶内，趁热熏洗患儿双脚，一般熏洗3～4次，每次熏洗约5分钟。1～5岁熏洗脚心，6～15岁熏洗到脚面；腹泻严重者，熏洗部位可适当上升至腿。

3. 黄疸：鬼针草100g，连钱草60g，水煎服，早晚各1次。

4. 疔肿：鬼针草适量，剪碎，加75%乙醇或白酒浸泡2～3天后，外擦局部。

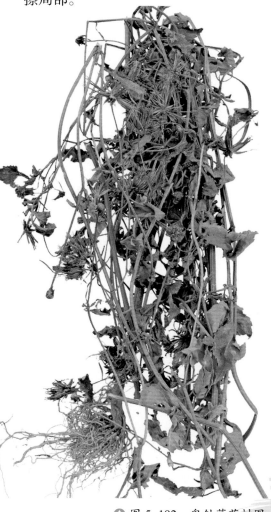

▲ 图5-192 鬼针草药材图

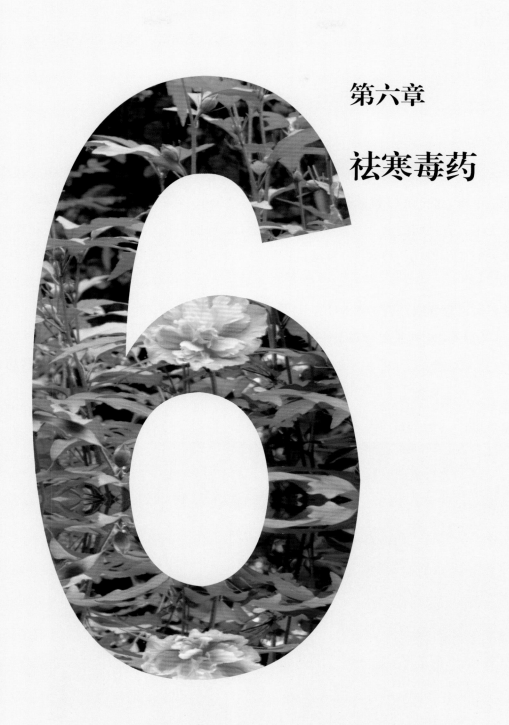

第六章

祛寒毒药

# 八角

Bajiao

Fructus Anisi Stellati

【壮名】Bakgak

【别名】大茴香，大料，八月珠，怀香

【来源】为木兰科植物八角茴香 *Illicium verum* Hook. f. 的果实。

【植物形态】乔木。树皮灰色至红褐色，有不规则裂纹。叶互生或螺旋状排列，革质，椭圆形或椭圆状披针形，长 6～12cm，宽 2～5cm，上面淡绿色，光亮无毛，有透明油点，下面淡绿色，被疏毛；叶柄粗壮。花单生于叶腋，花梗于果熟时先端弯曲；萼片 3，黄绿色；花瓣 6～9，淡红至深红色；雄蕊 15～19，1～2 轮；心皮 8～9，离生，1 轮。蓇葖果星芒状排列呈八角形，红棕色，木质，成熟时沿腹缝线开裂（图 6-1）。

【分布】广西主要分布于桂南、桂西南等地。

【采集加工】采收果实后放在烤笼竹片架上，为防止香气散失，用文火缓烤，

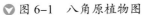 图 6-1　八角原植物图

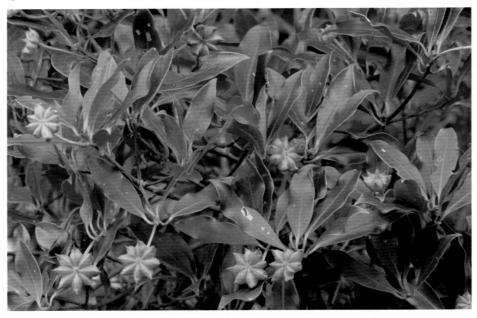

烤 2 天，干透即可。

【药材性状】聚合果多由 8 个蓇葖果聚成，各分果近等大，小艇形，放射状排列于中轴上；蓇葖果长 1 ～ 2cm，高 0.5 ～ 1cm，外表面棕褐色或红褐色，有不规则皱纹，顶端钝或钝尖；果皮较厚，内表面淡棕色，有光泽（图 6-2）。气芳香，味辛、甜。

【性味功用】味辛、甘，性温。祛寒毒，调气止痛。主治呕吐，腹痛，疝气，腰痛，寒湿脚气。

【用法用量】内服：煎汤，3 ～ 6g；或入丸、散。外用：研末调敷。

【精选验方】

1. 呕吐：八角、丁香、柿蒂、白豆蔻各 5g，水煎服。

2. 疝气：八角、吴茱萸、巴戟天、乌药各 6g，水煎服。

3. 腰肌劳损：八角 6g，猪肾 1 副，炖服。

4. 痛经：八角 6g，益母草 30g，与猪肉适量炖服。

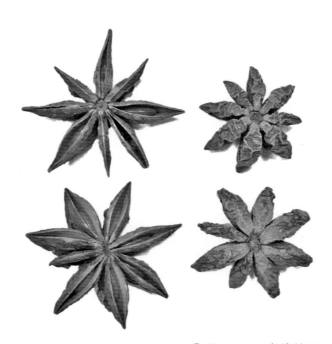

▲ 图 6-2　八角药材图

# 苍耳子

Cang'erzi
Fructus Xanthii

【壮名】Cijndouxbox

【别名】粘粘葵，白痴头婆，狗耳朵草，
苍子棵，青棘子，菜耳

【来源】为菊科植物苍耳 *Xanthium sibiricum* Patr. 的带总苞的果实。

【植物形态】草本。根纺锤状。茎直立不分枝或少有分枝，下部圆柱形，上部有纵沟，被灰白色糙伏毛。叶互生；有长柄；叶片三角状卵形或心形，近全缘，或有 3 ～ 5 不明显浅裂，长 4 ～ 9cm，宽 5 ～ 10cm，基出 3 脉，上面绿色，下面苍白色，被粗糙或短白伏毛。头状花序聚生，单性同株；雄花序球形，总苞片小，1 列，密生柔毛，花托柱状，托片倒披针形，小花管状，先端 5 齿裂，雄蕊 5；雌花序卵形，总苞片 2 ～ 3 列，外列苞片小，内列苞片大，结成囊状卵形、2 室的硬体，外面有倒刺毛，顶有 2 个圆锥状的尖端，小花 2 朵，无花冠，子房在总苞内，每室有 1 朵花，花柱线形，突出在总苞外。成熟的具瘦果的总苞变坚硬，卵形或椭圆形，外面疏生具钩的总苞刺，总苞刺细，基部不增粗；瘦果 2，倒卵形（图 6-3）。

◆ 图 6-3　苍耳子原植物图

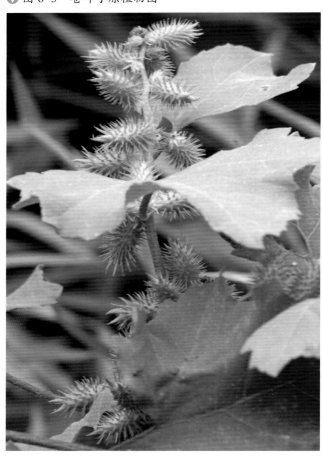

【分布】广西各地有分布。

【采集加工】秋季采收，晒干。

【药材性状】果实纺锤形或椭圆形，长 1～1.5cm，直径 0.4～0.7cm，表面黄棕色或黄绿色，有钩刺；顶端有 2 枚粗刺，基部有梗痕；质硬而韧，横切面中央有纵隔膜 2 室，各有 1 枚瘦果；瘦果纺锤形，一面较平坦，顶端有一突起的花柱基，果皮薄，灰黑色，具纵纹；种皮膜质，浅灰色，子叶 2 枚，有油性（图 6-4）。气微，味微苦。

【性味功用】味苦、甘、辛，性温，小毒。祛寒毒，祛风毒，除湿毒，通鼻窍，止痒。主治鼻渊，风寒头痛，风湿痹痛，风疹，湿疹，疥癣。

【用法用量】内服：煎汤，3～10g；或入丸、散。外用：捣敷，或煎水洗。

【精选验方】

1. 鼻炎：苍耳子 10g，辛夷、薄荷叶各 20g，香白芷 50g，研末，每次 10g，温水调服。

2. 耳鸣：苍耳子 5g（研末），粳米适量，煮粥食。

3. 湿疹：苍耳子 100g（打），苦参、野菊花各 60g，水煎洗患处。

4. 风疹：苍耳花、叶、子等份，研末，每次 10g，温水调服。

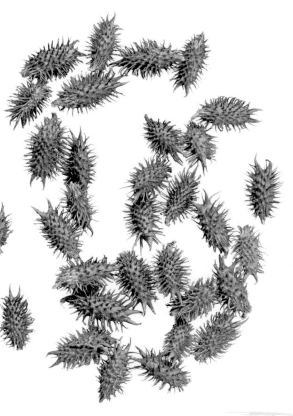

▲ 图 6-4　苍耳子药材图

# 鹅不食草

E' bushicao
Herba Centipedae Minimae

【壮名】Rumsaejgaeq

【别名】食胡荽，野园荽，鸡肠草，鹅不食，地芫荽，满天星

【来源】为菊科植物石胡荽 *Centipeda minima* (L.) A. Br. et Aschers. 的全草。

【植物形态】草本。茎纤细，多分枝，基部匍匐。叶互生，无柄；叶片楔状倒披针形，长 7～20mm，宽 3～5mm；先端钝，边缘有不规则的疏齿。头状花序扁球形，单生于叶腋；总苞片 2 层，椭圆状披针形，绿色，边缘膜质，外层较内层大；花托平坦，无托片，花杂性，淡黄色或浅绿色，全为筒状；外围雌花多层，花冠细，有不明显裂片，中央的花两性，花冠 4 裂。瘦果椭圆形，具 4 棱，边缘有长毛，无冠毛（图 6-5）。

▼ 图 6-5 鹅不食草原植物图

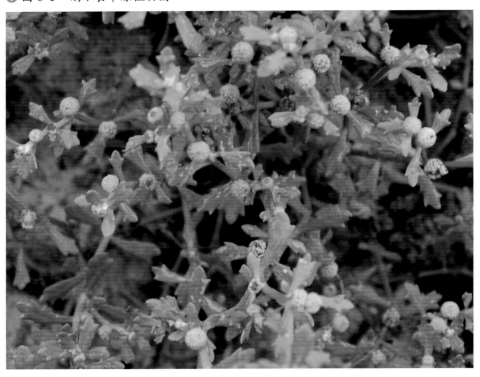

【分布】广西分布于各地。

【采集加工】9 ～ 11 月花开时采收，鲜用或晒干。

【药材性状】本草缠绕成团。须根纤细，淡黄色。茎细，多分枝；质脆，易折断，断面黄白色。叶小，近无柄；叶片多皱缩、破碎，完整者展平后呈匙形，表面灰绿色或棕褐色。头状花序黄色或黄褐色（图 6-6）。气微香，久闻有刺激感，味苦，微辛。

【性味功用】辛，温。祛寒毒，祛风毒，通火路，消肿。主治痧病，头痛，鼻渊，咳嗽，哮喘，喉痹，耳聋，瘴病（疟疾），痢疾，风湿痹痛，跌打损伤，痈疮，疥癣。

【用法用量】内服：煎汤，10 ～ 15g。外用：捣敷，或捣烂塞鼻，或研末塞鼻。

【精选验方】

1. 鼻塞：鹅不食草搓揉，嗅其气。

2. 头痛：鹅不食草、川芎、菊花、藁本各 10g，水煎服。

3. 咽痛：鹅不食草、酢浆草、射干各 10g，贯众 5g，九节风 15g，水煎服。

4. 痢疾：鹅不食草、马齿苋各 10g，水煎服。

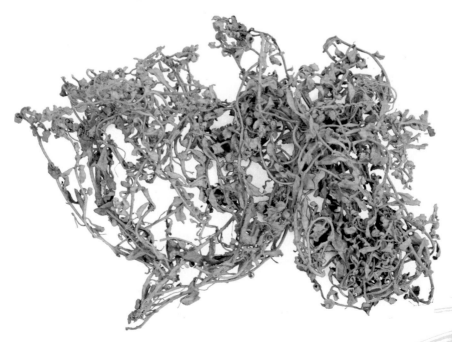

▲ 图 6-6　鹅不食草药材图

# 木姜子

Mujiangzi
Fructus Litseae Mollis

【壮名】Cuenghing

【别名】山胡椒，大木姜，香桂子，
猴香子，生姜材

【来源】为樟科植物木姜子 *Litsea pungens* Hemsl. 的果实。

【植物形态】落叶小乔木。幼枝黄绿色，被灰色柔毛，老枝黑褐色，无毛；顶芽圆锥形，鳞片无毛。叶互生，常聚生于枝顶；叶柄有毛，后变无毛；叶片披针形或倒卵状披针形，长 5～15cm，宽 2.5～5.5cm，先端短尖，基部楔形，上面深绿色，无毛，下面淡绿色，幼时被绢状柔毛，后脱落渐变无毛或沿中脉有稀疏毛。伞形花序腋生；花单性，雌雄异株，每花序有花 8～12 朵，先叶开放；花被裂片 6，倒卵形，外面有稀疏柔毛，黄色；能育雄蕊 9，花丝仅基部有毛；退化雌蕊细小，无毛。果球形，成熟时蓝黑色；有疏毛，先端略增粗（图6-7）。

【分布】广西主要分布于平南、藤县、桂平、邕宁、武鸣、南

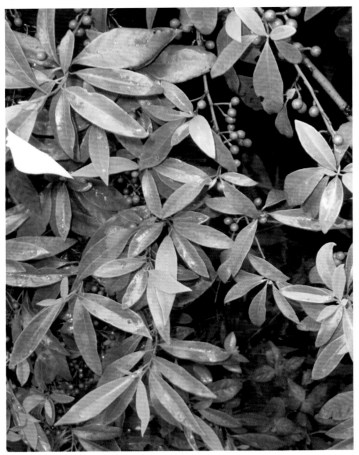

◆ 图 6-7　木姜子原植物图

宁、隆林、凌云等地。

【采集加工】秋季果实成熟时采收，除去杂质，晒干。

【药材性状】果实类团球形，直径4～5mm；外表面黑褐色或棕褐色，有网状皱纹，先端钝圆，基部可见果柄脱落的圆形疤痕，少数残留宿萼及折断的果柄；除去果皮，可见硬脆的果核，表面暗棕褐色，质坚脆，有光泽；外有一隆起纵横纹，破开后，内含种子1粒，胚具子叶2片，黄色，富油性（图6-8）。气芳香，味辛辣，微苦而麻。

【性味功用】味辛、苦，性温。调气止痛，通谷道，散寒毒，消肿。主治胃痛，呕吐，泄泻，食积，痛经，瘴病，风湿痹痛，痈疮。

【用法用量】内服：煎汤，3～10g；研粉每次1～1.5g。外用：捣敷，或研粉调敷。

【精选验方】

1.泄泻：木姜子、万年荞各15g，蜘蛛香30g，刺梨根、天葵根、石菖蒲各9g，水煎服。

2.风湿痹痛：木姜子适量，用水磨汁擦患处。

3.食积：木姜子、山楂、鸡内金、神曲各6g，水煎服。

4.痈疮：木姜子适量，捣烂敷患处。

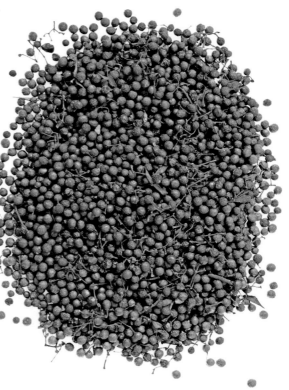

● 图6-8 木姜子药材图

# 肉桂

Rougui
Cortex Cinnamomi

【壮名】Naengigveq
【别名】菌桂，牡桂，桂，大桂，辣桂，玉桂

【来源】为樟科植物肉桂 *Cinnamomum cassia* Presl 的茎皮。

【植物形态】乔木，芳香。树皮灰褐色；枝条被灰黄色短柔毛。叶互生或近对生；叶片长椭圆形，或近披针形，长 8 ～ 34cm，宽 4 ～ 9.5cm，先端尖或短渐尖，基部楔形，边缘内卷，上面绿色，有光泽，无毛，下面淡绿色，疏被黄色短茸毛，离基三出脉，近平行，革质。圆锥花序，花序分枝末端具 3 朵花作聚伞状排列；花白色，花被裂片卵状，先端钝或锐尖；能育雄蕊 9；退化雄蕊 3；子房卵球形。果实椭圆形，显紫色；果托浅杯状，有时略齿裂（图 6-9）。

【分布】广西主要分布于隆安、天等、大新、龙州、防城、博白、玉林、北流、容县、平南、岑溪、灌阳、金秀等地。

◆ 图 6-9　肉桂原植物图

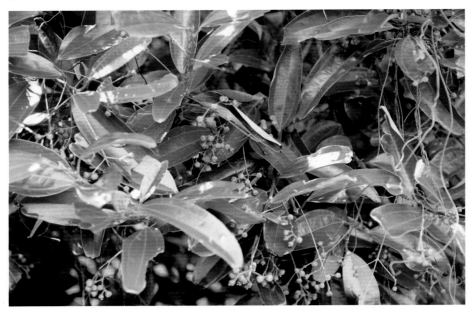

【采集加工】春、秋季节均可剥皮，逐条地从树上剥下来，用地坑焖油法或箩筐外罩薄膜焖制法进行加工。

【药材性状】槽状或卷筒状；外表面灰棕色，稍粗糙，有细皱纹、小裂纹及横向突起的皮孔，有的带有灰白色地衣斑纹；内表面红棕色或暗红棕色，略平滑，有细纵纹，划之有油痕；质硬而脆，易折断；断面外侧棕色，内侧红棕色而油润（图6-10）。气芳香，味甜、微辛辣。

【性味功用】味辛、甘，性热。祛寒毒，通龙路，止痛。主治腰痛，阳痿，遗精，气喘，水肿，纳呆，便溏，风湿痹痛，寒疝疼痛，不孕症，痛经，经闭，产后腹痛。

【用法用量】内服：煎汤，2～5g，不宜久煎；研末，0.5～1.5g；或入丸剂。外用：研末调敷，或浸酒涂擦。

【精选验方】

1.泄泻：肉桂、丁香各50g，共研细末，每次1g，开水冲服；外用少许贴于肚脐。

2.闭经：肉桂、川芎、香附各5g，吴茱萸3g，赤芍15g，水煎服，每日2次。

3.冻疮：肉桂、细辛、羌活、干姜、防风各50g，胡椒20g，苏木80g，当归60g，冰片8g，泡酒涂患处。

4.体虚、遗精、月经不调：肉桂5g，熟地黄15g，山茱萸、川芎、菟丝子、杜仲、当归藤各10g，水煎服。

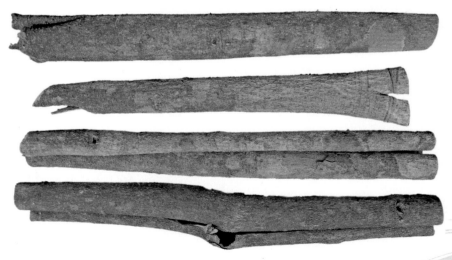

▲ 图6-10 肉桂药材图

# 水半夏

Shuibanxia
Rhizoma Typhonii Flagelliformis

【壮名】Bon'yanaem

【别名】山慈姑，土田七，戟叶半夏

【来源】为天南星科植物鞭檐犁头尖 *Typhonium flagelliforme*（Lood.）Bl. 的块茎。

【植物形态】草本。块茎近圆形，上部周围密生肉质根。叶3～4，叶柄中部以下具宽鞘；叶片戟状长圆形，基部心形或下延，前裂片长5～14cm，宽2～4cm，长圆形或长圆披针形，侧裂片向外水平伸展或下倾，长三角形；侧脉4～5对，其中1对基出。花序柄细；佛焰苞管部绿色，卵圆形，檐部绿色至绿白色，披针形，常伸长卷曲为长鞭状；雌花序卵形；附属器淡黄绿色，具柄；雌花子房倒卵形或近球形；中性花中部以下为棒状，黄色，先端紫色；上部的锥形，淡黄色，下倾并有时内弯；雄花序黄色；雄花的雄蕊2。浆果卵圆形（图6-11）。

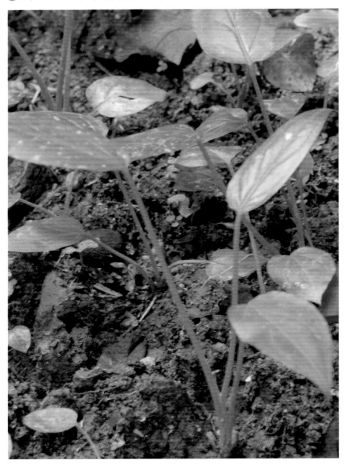

图6-11　水半夏原植物图

【分布】广西主要分布于天等、贵港、平南。

【采集加工】夏季采收，除去须根和叶，洗净，晒干备用。

【药材性状】块茎略呈椭圆形、圆锥形或半圆形，直径 0.5 ～ 1.5cm，高 0.8 ～ 3cm；表面类白色或淡黄色，不平滑，有多数隐约可见的点状根痕；上端类圆形，常有呈偏斜面凸起的叶痕或黄棕色芽痕，有的下端略尖；质坚实，断面白色，粉性（图 6-12）。气微，味辛辣，麻舌而刺喉。

【性味功用】味辛，性温，有毒。祛寒毒，通气道水道，化痰，止血。主治咳嗽，胃痛，痈疮，外伤出血。

【用法用量】内服：煎汤，3 ～ 9g；或入丸、散。外用：捣敷，或研末调敷。

【精选验方】

1. 咳嗽：水半夏、陈皮各 6g，葫芦茶、桑寄生、百部各 15g，水煎服。

2. 胃痛：水半夏 6g，延胡索、茯苓各 15g，古羊藤 12g，佛手、两面针、神曲各 10g，水煎服。

3. 痈疮：水半夏适量，捣烂敷患处。

4. 外伤出血：水半夏适量，捣烂敷伤口并包扎。

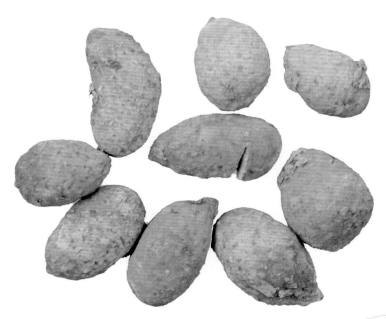

图 6-12　水半夏药材图

# 蒜
## Suan
Bulbus Allii

【壮名】Gosuenq

【别名】胡蒜，葫，独头蒜，独蒜，青蒜

【来源】为百合科植物大蒜 *Allium sativum* Linn. 的鳞茎。

【植物形态】草本，具强烈蒜臭气。鳞茎大形，球状至扁球状，通常由多数肉质、瓣状的小鳞茎紧密地排列而成，外面被数层白色至带紫色的膜质外皮。叶基生；宽条形至条状披针形，扁平，先端长渐尖，基部鞘状。花葶圆柱状，中部以下被叶鞘；总苞具长喙；伞形花序密具珠芽，间有数花；小苞片大，卵形，膜质，具短尖；花常为淡红色；花被片披针形至卵状披针形，内轮的较短，花丝基部合生并与花被片贴生，内轮的基部扩大，扩大部分每侧各具1齿，齿端成长丝状，长超过花被片，外轮的锥形；子房球状；花柱不伸出花被外（图6-13）。

【分布】广西各地均有栽培。

【采集加工】在蒜薹采收后20～30天即可采挖蒜

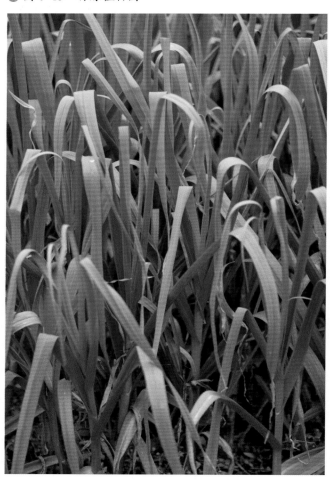

图 6-13　蒜原植物图

头。采收的蒜头，除去残茎及泥土，置通风处晾至外皮干燥。

【药材性状】鳞茎类球形，由 6 ～ 10 个小鳞茎着生在扁平木质鳞茎盘上抱合而成，外包 1 ～ 3 层白色或淡紫红色膜质鳞叶，中央有干缩的花葶残基。小鳞茎瓣长卵圆形，顶端略尖，背面略隆起，外被膜质鳞叶，内为白色肥厚的肉质鳞叶（图 6-14）。气特异，味辛辣。

【性味功用】味辛、甘，性温。祛寒毒，通谷道，解毒杀虫。主治腹痛，痢疾，泄泻，水肿，肺痨，百日咳，瘴病，肠痈，痈疮，疥癣，阴痒。

【用法用量】内服：煎汤，5 ～ 10g；或生食、煨食；或捣烂。外用：捣敷，或作栓，或切片灸。

【精选验方】

1. 百日咳：大蒜 10g，红糖 6g，生姜少许，水煎服。

2. 钩虫：大蒜、榧子（去壳）、使君子各 10g，水煎服。

3. 牛皮癣：独头蒜 1 个，红椒泥 1 块，捣烂，外敷。

4. 阴痒：大蒜 9g，山苦参、蛇床子各 6g，水煎服。

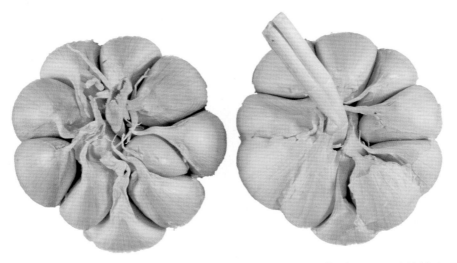

▲ 图 6-14  蒜药材图

# 小茴香

Xiaohuixiang
Fructus Foeniculi

【壮名】Byaekhomj
【别名】大茴香，野茴香，谷茴香，土茴香

【来源】为伞形科植物茴香 *Foeniculum vulgare* Mill. 的果实。

【植物形态】草本，具强烈香气。茎灰绿色或苍白色，表面有细纵沟纹。茎生叶互生；较下部的茎生叶叶柄长，中部或上部叶的叶柄部或全部成鞘状，叶鞘边缘膜质；叶片阔三角形，长约30cm，宽约40cm，四至五回羽状全裂；末回裂片丝状。复伞形花序；无总苞和小总苞；伞辐6～30，小伞形花序有花14～30朵；花小，无萼齿；花瓣黄色，倒卵形或近倒卵形，淡黄色，中部以上向内卷曲，先端微凹；雄蕊5，花丝略长于花瓣；子房下位，2室，花柱基圆锥形，花柱极短。双悬果长圆形，主棱5条，尖锐（图6-15）。

【分布】广西各地有栽培。

【采集加工】8～10月果实呈黄绿色并有淡黑色

◆ 图6-15　小茴香原植物图

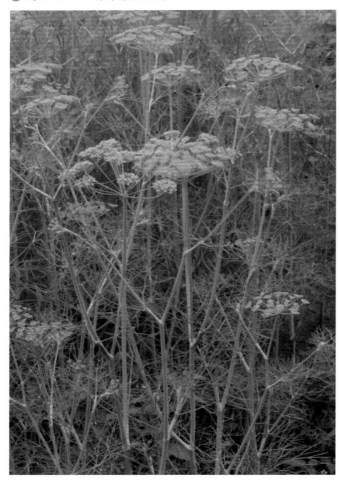

纵线时，选晴天割取地上部分，脱粒，扬净；亦可采摘成熟果实，晒干。

【药材性状】双悬果细圆柱形，两端略尖，有时略弯曲；表面黄绿色至棕色，光滑无毛，顶端有圆锥形黄棕色的花柱基，有时基部有小果柄，分果长椭圆形，背面隆起；有5条纵直棱线，接合面平坦，中央色较深，有纵沟纹；横切面近五角形，背面的四边约等长（图6-16）。气特异而芳香，味微甜而辛。

【性味功用】味辛，性温。调气机，祛寒毒，调谷道，补肾虚，止痛。主治腰痛，腹痛，疝气痛，胁痛，睾丸肿痛，痛经，纳呆，呕吐，泄泻。

【用法用量】内服：煎汤，3～6g；或入丸、散。外用：研末调敷，或炒热温熨。

【精选验方】

1.腰痛：小茴香5g（研末），猪腰1只。将小茴香纳入猪腰中，用湿纸包裹，煨熟，饭前以盐汤、米酒送服。

2.胃痛：小茴香5g，高良姜、乌药、炒香附各10g，水煎服，早晚

温服。

3.闭经：小茴香、肉桂、延胡索、细辛、乳香、没药各适量，用黄酒调成糊状，敷脐部。

4.疝气痛、睾丸肿痛：小茴香、荔枝核、橘核、青皮、陈皮各6g，水煎服。

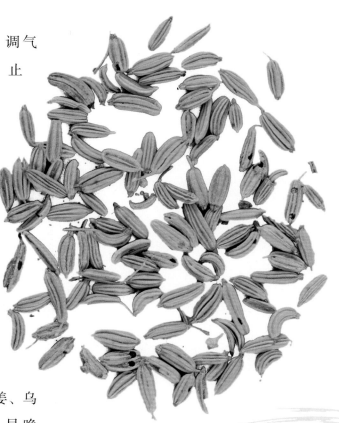

▲ 图6-16  小茴香药材图

# 艳山姜

Yanshanjiang
Semen Alpiniae Zerumberis

【壮名】Faexdaeng

【别名】玉桃，草扣，大良姜，大草蔻，
假砂仁，四川土砂仁，草豆蔻

【来源】为姜科植物艳山姜 *Alpinia zerumbet*（Pers.）Burtt. et Smith 的果实。

【植物形态】草本。叶大，互生；叶片披针形，长 30～60cm，两面均无毛。圆锥花序呈总状花序式，下垂，花序轴紫红色，被茸毛，分枝极短，每一分枝上有花 1～2 朵；小苞片椭圆形，白色，先端粉红色，蕾时包裹住花；小花梗极短；花萼近钟形，白色，先端粉红色，一侧开裂，先端 2 齿裂；花冠管较花萼为短，裂片长圆形，后方的 1 枚较大，乳白色，先端粉红色；侧生退化雄蕊钻状；唇瓣匙状宽卵形，先端皱波状，黄色而有紫红色纹彩；雄蕊长约 2.5cm；子房被金黄色粗毛。蒴果卵圆形，被稀疏的粗毛，具显露的纵向条纹，先端常冠以宿萼，熟时朱红色（图 6-17）。

🔽 图 6-17　艳山姜原植物图

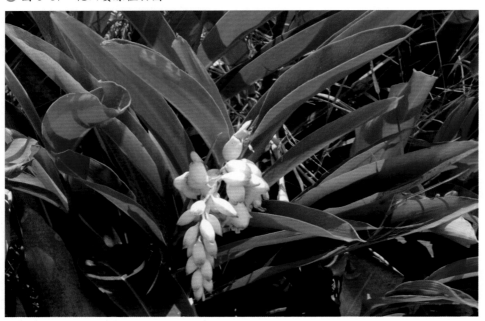

【分布】广西主要分布于那坡、天峨、都安、南宁、博白、岑溪。

【采集加工】果实将熟时采收，烘干。

【药材性状】果实呈球形，两端略尖，长约2cm，直径1.5cm，黄棕色，略有光泽，有10数条隆起的纵棱，顶端具一突起，为花被残基，基部有的具果柄断痕；种子团瓣排列疏松，易散落，假种皮膜质，白色（图6-18）。味淡，略辛。

【性味功用】味辛、涩，性温。祛寒毒，调气机，除湿毒，止疼痛，除瘴毒（截疟）。主治腹痛腹胀，纳呆，呕吐，泄泻，瘴病（疟疾）。

【用法用量】内服：煎汤，3～9g；种子研末，每次5g。外用：鲜根茎捣敷。

【精选验方】

1.胃痛：艳山姜、五灵脂各6g，共研末，每次3g，开水送服。

2.阴疽：艳山姜60g，生姜2片，江南香3g，共捣烂敷患处。

3.疟疾：艳山姜、常山、柴胡各3g，水煎服。

4.呕吐：艳山姜、丁香、柿蒂各6g，水煎服。

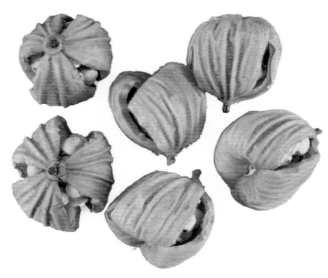

△ 图6-18 艳山姜药材图

# 阴香

Yinxiang
Cortex Cinnamomi Burmannii

【壮名】Yaemyiengbiz

【别名】广东桂皮，小桂皮，山肉桂，
山玉桂

【来源】为樟科植物阴香 *Cinnamomum burmannii*( C. G. et Th. Nees )Bl. 的树皮。

【植物形态】乔木。树皮灰褐色或黑褐色，内皮红色，味似肉桂。叶互生或近对生；叶片革质，卵圆形、长圆形或披针形，长 5.5 ～ 10.5cm，宽 2 ～ 5cm，先端短渐尖，基部宽楔形，全缘，上面绿色，光亮，下面粉绿色，离基三出脉。圆锥花序，密被灰白色微柔毛，少花疏散；花两性，绿白色，花梗被灰白色微柔毛；花被筒倒锥形；花被裂片 6，长圆状卵形，先端锐尖；能育雄蕊 9，第 1、2 轮雄蕊 4 室，内向瓣裂，第 3 轮雄蕊 4 室，外向瓣裂，中部有 1 对圆形腺体；退化雄蕊 3，箭头形，位于最内一轮；子房近球形。果实卵形（图 6–19）。

🔻 图 6–19　阴香原植物图

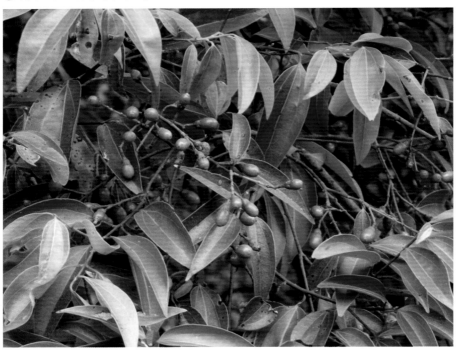

【分布】广西分布于各地。

【采集加工】茎皮夏季剥取，晒干。根秋、冬季采挖，或剥取根皮，洗净泥沙，切段，晒干。

【药材性状】茎皮呈槽状或片状，外表面棕灰色，粗糙；有圆形突起的皮孔和灰白色地衣斑块，有时外皮部分刮去而现凹下的皮孔痕；内表面棕色，平滑；质坚，断面内层呈裂片状（图6-20）。气香，味微甘、涩。

【性味功用】味辛、微甘，性温。祛寒毒，祛风毒，消肿痛，止血。主治胃痛，腹痛，泄泻，纳呆，风湿痹痛，跌打损伤，外伤出血，痈疮。

【用法用量】内服：煎汤，4～9g；或研末服，每次1.5～3g。外用：研末用酒调敷，或浸酒擦。

【精选验方】

1. 胃痛：阴香9g，延胡索3g，水煎服。

2. 风湿痹痛：阴香6g，粗叶榕根30g，水煎服。

3. 跌打损伤：阴香、杨梅树皮各等量，研末，酒调敷伤处。

4. 泄泻：阴香、石榴皮各9g，水煎服。

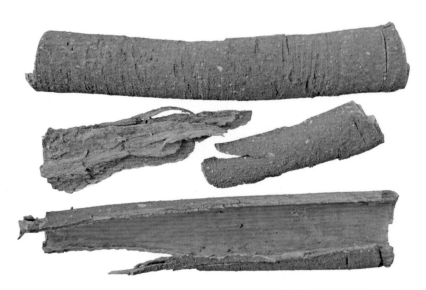

▲图6-20 阴香药材图

# 紫苏

Zisu
Herba Perillae Argutae

【壮名】Cijsuhyez
【别名】野生紫苏，尖紫苏，青叶紫苏，
苏麻，白丝草，红香师草

【来源】为唇形科植物紫苏 *Perilla frutescens*（L.）Britt. var. *acuta*（Thunb.）Kudo. 的全草。

【植物形态】草本，具有特殊芳香。茎紫色、绿紫色或绿色，钝四棱形，被短柔毛。叶对生，紫红色或绿色，被长节毛；叶卵形，长 4.5～7.5cm，宽 2.8～5cm，先端渐尖或突尖，有时呈短尾状，基部圆形或阔楔形，边缘具粗锯齿，有时锯齿较深或浅裂，两面紫色或仅下面紫色，两面被疏柔毛，沿叶脉处较密，叶下面有细油腺点。轮伞花序，花序密被长柔毛；苞片卵形、卵状三角形或披针形，全缘，具缘毛，外面有腺点，边缘膜质；花梗密被柔毛；花萼钟状，外面下部密被长柔毛和有黄色腺点，顶端 5 齿，2 唇，上唇宽大，有 3 齿，下唇有 2 齿；花冠唇形，白色或紫红色，花冠筒内有毛环，外面被柔毛，上唇微凹，下唇 3 裂，裂片近圆形，中裂片较大；雄蕊 4，二强，着生于花冠筒内中部；雌蕊 1，子房 4 裂，花柱基底着生，柱头 2 裂。小坚果较小，土黄色，有网纹（图 6-21）。

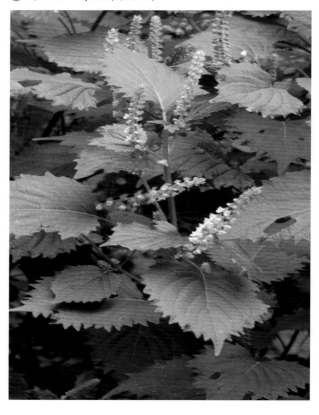

图 6-21　紫苏原植物图

【分布】广西全区各地均有栽培。

【采集加工】夏、秋季割取地上部分，晒干。

【药材性状】茎枝四方形，紫绿色，断面中部有髓。叶片多皱缩卷曲、破碎，完整叶片展平后呈卵形，长4～7cm，宽2.8～5cm；先端长尖或急尖，基部圆形或宽楔形，边缘具圆锯齿，两面绿色、暗绿色或带紫色；叶柄紫色或紫绿色；质脆（图6-22）。气清香，味微辛。

【性味功用】味辛，性温。祛寒毒，通气道，化痰，宽中，安胎，解鱼蟹毒。主治感冒，咳嗽，食积，胸闷，呕吐，腹痛，泄泻，妊娠恶阻，食鱼蟹中毒。

【用法用量】内服：煎汤，3～10g。外用：捣散，研末掺，或煎汤洗。

【精选验方】

1. 痧病：紫苏、马兰根、麦冬各9g，鸭跖草、豆豉各15g，水煎服。

2. 胸闷、呕吐、胎动不安：紫苏茎10g，水煎服。

3. 小儿痢疾：紫苏、路边菊、凤尾草、马齿苋各6g，仙鹤草、马鞭草各9g，水煎服。

4. 乳痈：紫苏煎汤频服，并捣烂敷患处。

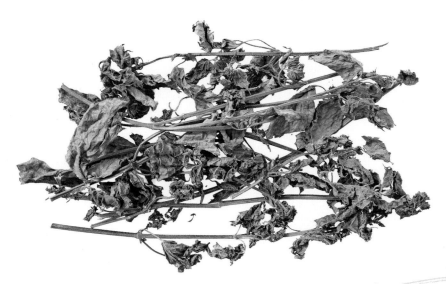

▲图6-22　紫苏药材图

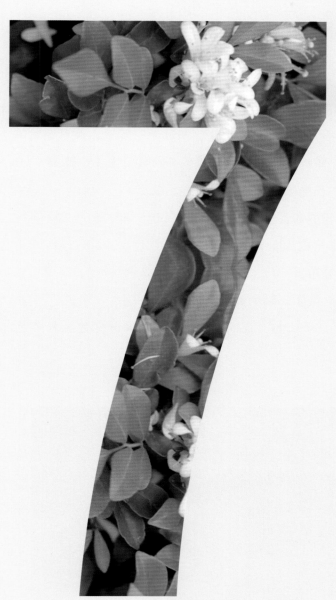

第七章

解瘀毒药

# 大钻
## Dazuan
### Kadsurae coccineae Radix

【壮名】Gaeucuenqhung

【别名】臭饭团，过山龙藤

【来源】为木兰科植物黑老虎 *Kadsura coccinea*（Lem.）A. C. Smith 的根。

【植物形态】常绿攀援灌木。叶互生，长椭圆形至卵状披针形，长 8 ～ 17cm，宽 3 ～ 8cm，先端尖，基部楔形至钝形，全缘，革质，近无毛，侧脉每边 6 ～ 7 条。花红色或黄色带红色，单性，雌雄同株，单生于叶腋；雄花花被 10 ～ 16 片，最外的最小，卵形，最大的长椭圆形至卵状椭圆形，雄蕊 14 ～ 48,2 ～ 5 轮排列；雌花花被与雄花相似，雌蕊群卵形至近球形，心皮 50 ～ 80，5 ～ 7 轮排列。聚合果近球形，熟时红色或黑紫色（图 7-1）。

【分布】广西各地均有分布。

【采集加工】全年可采，洗净，晒干备用。

【药材性状】根圆柱形，略扭曲，直径 1 ～ 4cm；表面深棕色至灰黑色，有

▼ 图 7-1　大钻原植物图

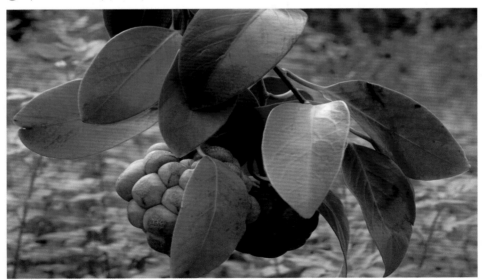

多数纵皱纹及横裂纹，弯曲处裂成横沟；质坚韧，不易折断，断面粗纤维性；栓皮深棕黑色，皮部宽厚，棕色，易剥离，嚼之有生番石榴味；木质部浅棕色，质硬，密布导管小孔（图7-2）。气微香，味微甘，后微辛。

【性味功用】味辛、微苦，性温。散瘀毒，祛风毒，除湿毒，消肿 止痛，通龙路、火路。主治胃痛，风湿麻木，尿路感染，泌尿系结石，肾炎水肿，跌打损伤，痛经，产后瘀血腹痛，疝气，痢疾，霍乱抽筋。

【用法用量】内服：煎汤，9～15g。外用：捣烂敷。

【精选验方】

1.类风湿关节炎：大钻、八角枫、鸡血藤、两面针、青风藤各10g，九龙藤、五指毛桃根、飞龙掌血各15g，水煎服，早晚各1次。

2.痛经：大钻10g，香附、川芎、白芍各15g，甘草6g，水煎服。

3.胃痛：大钻、海螵蛸、煅瓦楞子、木香、陈皮各10g，水煎服，早晚各1次。

4.跌打损伤：大钻适量，捣烂外敷患处。

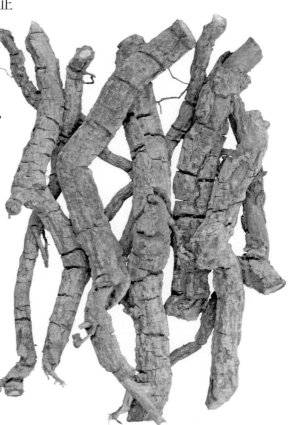

▲图7-2 大钻药材图

# 白及

Baiji
Bletillae Rhizoma

【壮名】Gobwzgiz

【别名】白根，白芨，地螺丝，白鸡儿，白鸡娃，连及草，羊角七

【来源】为兰科植物白及 *Bletilla striata*（Thunb. ex A. Murray）Rchb. f. 的块茎。

【植物形态】草本。假鳞茎扁球形，上面具荸荠似的环带，富黏性。茎粗壮，劲直。叶 4～6 枚，狭长圆形或披针形，长 8～29cm，宽 1.5～4cm，先端渐尖，基部收狭成鞘并抱茎。花序具 3～10 朵花，常不分枝或极罕分枝；花序轴或多或少呈"之"字状曲折；花苞片长圆状披针形，开花时常凋落；花大，紫红色或粉红色；萼片和花瓣近等长，狭长圆形，先端急尖；花瓣较萼片稍宽；唇瓣较萼片和花瓣稍短，倒卵状椭圆形，白色带紫红色，具紫色脉；唇盘上面具 5 条纵褶片，从基部伸至中裂片近顶部，仅在中裂片上面为波状；蕊柱具狭翅，稍弓曲。蒴果圆柱形，两端稍尖，具 6 纵肋（图 7-3）。

◆ 图 7-3　白及原植物图

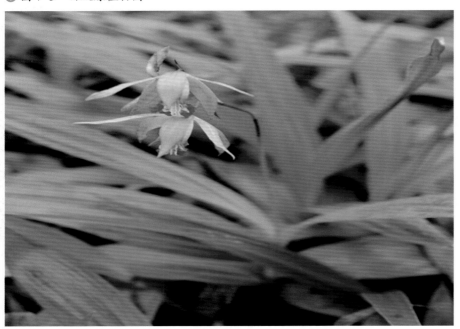

【分布】广西主要分布于融水、桂林、全州、永福、资源、玉林、那坡、凌云、乐业、隆林、环江。

【采集加工】夏、秋二季采挖，除去须根，洗净，置沸水中煮或蒸至无白心，晒至半干，除去外皮，晒干。

【药材性状】块茎呈不规则扁圆形，有2～3个爪状分枝，长1.5～5cm，厚0.5～1.5cm；表面灰白色或黄白色，有数圈同心环节和棕色点状须根痕，上面有凸起的茎痕，下面有连接另一块茎的痕迹；质坚硬，不易折断，断面类白色，角质样（图7-4）。无臭，味苦，嚼之有黏性。

【性味功用】味苦、甘、涩，性微寒。通调龙路，收敛止血，消肿生肌。主治咯血，吐血，衄血，便血，外伤出血，痈疮肿毒，烧烫伤，手足皲裂，肛裂。

【用法用量】内服：煎汤，3～10g；研末，每次1.5～3g。外用：研末撒，或调涂。

【精选验方】

1. 诸内出血证：白及适量，用单味研末，糯米汤调服，早晚各1次。

2. 咯血：白及、枇杷叶、阿胶各10g，水煎服。

3. 手足皲裂：白及适量，研末，麻油调涂，早晚各1次。

4. 水火烫伤：白及粉、煅石膏粉、凡士林适量，调膏外用，早晚各1次。

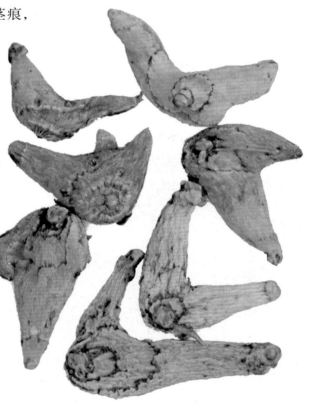

▲ 图7-4 白及药材图

# 当归藤

Dangguiteng
Heaba Embeliae parviflorae

【壮名】Gaeudanghgveih

【别名】小花酸藤子，小花酸子藤，
小花藤子，筛箕强

【来源】为紫金牛科植物当归藤 *Embelia parviflora* Wall. 的地上部分。

【植物形态】攀援灌木或藤本。老枝具皮孔，小枝通常二列，密被锈色长柔毛，略具腺点或星状毛。叶二列，叶片坚纸质，卵形，顶端钝或圆形，基部广钝或近圆形，长 1 ～ 2cm，宽 0.6 ～ 1cm，全缘，多少具缘毛，叶面仅下凹的中脉被柔毛，背面中脉隆起，被锈色长柔毛或鳞片，近顶端具疏腺点；叶柄被长柔毛。亚伞形花序或聚伞花序，腋生，通常下弯藏于叶下，被锈色长柔毛，花梗被锈色长柔毛；小苞片披针形至钻形，外面被疏微柔毛；花 5 数，萼片卵形或近三角形，急尖，顶端多少具腺点，具缘毛；花瓣白色或粉红色，卵形、长圆状椭圆形或长圆形，顶端微凹，近顶端具腺点，边缘和里面密被微柔毛；雄蕊在雌花中退化；雌蕊在雌花中与花瓣等长，子房卵形。果球形，暗红色，宿存萼反卷（图 7-5）。

▼ 图 7-5 　当归藤原植物图

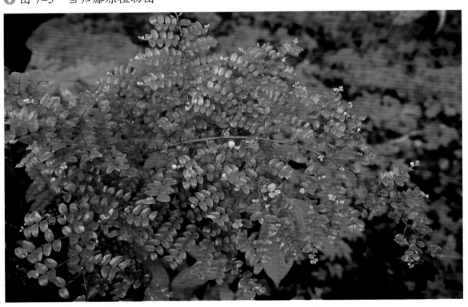

【分布】广西主要分布于德保、靖西、那坡、隆林、龙州。

【采集加工】全年可采，切段，晒干。

【药材性状】茎圆柱形，直径3～10mm，表面灰褐色，上有白色皮孔；质硬，折断面不平坦，黄白色。嫩枝密被锈色柔毛。叶片多皱缩破碎，展开后呈卵形，长10～15mm，宽5～7mm，全缘，上表面褐色，下表面棕褐色，密被小凹点，中脉被短柔毛。可见伞形或聚伞花序（图7-6）。气香，味微苦、涩。

【性味功用】味苦、涩，性平。补血调经，通谷道、水道，祛湿毒，强腰膝。主治贫血，闭经，月经不调，白带，腰腿痛。

【用法用量】内服：煎汤，15～30g。外用：鲜品适量，捣烂敷患处。

【精选验方】

1.排卵障碍性不孕症：当归藤、五指毛桃、黄花倒水莲、土人参、菟丝子、龟甲胶、巴戟天各15g，熟地黄、枸杞子、覆盆子、紫石英、炙甘草各10g，水煎服。

2.骨折：当归藤、车前草、锅铲叶适量，捣烂敷患部，隔日换药1次。

3.产后缺乳：当归藤、五指毛桃、牛大力、番木瓜、麦冬、炮山甲、土党参各30g，路路通、王不留行、炙甘草各10g，水煎服。

4.腰腿痛：当归藤鲜品适量，捣烂敷患处。

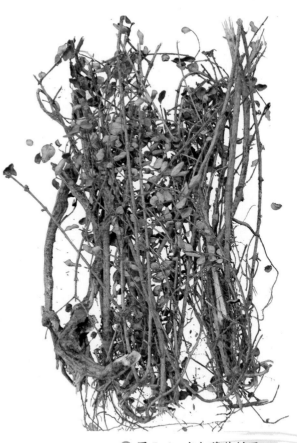

▲ 图7-6 当归藤药材图

# 鸡血藤

Jixueteng
Spatholobi Caulis

【壮名】Geaulwedgaeq

【别名】血风藤，九层风，红藤，活血藤，
大血藤，过岗龙，五层血

【来源】为豆科植物密花豆 *Spatholobus suberectus* Dunn 的藤茎。

【植物形态】木质藤本。老茎砍断时可见数圈偏心环，鸡血状汁液从环处渗出。三出复叶互生；顶生小叶阔椭圆形，长 12 ～ 20cm，宽 7 ～ 15cm，先端锐尖，基部圆形或近心形，上面疏被短硬毛，背面脉间具黄色短髯毛，侧生小叶基部偏斜；小托叶针状。圆锥花序腋生，大型，花多而密，花序轴、花梗被黄色柔毛；花萼肉质筒状，5 齿，上面 2 齿合生，两面具黄色柔毛；花冠白色，肉质，旗瓣近圆形，具爪，翼瓣与龙骨瓣具爪及耳；雄蕊 10，2 组，花药 5 大 5 小；子房具白色硬毛。荚果舌形，有黄色柔毛；种子 1 颗，生荚果先端（图 7-8）。

【分布】广西主要分布于防城、上思、北流、凌云、田林。

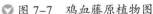

图 7-7　鸡血藤原植物图

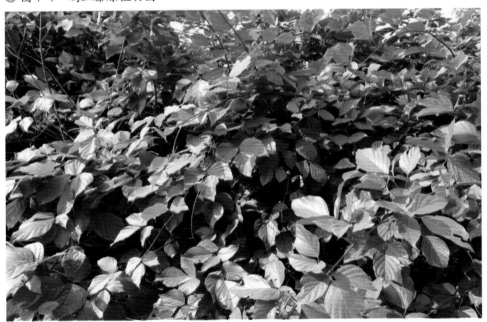

【采集加工】秋季采收茎藤，除去枝叶，锯成段，晒干；或鲜时切片，晒干。

【药材性状】藤茎呈扁圆柱形，稍弯曲，直径2～7cm；表面灰棕色，有时可见灰白色斑，栓皮脱落处显红棕色，有明显的纵沟及小点状皮孔；质坚硬，难折断，断面皮部有树脂状分泌物，呈红棕色至黑棕色，并与木部相间排列成3～10个偏心性半圆形或圆形环；髓小，偏于一侧（图7-9）。气微，味涩。

【性味功用】味苦、甘，性温。活血补血，除湿毒，调龙路、火路。主治贫血，月经不调，风湿痹痛，四肢麻木，关节疼痛。

【用法用量】内服：煎汤，9～15g。

【精选验方】

1.月经不调：鸡血藤、当归、川芎、香附、白芍各15g，水煎服，早晚各1次。

2.风湿痹痛：鸡血藤、独活、威灵仙、桑寄生、防风、秦艽各10g，水煎服，早晚各1次。

3.麻木瘫痪：鸡血藤、黄芪、丹参、地龙各20g，水煎服，早晚各1次。

4.血虚萎黄：鸡血藤、黄芪、当归各10g，乌鸡300g，炖服。

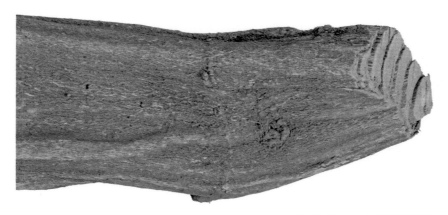

▲ 图7-8 鸡血藤药材图

# 姜黄

Jianghuang
Curcumae Longae Rhizoma

【壮名】Hinghenj

【别名】宝鼎香，黄姜，毛姜黄，黄丝郁金

【来源】为姜科植物姜黄 *Curcuma longa* L. 的根茎。

【植物形态】草本。根茎发达，成丛，分枝呈椭圆形或圆柱状，橙黄色，极香；根粗壮，末端膨大成块根。叶基生，5～7片，2列；叶片长圆形或窄椭圆形，长 20～50cm，宽 5～15cm，先端渐尖，基部楔形，下延至叶柄，上面黄绿色，下面浅绿色。花葶由叶鞘中抽出，穗状花序圆柱状；上部无花的苞片粉红色或淡红紫色，长椭圆形，中下部有花的苞片嫩绿色或绿白色，卵形至近圆形；萼筒绿白色，具3齿；花冠管漏斗形，淡黄色，喉部密生柔毛，裂片3；能育雄蕊1，花丝短而扁平，花药长圆形，基部有距；子房下位，外被柔毛；花柱细长，基部有2个棒状腺体，柱头稍膨大，略呈唇形（图7–9）。

🔻 图 7-9　姜黄原植物图

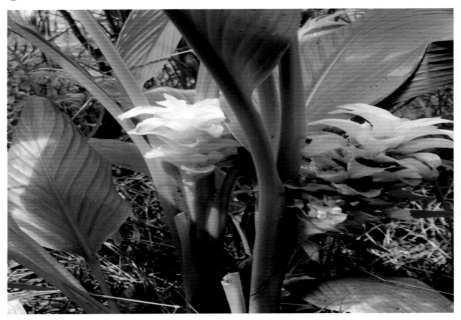

【分布】广西主要分布于容县、龙州。

【采集加工】将根茎挖出后，洗净泥沙，煮或蒸至透心，晒干，撞去根及外皮再晒干。

【药材性状】根茎呈不规则卵圆形、圆柱形或纺锤形，常弯曲，直径1.5～3cm；表面深黄色、粗糙，有皱缩纹理和明显环节，并有圆形分枝痕及须根痕；质坚实，不易折断，断面棕黄色至金黄色，角质样，有蜡样光泽，有明显环纹及点状维管束散在（图7-10）。气香特异，味苦、辛。

【性味功用】味辛、苦，性温。破血行气，通经止痛。主治血瘀气滞诸证，胸腹胁痛，妇女痛经、闭经、产后瘀滞腹痛，风湿痹痛，跌打损伤，痈肿。

【用法用量】内服：煎汤，3～10g；或入丸、散。外用：研末调敷。

【精选验方】

1.胸胁痛：姜黄、枳壳各10g，桂心、炙甘草各6g，水煎服。

2.闭经：姜黄、当归、川芎、红花各9g，水煎服。

3.产后关节痛：姜黄、白花丹、独活各5g，南蛇藤、苏木、土牛膝各10g，走马胎、大驳骨、红接骨草、桂枝、海风藤、半枫荷各20g，水煎服。

4.跌打损伤，瘀肿疼痛：姜黄、苏木、乳香、没药适量，捣敷患处。

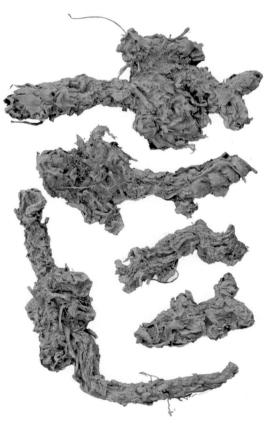

▲图7-10 姜黄药材图

379

# 九里香

Jiulixiang
Folium Et Cacumen Murrayae

【壮名】Go'ndukmax
【别名】满山香，五里香，过山香，
千只眼，千枝叶，臭千只眼

【来源】为芸香科植物九里香 *Murraya paniculata*（L.）Jack. 的枝叶。

【植物形态】灌木或小乔木。树皮苍灰色，分枝甚多，光滑无毛。奇数羽状复叶互生；小叶 3 ～ 9 枚，卵形、倒卵形至近菱形，长 2 ～ 8cm，宽 1 ～ 3cm，先端钝或钝渐尖，有时微凹，基部宽楔形或近圆形，全缘，上面深绿色光亮，下面青绿色，密生腺点，中脉凸出，均无毛，纸质或厚纸质。三至数花的聚伞花序，顶生或腋生，花轴近于无毛；花大，极芳香；萼片 5，三角形，宿存；花瓣 5，白色，倒披针形或狭长圆形，有透明腺点；雄蕊 8 ～ 10，长短相间；子房上位，2 室，柱头极增广。浆果米红色，球形或卵形，先端尖锐；有种子 1 ～ 2 颗，种皮具绵毛（图 7-11）。

◆ 图 7-11 九里香原植物图

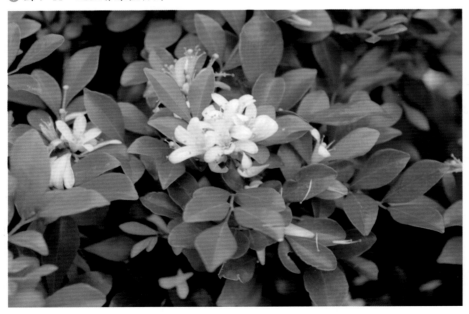

【分布】广西各地均有分布。

【采集加工】生长旺盛期采叶，成年植株每年采收枝叶 1 ～ 2 次，晒干。

【药材性状】嫩枝呈圆柱形，直径 1 ～ 4mm，表面深绿色；质韧，不易折断，断面不平坦。羽状复叶，小叶片多卷缩，完整者卵形或近菱形，长 2 ～ 7cm，宽 1 ～ 3cm，最宽处在中部以下；黄绿色，上表面有透明腺点；质脆；有的带有顶生或腋生的聚伞花序（图 7-12）。气香，味苦、辛，有麻舌感。

【性味功用】味辛、微苦，性温，有小毒。活血散瘀，行气止痛，祛风毒，除湿毒，麻醉镇痛。主治胃脘疼痛，脘腹疼痛，牙痛，跌扑肿痛，疮痈肿毒，蛇虫咬伤。

【用法用量】内服：煎汤，6 ～ 12g；或入散剂；或浸酒。外用：捣敷，或煎水洗。

【精选验方】

1.溃疡病：九里香叶、两面针各 6g，干姜、甘草各 3g，海螵蛸 8g。共研细末，每次 3g，温开水送服，每日 3 次。

2.胃痛：九里香叶 9g，煅瓦楞子 30g。共研末，每服 3g，每日 3 次。

3.骨折、痈肿：九里香鲜叶或根适量，捣烂，加鸡蛋清调敷患处。

4.湿疹：九里香鲜茎、枝叶适量，水煎汤，擦洗患处。

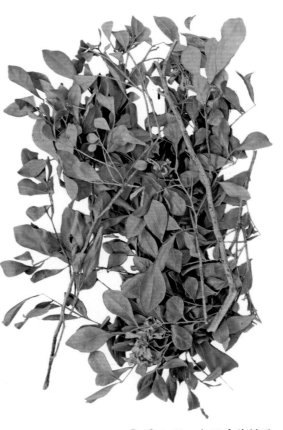

▲ 图 7-12　九里香药材图

# 九龙藤

Jiulongteng
Caulis Bauhiniae

【壮名】Gaeu'enq

【别名】过岗龙，过江龙，羊蹄风，子燕藤，双木蟹，五花血藤，马脚藤

【来源】为豆科植物龙须藤 *Bauhinia championii*（Benth.）Benth. 的茎。

【植物形态】木质藤本。有卷须，嫩枝和花序被紧贴的小柔毛。叶互生，叶柄纤细，略被毛；叶片纸质，卵形或心形，长 3～10cm，宽 2.5～6.5cm，先端锐渐尖，微凹或二裂以至不裂，基部截形，下面被紧贴的短柔毛，干时粉白褐色；基出脉 5～7 条。花两性，总状花序狭长，腋生，有时与叶对生或数个聚生于枝顶而成复总状花序，苞片与小苞片小，锥尖；花托漏斗形；萼杯状，裂片 5，披针形；花瓣 5，白色，具瓣柄，瓣片匙形，外面中部疏被丝毛；能育雄蕊 3，退化雄蕊 2；子房具短柄。荚果倒卵状长圆形或带状，扁平，无毛，果瓣革质。种子 2～5 颗，圆形，扁平（图 7–13）。

◆ 图 7–13　九龙藤原植物图

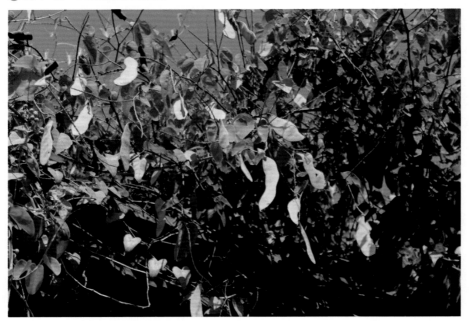

【分布】广西各地均有分布。

【采集加工】全年均可采，砍取茎干，切片，鲜用或晒干。

【药材性状】茎圆柱形，稍扭曲，表面粗糙，灰棕色或灰褐色，具不规则皱沟纹，直径1～2.2cm；质坚实，难折断，切断面皮部棕红色，木部浅棕色，有2～4圈深棕红色环纹，习称"鸡眼圈纹"，针孔状导管细而密（图7-14）。气无，味微涩。

【性味功用】味苦、涩，性平。行气活血，祛风毒，除湿毒。主治风湿痹痛，跌打损伤，偏瘫，胃脘痛，疳积，痢疾。

【用法用量】内服：煎汤，9～15g，宜久煎，鲜品用量加倍；或浸酒。外用：浸酒擦。

【精选验方】

1. 风湿痹痛：九龙藤、牛膝、当归、大钻、千斤拔各15g，水煎服。

2. 胃痛：九龙藤、两面针各20g，水煎服。

3. 腰腿痛：九龙藤300g，浸酒，外擦患处。

4. 盆腔瘀血综合征：九龙藤、茯苓、薏苡仁、土人参、延胡索、川芎各3g，苏木、香附、炙甘草各2g，丹参、白芍、扶芳藤各5g，水煎服。

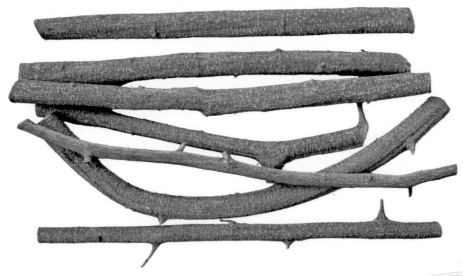

▲ 图7-14　九龙藤药材图

# 宽筋藤

Kuanjinteng
Caulis Tinosporae Sinensis

【壮名】Ganeusongx
【别名】无地生须，伸筋藤，青筋藤，
青宽筋藤，软筋藤，松筋藤，
大接筋藤

【来源】为防己科植物中华青牛胆 *Tinospora sinensis*（Lour.）Merr. 的藤茎。

【植物形态】落叶藤本。老茎肥壮，表皮褐色，膜质，有光泽，散生瘤突状皮孔，叶痕明显；嫩枝绿色，有条纹，被柔毛。叶膜质或纸质；叶柄被柔毛；叶片阔卵状圆形，长 7～15cm，宽 5～14cm，先端急尖，具尖头，基部浅心形至深心形，弯缺有时很宽，两面被短柔毛，下面甚密，掌状脉 5 条。总状花序先叶抽出，单生或簇生叶腋；花单性异株，淡绿色；雄花萼片 6，外轮 3 片小；内轮的阔卵形；花瓣 6，有爪；雄蕊 6；雌花心皮 3。核果红色，近球形，内果皮卵状半球形，有明显的背肋和许多小瘤状突起（图 7-15）。

◆ 图 7-15　宽筋藤原植物图

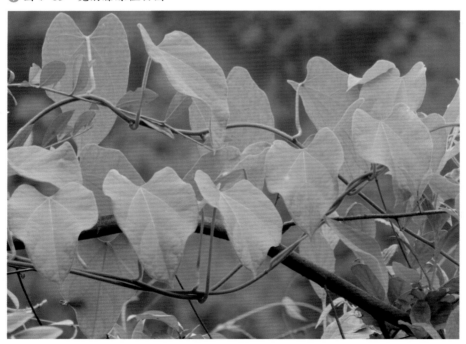

【分布】广西主要分布于桂南。

【采集加工】全年可采，洗净切碎，晒干。

【药材性状】藤茎圆柱形，略扭曲，长短不一，粗 5～20mm；栓皮外表呈黄绿色，较光滑或具皱纹，有明显的皮孔及叶痕；质硬，可折断，断面灰白色，木部呈放射状纹理，可见众多的细小圆孔；剖开时，向一方扭曲，木部从射线部分分裂，呈折纸扇的扇骨状张开样（图 7-16）。气微，味微苦。

【性味功用】味微苦，性凉。通龙路、火路，祛风毒，除湿毒，舒筋活血。主治风湿骨痛，腰肌劳损，无名肿毒，跌打损伤，外伤出血，肝热目赤肿痛。

【用法用量】内服：煎汤，10～30g。外用：鲜品适量，捣敷。

【精选验方】

1.风湿骨痛：宽筋藤、诃子肉各100g，蒂达 50g，余甘子 80g（去核），毛诃子 70g，共研成粗粉，过筛混匀，每次 3～5g，每日 2～3 次，水煎服。

2.感冒：宽筋藤 125g，藏木香、诃子、毛诃子、余甘子各 100g，悬钩子 200g，山奈 35g，共研成粗粉，过筛混匀，每次 3～5g，每日 2 次，水煎服。

3.高血压病引起的头痛、麻木等：宽筋藤、茜草、藏木香各 100g，降香150g，藏紫草 120g，悬钩子 200g，山奈 60g，共研成粗粉，过筛混匀，每次 2～2.5g，每日 2～3 次，水煎服。

4.跌打损伤：宽筋藤适量，捣烂敷患处，早晚各 1 次。

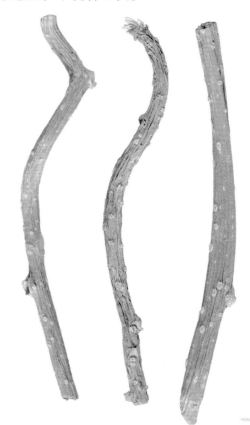

▲ 图 7-16 宽筋藤药材图

# 血风藤

Xuefengteng
Ventilago Leiocarpae Radix Et Caulis

【壮名】Gaeulwedrumz

【别名】扁果藤，光果翼核果，光果翼核
木，光果翼核藤，红蛇根，九重皮

【来源】为鼠李科植物翼核果 *Ventilago leiocarpa* Benth. 的根。

【植物形态】藤状灌木。幼枝被短柔毛，小枝褐色，有条纹。叶薄革质，卵状矩圆形或卵状椭圆形，长 4 ~ 8cm，宽 1.5 ~ 3.2cm，顶端渐尖或短渐尖，稀锐尖，基部圆形或近圆形，边缘近全缘，有不明显的疏细锯齿。花小，两性，5基数，单生或二至数个簇生于叶腋，少有排成顶生聚伞总状或聚伞圆锥花序；萼片三角形；花瓣倒卵形，顶端微凹，雄蕊略短于花瓣；花盘厚，五边形；子房球形，全部藏于花盘内，2室，每室具 1 个胚珠，花柱 2 浅裂或半裂。核果长 3 ~ 5cm，核直径 4 ~ 5mm，翅宽 7 ~ 9mm，顶端钝圆，有小尖头，基部1/4 ~ 1/3 为宿存的萼筒包围，1室，具 1 颗种子（图 7-17）。

▼ 图 7-17　血风藤原植物图

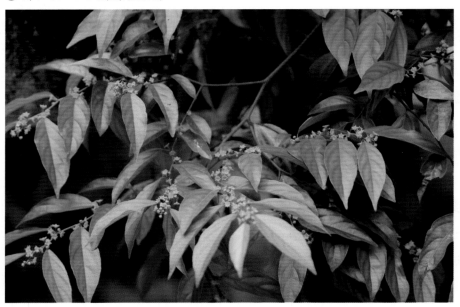

【分布】广西主要分布于南宁、武鸣、梧州、苍梧、上思、金秀、扶绥、宁明、龙州。

【采集加工】全年可采收，洗净，切片或段，晒干。

【药材性状】根圆柱形，稍弯曲，极少分枝，直径2～7cm，外皮红棕色，呈不规则鳞片状，易剥落；体轻，质硬，断面淡黄色，略呈纤维性，形成层环明显，射线放射状，木部可见数个同心环，导管针孔状（图7-18）。气微，味苦、微涩。

【性味功用】味甘，性温。补气血，强筋骨，祛风毒，除湿毒，通龙路、火路。主治气血虚弱，月经不调，血虚经闭，风湿疼痛，跌打损伤，腰肌劳损，四肢麻木。

【用法用量】内服：煎汤，15～20g。

【精选验方】

1. 腰肌劳损：血风藤15g，杜仲18g，炖猪脊骨食用。

2. 跌打损伤：血风藤15g，当归12g，川芎10g，水煎服。

3. 阳痿：血风藤、牛大力、金樱子、菟丝子、黄花倒水莲、车前子、灯心草各20g，水煎服。

4. 月经不调：血风藤15g，鸡血藤、当归、香附、川芎、白芍、生地黄各10g，水煎服。

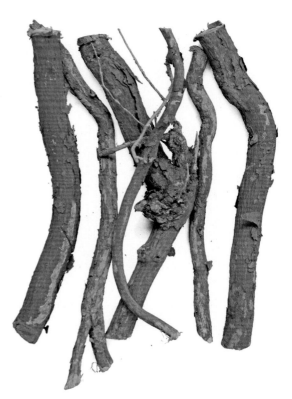

▲ 图7-18　血风藤药材图

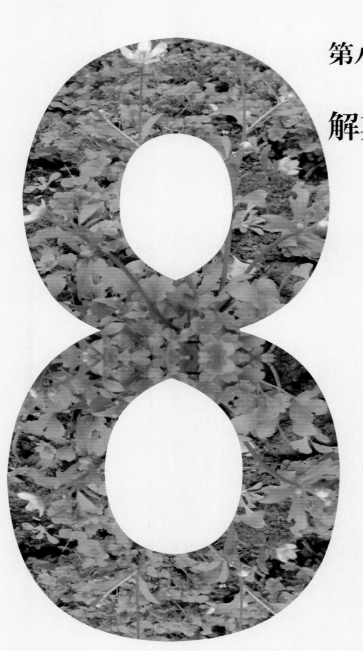

第八章

解其他毒药

# 甘蔗

Ganzhe

Culmus Sacchari Sinensis

【壮名】Oij

【别名】薯蔗，干蔗，接肠草，竿蔗，糖梗

【来源】为禾本科植物甘蔗 *Saccharum sinensis* Roxb. 的茎秆。

【植物形态】多年生草本。秆绿色或棕红色，秆在花序以下有白色丝状毛。叶鞘长于节间，无毛，仅鞘口有毛；叶舌膜质，截平；叶片扁平，两面无毛，具白色肥厚的主脉，长 40 ～ 80cm，宽约 20mm。花序大型，主轴具白色丝状毛；穗轴节间长 7 ～ 12mm，边缘疏生长纤毛；无柄小穗披针形，基盘有长于小穗 2 ～ 3 倍的丝状毛；颖的上部膜质，边缘有小纤毛，第 1 颖先端稍钝，具 2 脊，4 脉，第 2 颖舟形，具 3 脉，先端锐尖；第 1 外稃长圆状披针形，有 1 脉，先端尖。第 2 外稃狭窄成线形，第 2 内稃披针形。有柄小穗和无柄小穗相似；小穗柄无毛，先端稍膨大（图 8-1）。

◇ 图 8-1　甘蔗原植物图

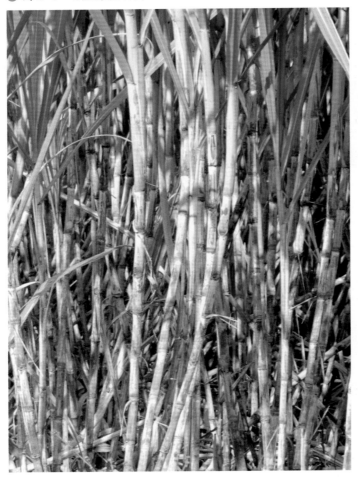

【分布】广西各地广为栽培。

【采集加工】冬季采收，除去叶片，切片晒干或鲜用。

【药材性状】茎秆多呈圆柱形，直径 2～4cm，表面黄褐色或红黑色，有白色蜡被，纵向皱缩成棱，节明显，秆环黑色，节上可见干枯的芽；质硬，不易折断（图 8-2）。气微，味甜。

【性味功用】味甘，性寒。清热毒，生津。用于烦热，消渴，咳嗽，呕吐，大便燥结。

【用法用量】内服：煎汤，30～90g；或榨汁饮。外用：适量捣敷。

【精选验方】

1.解酒：甘蔗汁 50mL，鲜萝卜汁 30mL，冷饮服。

2.呕吐：甘蔗汁 50mL，生姜汁 2mL，冷饮服。

3.咳嗽：甘蔗汁 50mL，粟米 50g，煮粥服。

4.消渴：甘蔗汁 100mL，冷饮服。

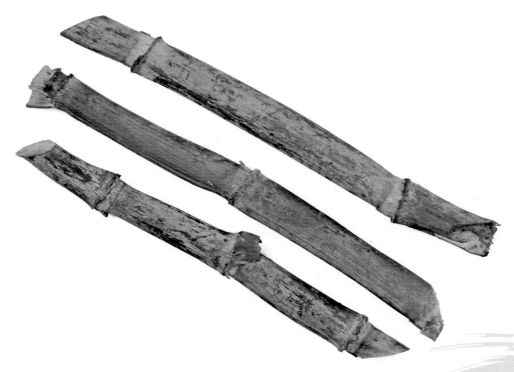

🔺 图 8-2　甘蔗药材图

# 岗松

Gangsong
Herba Baeckeae Frutescentis

【壮名】Nyasaujbaet

【别名】观音扫，长松，沙松，扫把枝，
松毛枝，鸡儿松

【来源】为桃金娘科植物岗松 *Baeckea frutescens* L. 的枝叶。

【植物形态】灌木或小乔木。嫩枝纤细。叶小，对生；叶片狭线形或线形，长
5～10mm，宽约 1mm，先端尖，上面有沟，下面突起，有透明油腺点；中脉 1
条，无侧脉。花小，白色，单生于叶腋；苞片早落；萼管钟状，萼齿 5，三角形；
花瓣 5，圆形，基部狭窄成短柄；雄蕊 10 枚或稍少，成对与萼齿对生；子房下
位，3 室，花柱短，宿存。蒴果小（图 8-3）。

【分布】广西主要分布于南宁、武鸣、博白、北流、贵港、岑溪、苍梧。

【采集加工】夏、秋季收割洗净，晒干。

▼ 图 8-3　岗松原植物图

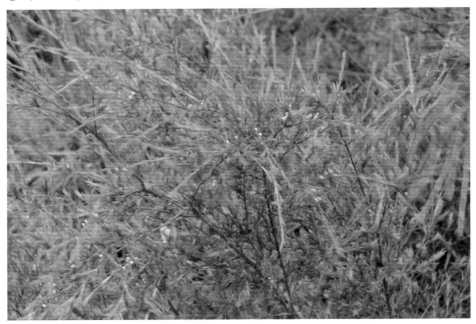

【药材性状】为附有少量短嫩枝的叶。叶线形或线状锥形，黄绿色，无毛，长 5 ～ 10mm，宽约 1mm，全缘，先端尖，基部渐狭，叶面有槽，背面凸起，侧脉不明显，具透明的油点，无柄或具短柄（图 8-4）。气微香，味苦、涩。

【性味功用】味苦、辛，性凉。清热毒，除湿毒，调水道。主治风湿痹痛，跌打瘀肿，肝硬化，小便不利，阴痒，脚气，湿疹，皮肤瘙痒，疥癣，水火烫伤，虫蛇咬伤。

【用法用量】内服：煎汤，10 ～ 30g。外用：捣敷，或煎汤洗。

【精选验方】

1. 跌打肿痛：岗松叶 18g，捣烂冲开水绞汁，过滤，加白糖适量，顿服。

2. 泄泻：岗松叶适量，石榴皮 5g，研末，每次 5g，每日 3 次口服。

3. 小便不利：岗松、车前草、金钱草、泽泻各 15g，水煎服。

4. 湿疹：岗松适量，煎水熏洗患处。

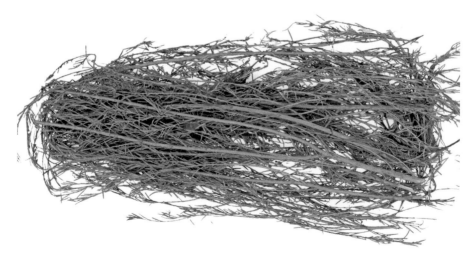

▲ 图 8-4　岗松药材图

# 猫爪草

Maozhaocao
Radix Ranunculi Ternati

【壮名】Nyacaijmeuz

【别名】三散草

【来源】为毛茛科植物小毛茛 *Ranunculus ternatus* Thunb. 的块根。

【植物形态】草本。块根数个簇生，肉质，近纺锤形或近球形。茎铺散，疏生短柔毛，后脱落无毛。基生叶丛生，有长柄；叶片形状多变，单叶 3 浅裂或 3 出复叶，片长 0.5～1.7cm，宽 0.5～1.5cm，小叶或一回裂片浅裂成条形裂片；茎生叶较小，细裂。花序具少数花；花两性，萼片 5，椭圆形，外面疏被柔毛；花瓣 5，亮黄色，倒卵形，基部有爪；蜜槽棱形；雄蕊多数；花托无毛；心皮多数。瘦果卵球形，边缘有纵肋（图8-5）。

【分布】广西主要分布于融安、临桂、桂林、灵川、兴安、恭城、阳朔、容县。

【采集加工】夏、秋季均可采收，洗净，晒干。

【药材性状】块根呈纺

▼ 图 8-5　猫爪草原植物图

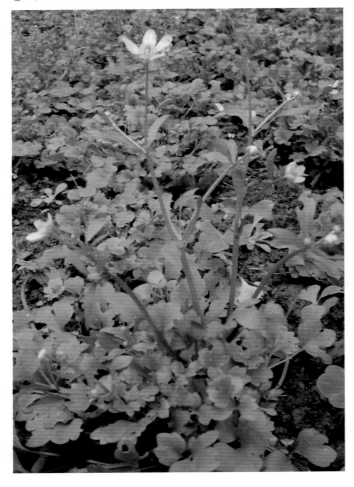

锤形，多5～6个簇生，形成猫爪状，顶端有黄褐色残茎或茎痕；表面黄褐色或灰黄色，久存色泽变深，微有纵皱纹，并有点状须根痕和残留须根；质坚实，断面类白色或黄白色，空心或实心，粉性（图8-6）。气微，味微甘。

【性味功用】味甘、辛，性平。清热毒，通龙路，化痰散结。主治瘰疬，结核，咽炎，痈疮，蛇咬伤，瘴病（疟疾），头痛，牙痛。

【用法用量】内服：煎汤，15～30g。外用：研末敷。

【精选验方】

1. 肺结核：猫爪草30g，水煎服。

2. 瘰疬：猫爪草、夏枯草各15g，天冬、麦冬、百部各6g，皂角9g，水煎服。

3. 甲状腺囊肿：猫爪草30g，丹参、夏枯草、栗毛球各20g，莪术、三棱、浙贝母、牡蛎各15g，甘草6g，水煎服。

4. 带下：猫爪草、当归、泽泻、黄柏、苏木、泽兰各15g，土茯苓20g，丹参5g，甘草6g，水煎服。

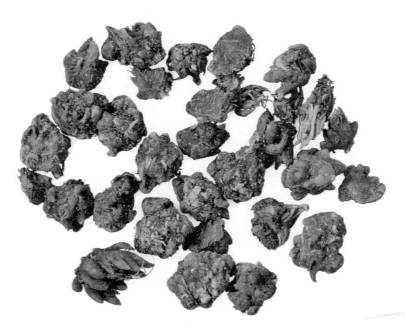

图8-6 猫爪草药材图

# 七叶一枝花

Qiyeyizhihua
Rhizoma Paridis

【壮名】Golienzcaetmbaw

【别名】蚤休，七叶一盏灯，中华王孙，
独脚莲，铁灯台，七叶莲

【来源】为百合科植物重楼 *Paris polyphylla* Smith 的根茎。

【植物形态】草本。根茎肥厚，黄褐色，结节明显。茎圆柱形，紫红色或青
紫色，基部有 1 ～ 3 片膜质叶鞘包茎。叶轮生茎顶，通常 7 片；叶片长圆状披针
形、倒卵状披针形或倒披针形，长 8 ～ 27cm，宽 2.2 ～ 10cm，先端急尖或渐尖，基部楔形，全缘，膜质或薄纸质。花柄出自轮生叶中央，通常比叶长，顶生一花；花两性，外轮花被片 4 ～ 6，叶状，绿色，狭卵状披针形，内轮花被片狭条形；雄蕊 8 ～ 12，排成 2 轮；子房近球形，具棱，花柱粗短，具 4 ～ 5 分枝。蒴果球形，紫色，成熟时 3 ～ 6 瓣裂（图 8-7）。

【分布】广西主要分布于那坡等地。

【采集加工】春、秋二季采挖，将根茎挖出

◆ 图 8-7　七叶一枝花原植物图

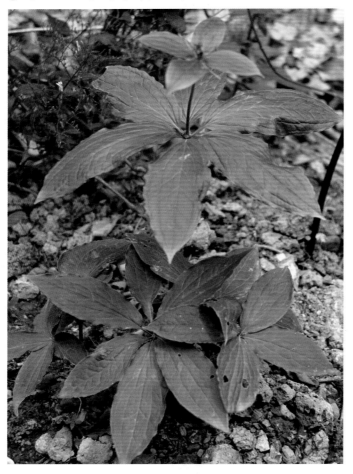

后，洗净泥沙，除去须根，煮至透心，晒干。

【药材性状】根茎类圆柱形，多平直，顶端及中部较膨大，末端渐细；表面淡黄棕色或黄棕色，具斜向环节，上侧有半圆形或椭圆形凹陷的茎痕，略交错排列，下侧有稀疏的须根及少数残留的须根；膨大顶端具凹陷的茎残基，有的环节可见鳞叶；质坚实，易折断，断面平坦，粉质，少数部分角质，可见草酸钙针晶束亮点（图8-8）。气微，味苦。

【性味功用】味苦，性微寒，小毒。清热毒，除湿毒，通龙路，止痛。主治痈疮，咽痛，乳痈，蛇虫咬伤，跌打伤痛，蛊病，黄疸。

【用法用量】内服：煎汤，10～30g；研末，每次1～3g。外用：磨汁涂布，或研末调敷，或鲜品捣敷。

【精选验方】

1.痈疮：七叶一枝花、鱼腥草各30g，捣烂敷患处。

2.蛇虫咬伤：七叶一枝花、金耳环、通城虎各15g，北细辛6g，共研末，浸酒分次服，并以药渣从近心端向伤口方向擦。

3.蛊病（水蛊）：七叶一枝花、穿山甲、夏枯草、仙鹤草各10g，绞股蓝、半枝莲、白花蛇舌草、泽泻各15g，水煎服。

4.黄疸：七叶一枝花、黄花菜、功劳木、一枝香、茵陈、虎杖、山栀子、三姐妹、田基黄、马连鞍、鲤鱼尾、槟榔、郁金、八角莲各10g，水煎服。

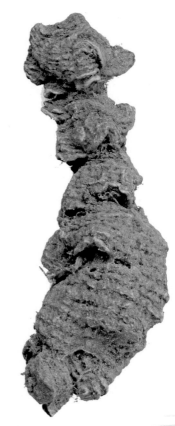

▲图8-8 七叶一枝花药材图

# 肾蕨

Shenjue
Herba Nephrolepis Auriculatae

【壮名】Maklamzlae
【别名】天鹅抱蛋，蕨薯，凤凰草，
圆蕨，凤凰蕨

【来源】为肾蕨科植物肾蕨 *Nephrolepis auriculata*（L.）Trimen 的全草。

【植物形态】根茎近直立，根茎上密被钻状披针形鳞片。有长匍匐茎，从匍匐茎上生出圆形肉质块茎，匍匐茎、叶柄和叶轴疏生钻形鳞片。叶簇生；叶片草质，光滑无毛，披针形，长 30～70cm，宽 3～5cm，基部渐变狭，一回羽状；羽片无柄，互生，以关节着生于叶轴，似镰状而钝，基部下侧呈心形，上侧呈耳形，常覆盖于叶轴上，边缘有浅齿。孢子囊群生于每组侧脉的上侧小脉先端；囊群盖肾形（图8-9）。

◆ 图8-9 肾蕨原植物图

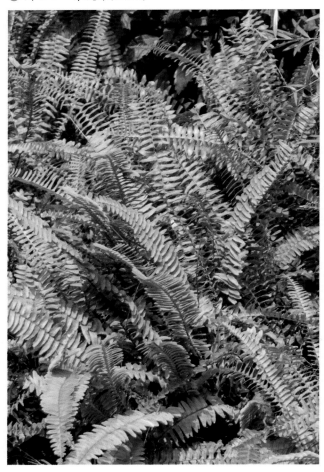

【分布】广西主要分布于龙州、武鸣、上林、平南、金秀、阳朔、钟山、贺州。

【采集加工】全年均可采收，洗净，切段，晒干。

【药材性状】块茎球形或扁圆形；表面密生黄棕色茸毛状鳞片，可见自根茎脱落后的圆形疤痕，除去鳞片后表面显亮黄色，有明显的不规则皱纹；质坚硬。叶簇生，叶柄略扭曲，下部有亮棕色鳞片；叶轴棕黄色；叶片常皱缩，展平后呈线状披针形，长 30～60cm，宽 3～5cm，一回羽状分裂，羽片无柄，披针形，边缘有疏浅钝齿；两边的侧脉先端各有 1 行孢子囊群（图 8-10）。气微，味苦。

【性味功用】味甘、淡、微涩，性凉。清热毒，除湿毒，通气道、水道。主治黄疸，淋证，痧病，发热，咳嗽，泄泻，带下，疝气，乳痈，瘰疬，烫伤，体癣，睾丸炎。

【用法用量】内服：煎汤，6～15g，鲜品 30～60g。外用：鲜全草或根茎捣敷。

【精选验方】

1. 咳嗽：肾蕨块茎 15g，款冬花、桑白皮、枇杷叶各 10g，水煎服。

2. 淋证：肾蕨干全草、夏枯草、车前草各 15g，杉树尖 21 个，野萝卜菜 12g，水煎服。

3. 疝气：肾蕨鲜块茎 30g，广木香、南五味子根各 10g，水煎服。

4. 乳痈：肾蕨嫩叶，捣烂外敷患处。

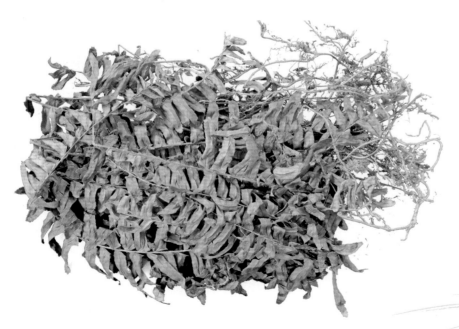

▲ 图 8-10　肾蕨药材图

# 酸藤子

Suantengzi
Folium Embeliae Laetae

【壮名】Meizsoemj

【别名】酸藤果，山盐酸鸡，酸醋藤，
入地龙，信筒子

【来源】为紫金牛科植物酸果藤 *Embelia laeta*（L.）Mez 的叶。

【植物形态】攀援灌木或藤本。枝有皮孔。叶互生，叶片坚纸质，椭圆形或倒卵形，长 3 ~ 4cm，宽 1 ~ 1.5cm，先端圆、钝或微凹，基部楔形，全缘，背面常有薄白粉，中脉隆起，侧脉不明显。总状花序，被细柔毛，基部具 1 ~ 2 轮苞片，小苞片钻形或长圆形，具缘毛；花 4 数，白色；萼片卵形或三角形，先端急尖，有腺点；花冠裂片椭圆形，卵形；雄蕊着生于花冠裂片基部。果球形，平滑或有纵皱条纹和少数腺点（图 8-11）。

【分布】广西主要分布于梧州、藤县、金秀、桂平、马山、邕宁、南宁、宁明、那坡。

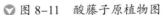 图 8-11　酸藤子原植物图

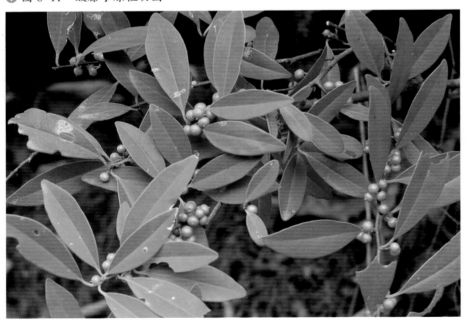

【采集加工】全年均可采，洗净，鲜用或晒干。

【药材性状】叶片多卷曲，展平后呈倒卵形至椭圆形，长3～4cm，宽1～1.5cm，先端钝圆或微凹，基部楔形，全缘，侧脉不明显；叶柄短，长5～8mm；有时可见小枝细圆柱形，长短不一，紫褐色（图8-12）。气微，味酸。

【性味功用】味酸、涩，性凉。清热毒，调龙路、火路。主治咽痛，齿龈出血，痢疾，泄泻，痈疮，瘙痒，痔疮，跌打损伤。

【用法用量】内服：煎汤，9～15g。外用：捣敷，或煎水洗，或含漱。

【精选验方】

1. 咽痛：酸藤子、射干、穿心莲各15g，水煎服。

2. 跌打损伤：酸藤子鲜叶捣烂，调酒炒热外敷。

3. 痈疮：酸藤子适量，捣烂外敷。

4. 湿疹：酸藤子适量，捣烂取汁外涂。

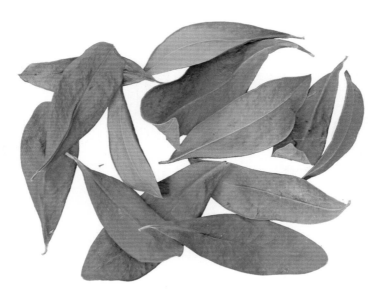

▲ 图8-12　酸藤子药材图

# 乌桕

Wujiu

Cortex Sapii Sebiferi

【壮名】Maezgou

【别名】卷根白皮，卷子根，乌桕木，根白皮

【来源】大戟科植物乌桕 *Sapium sebiferum*（L.）Roxb 的根皮。

【植物形态】落叶乔木，具乳汁。树皮暗灰色，有纵裂纹。叶互生；顶端有 2 腺体；叶片纸质，菱形至宽菱状卵形，长和宽 3 ～ 9cm，先端微凸尖到渐尖，基部宽楔形。穗状花序顶生；花单性，雌雄同序，无花瓣及花盘；最初全为雄花，随后有 1 ～ 4 朵雌花生于花序基部；雄花小，簇生一苞片腋内，苞片菱状卵形，先端渐尖，近基部两侧各有 1 枚腺体，萼杯状，3 浅裂，雄蕊 2，稀 3，花丝分裂；雌花具梗，着生处两侧各有近肾形腺体 1，苞片 3，菱状卵形，花萼 3 深裂，子房光滑，3 室，花柱基部合生，柱头外卷。蒴果椭圆状球形，成熟时褐色，室背开裂为 3 瓣，每瓣有种子 1 颗。种子近球形，黑色，外被白蜡（图 8-13）。

🔻 图 8-13 乌桕原植物图

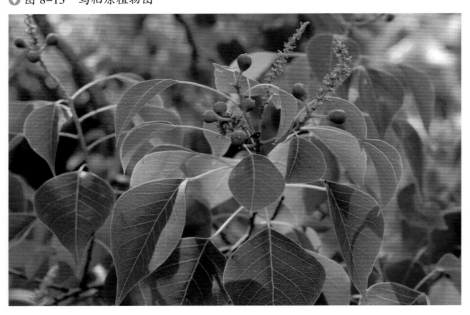

【分布】广西主要分布于南宁、邕宁、武鸣、隆林、乐业、田林、凌云、靖西、玉林、博白、容县、陆川、藤县、平南、昭平。

【采集加工】全年均可采挖，剥取根皮，洗净，切段，晒干。

【药材性状】根皮成不规则块片或卷成半筒状；外表面土黄色，有纵横纹理，并有横长皮孔；内表面较平滑，淡黄色，微有纵纹；折断面粗糙（图8-14）。气微，味微苦、涩。

【性味功用】味苦，性微温，有毒。通龙路，调水道，解蛇毒。主治水肿，鼓胀，癥瘕，痈疮，湿疹，疥癣，毒蛇咬伤。

【用法用量】内服：煎汤，9～12g；或入丸、散。外用：煎水洗，或研末调敷。

【精选验方】

1.鼓胀：乌桕树根二层皮 12g（炒至微黄色），黄芪 10g，水煎服。

2.痈疮：乌桕根内皮捣烂（或烤干研粉），加冰片少许，用蛋清调匀外敷。

3.湿疹：乌桕 30g，了哥王、辣蓼、蛇床子、苦参各 15g，硫黄 6g，水煎洗患处。

4.蛇虫咬伤：乌桕树鲜二层皮 30g，捣烂，米酒适量和匀，去渣，1次饮至微醉为度，将药渣敷伤口周围。

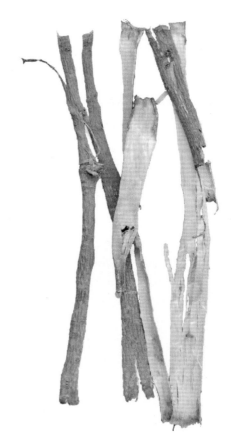

▲ 图 8-14 乌桕药材图

# 阳桃

Yangtao

Fructus Averrhoae Carambolae

【壮名】Lwgfiengz

【别名】杨桃，五敛子，羊桃，洋桃，
五敛，酸五棱

【来源】为酢浆草科植物阳桃 *Averrhoa carambola* L. 的果实。

【植物形态】乔木。幼枝被柔毛及小皮孔。奇数羽状复叶；总叶柄及叶轴被毛，具小叶 5～11 枚；小叶卵形至椭圆形，长 3～6cm，宽约 3cm，先端渐尖，基部偏斜。圆锥花序生于叶腋或老枝上；花萼 5，红紫色，覆瓦状排列；花冠近钟形，白色至淡紫色，花瓣倒卵形，旋转状排列；雄蕊 10，其中 5 枚较短且无花药，花丝基部合生；子房 5 室，具 5 棱槽，每室胚珠多数。浆果卵状或椭圆状，淡黄绿色，光滑，具 3～5 翅状棱（图 8-15）。

🔻 图 8-15　阳桃原植物图

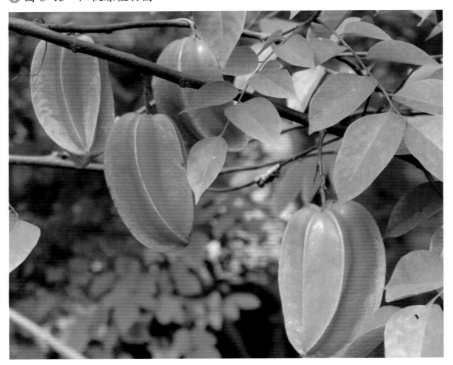

【分布】广西各地有栽培。

【采集加工】8～9月果呈黄绿色时采摘，鲜用。

【药材性状】干品为类圆形，橙黄色，直径3～5cm，先端钩状；果肉厚、淡黄色，中部横切可见5个子房室，每室具种子1粒；种皮薄而易碎，但种子多脱落而中空（图8-16）。气微，味酸、微涩。

【性味功用】味酸、涩，性平。清热毒，调水道，生津止渴。主治咳嗽，饮酒过度，咽痛，食积，烦渴，淋证，蛇伤。

【用法用量】内服：煎汤，15～30g（鲜品加倍）；或浸酒。

【精选验方】

1. 饮酒过度：阳桃30g，水煎服。

2. 咳嗽：阳桃30g，鲜食。

3. 咽痛：阳桃30g，穿心莲、射干各6g，水煎服。

4. 淋证：阳桃适量，和蜜煎汤服。

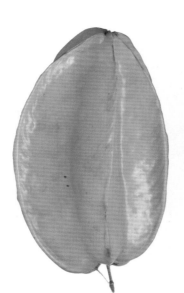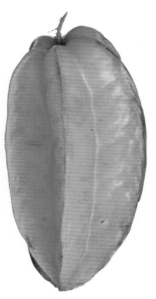

▲ 图8-16 阳桃药材图

# 灯心草

Dengxincao
Junci Medulla

【壮名】Mwnhdwnghcauj
【别名】灯草，水灯心，虎须草

【来源】为灯心草科植物灯心草 *Juncus effusus* L. 的全草。

【植物形态】草本。根状茎横走，密生须根；茎簇生，具乳白色髓心。基出叶，鞘状，紫红色或淡黄色，叶片退化为刺芒状。聚伞状花序假侧生，多花；总苞片似茎的延伸，长 5～20cm；花淡绿色；花被片 6，排成 2 轮，条状披针形，外轮稍长，边缘膜质；雄蕊 3，短于花被；子房上位，3 室，花柱极短，柱头 3。蒴果矩圆状，顶端钝或微凹。种子多数，卵状长圆形，褐色（图 8-17）。

【分布】广西主要分布于宾阳、那坡、罗城、南丹、金秀、玉林。

【采集加工】秋季采收，晒干。

◆ 图 8-17　灯心草原植物图

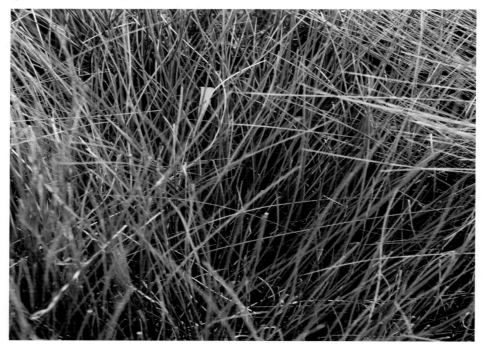

【药材性状】全草细圆柱形，长可达 90cm，直径 0.1 ～ 0.3cm；表面白色或淡黄白色，有细纵纹；体轻，质软，略有弹性，易拉断，断面白色（图 8-18）。气微，无味。

【性味功用】味甘、淡，性微寒。清心除烦，利尿通淋。主治心烦失眠，水肿，尿少涩痛，咽喉疼痛，口舌生疮，烦躁，小儿高热咳嗽，夜啼。

【用法用量】内服：煎汤，1 ～ 3g。

【精选验方】

1. 淋证：灯心草 3g，木通、瞿麦、车前子各 10g，水煎服。

2. 心烦失眠：灯心草、竹叶、栀子、淡竹叶各 3g，开水泡服。

3. 口舌生疮、咽喉肿痛：将灯心炭研为末，涂抹患处或拈盐吹喉。

4. 产后小便不利：灯心草、肾茶、玉米须、五指毛桃、田七、当归、桂枝、川芎各 10g，扶芳藤、黄花倒水莲各 15g，水煎服。

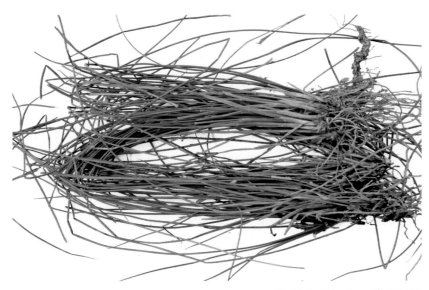

▲ 图 8-18　灯心草药材图

# 黄皮果

Huangpiguo
Folium Clausenae

【壮名】Mbawgomaed

【别名】黄皮，黄皮子，黄弹子，黄弹，
金弹子，水黄皮

【来源】为芸香科植物黄皮 *Clausena lansium*（Lour.）Skeels 的果实。

【植物形态】灌木或小乔木。幼枝、花轴、叶轴、叶柄及嫩叶下面脉上均有集
生成簇的丛状短毛及长毛，有香味。奇数羽状复叶互生；小叶片 5 ～ 13，顶端 1
枚最大，向下逐渐变小，卵形或椭圆状披针形，长 6 ～ 13cm，宽 2.5 ～ 6cm，先
端锐尖或短渐尖，基部宽楔形，不对称，边浅波状或具浅钝齿。聚伞状圆锥花序
顶生或腋生，花枝扩展，多花；萼片 5，广卵形；花瓣 5，白色，匙形，开放时
反展。浆果球形、扁圆形，淡黄色至暗黄色，密被毛。种子绿色（图 8-19）。

【分布】广西各地多有栽培。

【采集加工】7 ～ 9 月果实成熟时采摘，鲜用，直接晒干或用食盐腌制后晒干。

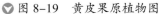
图 8-19 黄皮果原植物图

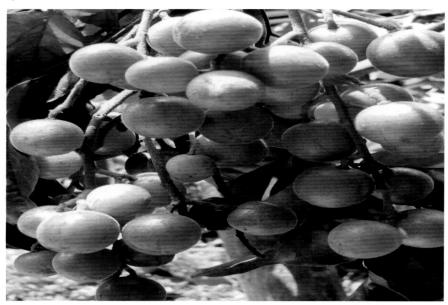

【药材性状】果实类圆形，直径0.8～2.3cm；外表面黄褐色或深绿色，具有皱纹；果肉较薄；种子扁卵圆形，长1.1～1.4cm，宽8～9mm，厚3～4mm，棕色或棕黄色，具不规则皱纹（图8-20）。气微，味辛、略苦。

【性味功用】味酸、微苦、辛，性温。行气，消食，化痰。主治痰饮咳喘，食积胀满，脘腹疼痛，疝痛。

【用法用量】内服：煎汤，15～30g。

【精选验方】

1. 感冒：黄皮果30g，水煎服，早晚温服。

2. 痰湿喘咳：鲜黄皮果20g，水煎服，早晚温服。

3. 疟疾：黄皮果15g，鲜黄皮叶30g，红糖1两（50g），水煎，早晚温服。

4. 淋证：黄皮果10g，黄皮叶15g，白酒2两（100g），水煎，早晚温服。

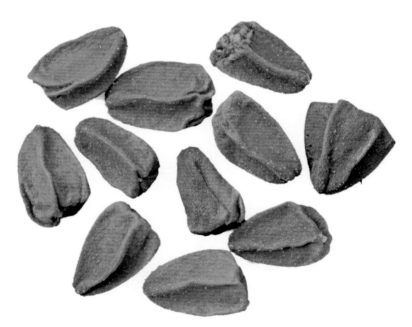

▲ 图8-20　黄皮果药材图

# 昆布

Kunbu

Laminariae Japonicae Thallus

【壮名】Haijdai

【别名】海带菜，海白菜

【来源】为海带科植物海带 *Laminaria japonica* Aresch. 的叶状体。

【植物形态】藻体橄榄褐色，干后为暗褐色。成熟后革质，呈带状，一般长 200～600cm，宽 20～50cm，在叶片中央有 2 条平行纵走的浅沟，两沟中间较厚的部分为"中带部"，两侧边缘渐薄，且有波状皱褶，叶片基部楔形，厚段则为扁圆形，下有一圆柱形或扁圆形的短柄，柄和叶片内部均由髓部、皮层及表皮层组成。一年生的藻体叶片下部，通常即能见到孢子囊群生长，呈近圆形斑块状；二年生的藻体几乎在全部叶片上都长出孢子囊群。固着器为叉状分枝的假根所组成。孢子成熟期在秋季（图 8–21）。

【分布】广西主要分布于沿海地区。

【采集加工】5～8 月采收，洗净，晒干。

图 8–21　昆布原植物图

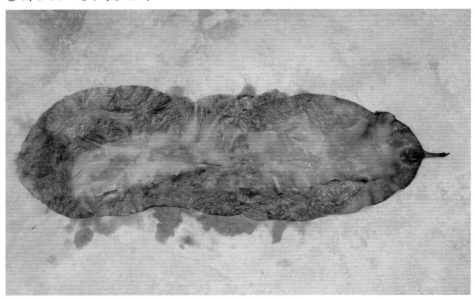

【药材性状】叶状体卷曲折叠成团状或缠结成把；全体呈绿褐色或黑褐色，表面附有白霜。用水浸软后展开呈扁平长带状，长50～150cm，宽10～40cm，中央较厚，边缘较薄而呈波状；类革质，残存柄部扁圆柱形（图8-22）。气腥，味咸。

【性味功用】味咸，性寒。通水道，祛痰毒，消肿散结。主治瘰疬，瘿瘤，噎膈，水肿，睾丸肿。

【用法用量】内服：煎汤，30～50g。

【精选验方】

1. 瘰疬：昆布30g（洗去咸味），捣为散，每次3g，以纱布裹于醋中浸过，含咽津觉药味尽，再含之。

2. 膀胱结气：昆布500g，白米泔浸一宿，洗去咸味，以水1000mL，取葱白1握，合煮熟令昆布极烂，下盐、豉等顿服。

3. 气瘿：昆布60g，通草、研文蛤、马尾海藻各30g，炙羊靥2具（30g）。上五味，蜜丸如弹子，细细含咽汁。

4. 良性前列腺增生：昆布20g，甘草6g，土人参、黄花倒水莲、地稔、假蒌、功劳木、怀牛膝、白术、桂枝、蒲黄、海藻各30g，水煎服。

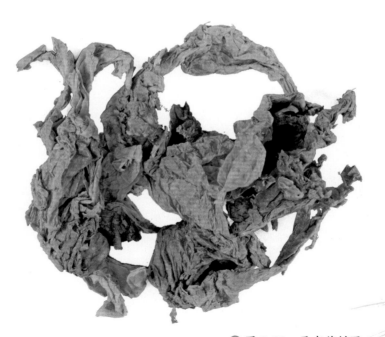

▲ 图8-22　昆布药材图

# 牛大力

Niudali
Radix Millettiae speciosae

【壮名】Gorengxmox

【别名】猪脚笠，金钟根，倒吊金钟，
大力薯，山莲藕

【来源】为豆科植物美丽崖豆藤 *Millettia speciosa* Champ. 的根。

【植物形态】藤本。根系横伸颇长，中部或尾端有膨大、肥厚的块根，外皮土黄色。树皮褐色，嫩枝密被白色茸毛，最后脱落。单数羽状复叶，长 15～20cm，有 11～13 小叶；小叶长圆状披针形，长 5～7cm，宽 2～3cm，先端钝或短渐尖；基部近圆形，上面无毛，背面密被毛，尤以脉上为密；小叶柄、总叶柄均密被白色茸毛，基部均有针状托叶 1 对。总状花序通常腋生，有时呈具叶的顶生圆锥花序，白色，杂有黄色；旗瓣基部有 2 枚胼胝状附属物；雄蕊成二体。荚果硬革质，先端有喙，表面密被茸毛。种子 4～5 枚，近卵圆形，压扁，表面深褐色或红褐色（图 8–23）。

【分布】广西主要分布于梧州、玉林、南宁、钦州、百色、河池等地区。

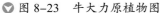 图 8–23　牛大力原植物图

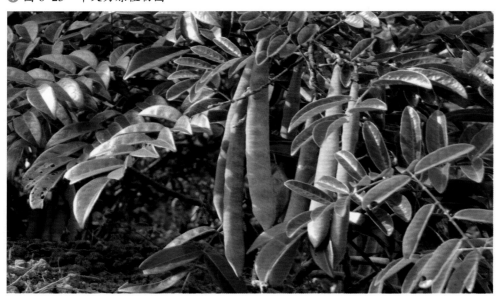

【采集加工】全年可采，以秋季挖根为佳，洗净，切片晒干或先蒸熟再晒。

【药材性状】块根圆柱状或几个纺锤状体连成一串，表面浅黄色或土黄色，稍粗糙，有环纹；横切面皮部近白色，其内侧为一层不很明显的棕色环纹，中间部分近白色，粉质，略疏松；老根近木质，坚韧，嫩根质脆，易折断（图8-24）。气微，味微甜。

【性味功用】味甘，性平。调龙路、火路，通气道、水道，除热毒，补虚。主治肺虚咳嗽、咳血，肾虚腰膝酸痛，遗精，白带过多，风湿痹痛，跌打损伤。

【用法用量】内服：煎汤，9～30g，或浸酒。

【精选验方】

1. 风湿痛：牛大力、千斤拔、牛膝、桑寄生、独活各15g，水煎服。

2. 腰肌劳损：牛大力、杜仲各15g，红枣8枚，西施骨500g，炖服。

3. 咳嗽：牛大力、五指毛桃、无花果10g，瘦肉250g，炖服。

4. 围绝经期综合征：牛大力、黄花倒水莲、素馨花、巴戟天、茯苓各20g，糯稻根、旱莲草各10g，水煎服。

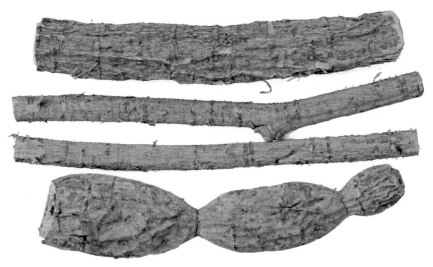

▲ 图8-24　牛大力药材图

# 中文药名索引

（按笔画顺序排列）

415

# 拉丁学名索引

# 主要参考书目

1. 徐国钧，何洪贤.中国药材学.北京：中国医药科技出版社，1996.

2. 中国科学院植物研究所.中国高等植物图鉴.北京：北京科学技术出版社，1972.

3. 国家中医药管理局《中华本草》编委会.中华本草.上海：上海科学技术出版社，2001.

4. 黄汉儒.中国壮医学.南宁：广西民族出版社，2001.

5. 肖培根.新编中药志.北京：化学工业出版社，2002.

6. 朱华.中国壮药志（第一卷）.南宁：广西民族出版社，2003.

7. 韦松基，朱华.常用壮药生药学质量标准研究.南宁：广西民族出版社，2003.

8. 梁启成，钟鸣.中国壮药学.南宁：广西民族出版社，2005.

9. 广西科学院广西植物研究所.广西植物志.南宁：广西科学技术出版社，1991.

10. 卫生部药品生物制品检定所，中国科学院植物研究所.中药鉴别手册.北京：科学出版社，
    1979.

11. 林吕何.广西药用动物.南宁：广西人民出版社，1976.

12. 黄燮才.中国民间生草药原色图谱.南宁：广西科学技术出版社，1994.

13. 广西壮族自治区食品药品监督管理局.广西壮族自治区壮药质量标准.南宁：广西科学技
    术出版社，2008.

14. 钟鸣.简明壮医药学.南宁：广西民族出版社，2009.

15. 钟鸣.中国壮医病证诊疗规范.南宁：广西科学技术出版社，2009.

16. 钟鸣，韦松基.常用壮药临床手册.南宁：广西科学技术出版社，2010.

17. 韦松基.实用壮药学.北京：北京大学医学出版社，2017.

18. 滕红丽，梅之南.中国壮药资源名录.北京：中医古籍出版社，2014.